Dr. Earl Mindell

Earl Mindells
Kräuterbibel

Mit den Kräften der Natur
Krankheiten
vorbeugen und heilen

Aus dem Amerikanischen von
THOMAS GÖRDEN

W0172255

ZABERT SANDMANN TASCHENBUCH

ZABERT SANDMANN TASCHENBUCH
24/10

Umwelthinweis:
Dieses Buch wurde auf
chlor- und säurefreiem Papier gedruckt.

Deutsche Erstausgabe 09/2001
Copyright © 1992, 2000 by Earl Mindell, R. Ph., Ph. D., and Carol Colman
Die Originalausgabe erschien unter dem Titel
EARL MINDELL´S NEW HERB BIBLE
im Verlag Fireside/Simon & Schuster Inc., New York
Copyright © der deutschsprachigen Ausgabe 2001
by Wilhelm Heyne Verlag GmbH & Co. KG, München
http://www.heyne.de
Printed in Germany 2001
Redaktion: Barbara Radke/lüra
Umschlagillustration: Stockfood
Umschlaggestaltung: Hauptmann und Kampa Werbeagentur, CH-Zug
Herstellung: Helga Schörnig
Satz: Schaber Satz- und Datentechnik, Wels
Druck und Bindung: Ebner Ulm
ISBN 3-453-18865-9

Dieses Buch ist Gail, Alannah, Evan,
meinen Eltern und meiner Familie, meinen Freunden
und Mitarbeitern gewidmet,
und dem dauerhaften Glück und der Gesundheit
aller Menschen.

Inhalt

Vorwort: Bevor Sie mit der Lektüre dieses Buches beginnen ... 9

1. KAPITEL Was ist ein Heilkraut? 19

2. KAPITEL Die Top 100 35

3. KAPITEL Traditionelle Heilkräuter 177

4. KAPITEL Heilpflanzen aus aller Welt 209

5. KAPITEL Die pflanzliche Hausapotheke 241

6. KAPITEL Die Gesundheit der Frau 263

7. KAPITEL Die Gesundheit des Mannes 279

8. KAPITEL Kräuter als Jungbrunnen 287

9. KAPITEL Gut aussehen 313

10. KAPITEL Aromatherapie 323

Danksagung 329

Bibliografie 331

Register 343

Bevor Sie mit der Lektüre dieses Buches beginnen

Als ich vor zehn Jahren einem Freund erzählte, dass ich ein Buch über Kräuter schreiben wollte, schaute er mich erstaunt an und sagte: »Na sowas, Earl, ich wusste ja gar nicht, dass du kochen kannst!«

Heute erscheint diese Bemerkung lachhaft, aber damals glaubten die meisten Leute noch, Kräuter seien lediglich dazu da, Tomatensauce zu würzen oder den Salat damit zu bestreuen.

Wie sich die Dinge in nur einem Jahrzehnt ändern können!

Einer neuen Umfrage zufolge verwendet heute ein Drittel der Amerikaner pflanzliche Nahrungsergänzungsmittel und ähnliche Artikel. Während Kräuterprodukte früher ein unbeachtetes Dasein in hinteren Ladenregalen fristeten, machen sie heute in Reformhäusern 25 Prozent des Umsatzes aus. Kräuterprodukte finden sich heutzutage in großer Vielfalt nicht nur dort, wo man sie erwarten würde – in Reformhäusern und Naturkostläden –, sondern auch in Apotheken, Supermärkten und sogar in Arztpraxen. Aspirin und Acetaminophen stehen heute Seite an Seite mit Heilpflanzen wie Echinacea, Kanadische Orangewurz (Golden Seal), Kava, Baldrian, Ginseng und Johanniskraut. 1994 gaben die Amerikaner 1,6 Milliarden Dollar für Pflanzenpräparate aus; 1998 hatte sich diese Zahl nahezu verdreifacht, auf 4 Milliarden Dollar. Ich sage voraus, dass dieser Markt weiterhin exponentiell wachsen wird.

Seit der Kongress 1994 den Dietary Supplement Health and Education Act (DSHEA) verabschiedete, der die Vermarktungs- und Verkaufsmöglichkeiten für Nahrungsergänzungsmittel in den USA radikal veränderte, sind die Verkaufszahlen für Kräuterprodukte steil in die Höhe geschossen. Dieses Gesetz beseitigte jahrzehntelange regulatorische Hemmnisse, die einer Markteinführung neuer Pflanzenprodukte im Wege standen. Außerdem erleichtert es den Herstellern, über die gesundheitlichen Wirkungen ihrer Produkte zu informieren, solange diese wissenschaftlich nachweisbar sind. Wenn eine Pflanze zum Beispiel nachweislich bei Erkältung oder Kopfschmerzen hilft, darf der Hersteller dies nun auf die Packung drucken. So ist es seither für Verbraucher wesentlich leichter geworden, die für sie geeigneten Pflanzenprodukte herauszufinden.

Diese Heilkräuter-Revolution hat einen echten Wandel der medizinischen Praxis bewirkt. Während traditionelle Heilmittel lange Zeit als wirkungslos abgetan wurden, widmet ihnen nun auch die konventionelle Wissenschaft erhöhte Aufmerksamkeit. Der amerikanische Kongress hat bei den National Institutes of Health eine Abteilung für Alternativmedizin eingerichtet, wo alternative Heilmethoden einschließlich der Kräuterheilkunde eingehend erforscht werden. Kürzlich widmete sich eine ganze Ausgabe des konservativen *Journal of the American Medical Association* Forschungen in den verschiedenen Bereichen der alternativen Medizin. Seit der Veröffentlichung meiner *Kräuterbibel* im Jahre 1992 ist so viel geschehen, dass eine Überarbeitung des Buches notwendig wurde. In dieser neuen Ausgabe stelle ich nicht nur Dutzende neuer Heilpflanzen vor, sondern füge auch bei den bereits in der alten Ausgabe aufgeführten Pflanzen die jeweils neuesten wissenschaftlichen Forschungsergebnisse hinzu. So eignet sich dieses Buch um so mehr sowohl für den Neuling wie auch für den erfahrenen Heilpflanzen-Anwender.

In gewisser Weise schließt sich am Beginn des neuen Jahrtausends der Kreis. Während meiner Jugend in Kanada griffen meine Eltern noch oft zu Heilkräutern und Naturarzneien, um die üblichen Kindheitsbeschwerden zu lindern. Als ich jedoch im Jahre 1958 mein Pharmazie-Studium aufnahm, begann gerade die große Zeit der Pillen. Als ich meinen akademischen Abschluss erworben hatte und in die Berufspraxis einstieg, schien es Tabletten gegen alle erdenklichen Beschwerden zu geben. Sie haben Halsschmerzen? Nehmen Sie Antibiotika. Kündigen sich Kopfschmerzen an? Schlucken Sie ein Aspirin. Möchten Sie abnehmen oder sich energiegeladener fühlen? Versuchen Sie es mit Amphetaminen. Sie möchten ruhiger werden? Ein Tranquilizer wird Ihnen helfen, sich zu entspannen. Damals nahm auch das Raumfahrtzeitalter seinen Anfang. Wir planten, einen Mann in einer Kapsel auf den Mond zu schicken. Da erschien es nur logisch, dass wir schon bald in der Lage sein würden, Schnupfen, Grippe, Akne und selbst schwerwiegende Krankheiten mit Arzneikapseln zu heilen. Die Vermutung, dass Lebensstil, Ernährung oder Sport die Gesundheit beeinflussen könnten, galt als unwissenschaftlicher Unsinn. »Wissenschaftliche« Medikamente hingegen waren jedermann zugänglich. Sie wurden von der Werbung angepriesen, verpackt in attraktiven Schachteln, Fläschchen oder Dosen. Naturheilmittel – auf die unsere Großmütter und Urgroßmütter sich einst verlassen hatten – wurden als bloßer Hokuspokus abgetan. Damals glaubte man, es gäbe nichts, was der Mensch nicht besser machen könne als die Natur.

Vor diesem Hintergrund schrieb ich mich während meines Studiums widerwillig – sehr widerwillig – für den Pflichtkurs in *Pharmakognosie* (Drogenkunde) ein, in dem die Gewinnung von Heildrogen aus Pflanzen behandelt wurde. Meine Mitstudenten und ich nannten den Kurs verächtlich »die Kräuterstunde« und kamen uns dabei sehr merkwürdig vor. Wir mussten Exkursionen unternehmen und für ihren medizinischen Wert anerkannte Pflanzen sammeln. Ich pflückte sie eigenhändig, trocknete sie und verwandelte sie mit Hilfe eines altmodischen Mörsers in nützliche Medikamente. Dabei schwand meine Skepsis gegen so genannte natürliche Heilmittel allmählich und ich begann, die einschlägige Literatur – manche würden auch sagen »das alte Wissen« – über diese Heilpflanzen zu studieren. Zu meinem Erstaunen fand ich heraus, dass die Leute seit Jahrtausenden Naturheilmittel benutzen, um – mit Erfolg – eine Vielzahl von Beschwerden zu behandeln, vom Sodbrennen bis hin zu Herzerkrankungen. Ja, es wurden in der *U.S. Pharmacopeia*, der offiziellen Liste für anerkannte Heilmittel, noch bis zum Zweiten Weltkrieg Pflanzenarzneien gleichberechtigt neben chemischen Medikamenten geführt. Selbst heute noch sind fast 50 Prozent der mehreren tausend gebräuchlichsten Medikamente entweder aus pflanzlichen Rohstoffen gewonnen oder enthalten die chemische Imitation eines pflanzlichen Wirkstoffes. Die Liste ist eindrucksvoll:

■ Digitalis, ein starkes Herztonikum, wird aus dem Fingerhut gewonnen.

■ Aspirin ist die chemische Imitation des Salicins aus der Rinde der Silberweide.

- Reserpin, ein Medikament gegen Bluthochdruck, ist eigentlich eine alte indische Medizin, die aus einem asiatischen Strauch gewonnen wird.

- Ephedrin und Pseudoephedrin, die in vielen frei verkäuflichen Erkältungsmitteln enthalten sind, werden aus der Ephedrapflanze gewonnen, mit der man in China seit mehr als fünftausend Jahren Erkältungen und Grippe behandelt.

- Chinin, ein berühmtes Malariamittel, und Quindin, ein Medikament gegen Herzrhythmusstörungen, werden aus der Rinde des Chinarindenbaumes gewonnen.

- Vincritisin und Vinblastin, zwei unserer erfolgreichsten Krebsmedikamente, verdanken wir dem aus dem südlichen Madagaskar stammenden Tropischen Immergrün. Die aus dieser Pflanze gewonnene Medizin hat Tausenden an Leukämie erkrankten Kindern das Leben gerettet.

- Taxin, das aus der Rinde der Pazifik-Eibe gewonnen wird, ist mit Erfolg zur Behandlung von fortgeschrittenen Krebserkrankungen der Eierstöcke eingesetzt worden.

- Penicillin, der Großvater der Antibiotika, ist eigentlich eine Art Schimmel, eine von einem Pilz erzeugte organische Substanz.

Den damals von mir belegten Kursen in Pharmakognosie verdanke ich also mein lebenslanges Interesse an der Pflanzenheilkunde. Nach meinem Examen begann ich, alte Heilkräuterbücher zu sammeln, von denen einige vor über zweihundert Jahren verfasst wurden. Doch ich nahm diese Bücher niemals mit in die Apotheke, da die Kräuterheilkunde als überholt und überflüssig betrachtet wurde. Tatsächlich wurde die Pharmakognosie kurz nach meinem Studienabschluss aus dem Pflichtlehrplan vieler pharmazeutischer Fakultäten gestrichen. Ironischerweise haben viele von ihnen den Kurs heute wieder eingeführt und andere erwägen es.

Der Hauptgrund für den Niedergang der Kräuterheilkunde lag nicht etwa in deren Unwirksamkeit, sondern im ökonomischen Bereich. Mit Heilkräutern lässt sich nicht viel Geld verdienen. In den Vereinigten Staaten werden die meisten Kräuter nicht als Medikamente anerkannt.

Stattdessen werden sie als Nahrungsmittel oder Nahrungsmittelzusätze klassifiziert. Selbst wenn die medizinische Wirkung einer Pflanze bekannt ist, darf sie nicht als Arznei verkauft werden, solange sie nicht von der zuständigen Zulassungsbehörde, der Food and Drug Administration, offiziell zertifiziert wurde. Und ein solches Zulassungsverfahren ist langwierig und teuer. Was die Zulassung neuer Medikamente angeht, gehören die Vereinigten Staaten zu den Ländern mit einer besonders restriktiven Praxis. Die umfassende Erprobung, die erforderlich ist, um eine offizielle Medikamentenzulassung zu erhalten – also der Nachweis, dass das betreffende Medikament sicher und wirksam ist –, kann mehrere hundert Millionen Dollar kosten und viele Jahre dauern. Das erklärt, warum der Ladenpreis verschreibungspflichtiger Arzneien sich seit 1950 verzehnfacht hat!

Außerdem kann man sich natürliche Substanzen nicht patentieren lassen. Wenn ein Arzneimittelhersteller dagegen ein neues Medikament auf den Markt bringt, wird ihm das Recht eingeräumt, dieses Produkt siebzehn Jahre lang exklusiv zu vermarkten, damit er seine Forschungs- und Entwicklungskosten wieder hereinholen kann. Würde eine Pharmafirma einfach eine Heilpflanze trocknen und verpacken, erhielte sie dafür keinen solchen Vermarktungsschutz. Also besteht kein großer Anreiz, Zeit und Geld in die Erforschung möglicher medizinischer Wirkungen einer Pflanze zu investieren, wenn die Leute sich dieses Kraut selbst im Garten ziehen können und jede Konkurrenzfirma es frei anbieten und verkaufen kann. Daher überrascht es nicht, dass viele Arzneimittelhersteller das Interesse an pflanzlichen Heilmitteln völlig verloren haben und sich stattdessen auf die Erforschung und Entwicklung synthetischer Medikamente konzentrieren. Als unglückliche Konsequenz dieser Aufmerksamkeitsverlagerung hin zu den synthetischen Arzneien wurden viele seit alters her hoch angesehene natürliche Heilmittel ersetzt und gerieten, wenigstens vorübergehend, in Vergessenheit.

Heute erleben wir jedoch ein wieder erwachtes Interesse an Heilkräutern, nicht nur bei den Medizinern, die auch alternative Heilmethoden praktizieren, sondern auch bei den Schulmedizinern. Ein Grund dafür ist gewiss die Erkenntnis, dass die synthetischen Medikamente zwar viele Wunder vollbracht und zahllose Leben gerettet haben, sich aber keineswegs als die von den Pharmazeuten erhofften »Allheilmittel« erwiesen. Praktisch alle diese Medikamente besitzen wohl bekannte Nebenwirkungen, deren Bandbreite von unerfreulich bis tödlich reicht. In vielen Fällen sind sie noch nicht einmal wirksam. Antibiotika sind zum Beispiel, trotz ihres großen Erfolges im Einsatz gegen bakterielle Infektionen, gegen Viren völlig wirkungslos, und viele der Seuchen, die uns heute heimsuchen – von der Shanghai-Grippe bis hin zu Aids oder dem chronischen Müdigkeitssyndrom –, werden durch Viren verursacht. Noch schlimmer ist es, dass wir uns heute wegen des übermäßigen Einsatzes von Antibiotika einer Bedrohung durch neue und tödlichere Bakterien gegenübersehen, die gegen diese Medikamente bereits resistent sind. Während Staphylokokken-Infektionen sich einst leicht mit Penicillin kurieren ließen, wirkt dieses Antibiotikum heute bei 90 Prozent dieser Bakterienstämme nicht mehr, und einige neue Stämme sind gar gegen sämtliche Medikamente resistent.

Ein anderer Grund für das wachsende Interesse an pflanzlichen Arzneien liegt darin, dass viele synthetische Medikamente, auch frei verkäufliche, sich als sehr gefährlich erweisen können. Viele Verbraucher griffen zum Bespiel als »sichere Alternative« für Aspirin zu Acetaminophen, weil sie fürchteten, Aspirin könne Magenreizungen und bei Kindern das Reye-Syndrom auslösen. Neuerdings wird Acetaminophen mit Nierenschäden in Verbindung gebracht. Antacida, die zu den am häufigsten verkauften Medikamenten gehören, können Magenreizungen verursachen, denen sie doch eigentlich entgegenwirken sollen. Wie jeder unter Erkältungs- oder Allergiesymptomen Leidende weiß, führen viele populäre Antihistamine zu Benommenheit oder Nervosität und lösen eine »Verstärkungsreaktion« aus, die eine zusätzliche Schwellung der Schleimhäute nach sich zieht.

Der vermutlich wichtigste Grund für unser neu erwachtes Interesse an der Pflanzenheilkunde ist aber darin zu sehen, dass heute verstärkt die medizinische Vorbeugung in den Mittelpunkt gerückt wird. Das Pendel der Wissenschaft schwingt wieder in die andere Richtung, und wir wissen jetzt, dass unsere Lebensweise und Ernährung bei der Verhütung von Krankheiten eine wesentliche Rolle spielen. Zunehmend verbreitet sich die Erkenntnis, dass auch den Kräutern bei der Gesundheitsvorsorge eine wichtige Funktion zukommt. Im Gegensatz zu synthetischen Medikamenten lassen sich viele Kräuter als *Tonikum* einsetzen, sodass sie, wie viele Vitamine, vor allem zur Bewahrung einer guten Gesundheit benutzt werden können. Studien zeigen, dass bestimmte Kräuter den Cholesterinspiegel senken, den Kreislauf stärken und sogar vorbeugend gegen Krebs wirken. Manche Kräuter stärken das Immunsystem, was es dem der Körper erleichtert, Krankheiten zu besiegen. Und zweifellos würden es die meisten von uns bevorzugen, Kräuter einzunehmen, die uns gesund erhalten, statt zu Medikamenten greifen zu müssen, wenn wir krank geworden sind!

Auch während wir uns in den Vereinigten Staaten von Naturheilmitteln abwandten, wurden Kräuter im Ausland weiterhin erforscht und mit großem Erfolg eingesetzt. Medizinische Zeitschriften in anderen Ländern sind gefüllt mit Berichten über pflanzliche Arzneien, die erfolgreich zur Behandlung von Krebs, Herzerkrankungen und anderen schweren Leiden genutzt werden. In Ländern wie England, Deutschland, Frankreich, China und Japan sind Heilkräuter als wirksame Medikamente anerkannt und werden häufig im Rahmen konventioneller medizinischer Therapien angewendet. In Deutschland sind pflanzliche Arzneimittel so gebräuchlich, dass eigens eine Regierungskommission eingesetzt wurde – die Kommission E beim Bundesinstitut für Arzneimittel –, die Einsatzmöglichkeiten und Wirksamkeit hunderter von Pflanzenarzneien überprüft hat. Deshalb kann ein deutscher Arzt zum Beispiel das Pflanzenpräparat Baldrian bei leichteren Fällen nervöser Unruhe verordnen und erst bei schweren Fällen zu Valium greifen. Sägepalmenfrüchte (bei gutartiger Prostatavergrößerung) und Johanniskraut (gegen Depressionen) werden in Deutschland und anderen europäischen Ländern seit Jahrzehnten mit Erfolg eingesetzt. Überall in europäischen Apotheken werden Kräuterheilmittel gleichberechtigt neben anderen Medikamenten verkauft. Ein Engländer, der an Erkältungsbeschwerden leidet, kann zwischen einem fertig abgepackten pflanzlichen Mittel und einem konventionellen Grippemedikament frei wählen.

In Naturkostläden, Reformhäusern, Kräuterläden und sogar in vielen Apotheken in den Vereinigten Staaten sieht man jetzt ebenfalls vermehrt fertig abgepackte Heilpflanzen-Präparate, die den in Europa schon lange populären ähneln. Wenn Sie eine Apotheke oder ein Reformhaus betreten, werden Sie dort höchstwahrscheinlich Gingko-Kapseln und Ginseng-Extrakte neben Vitaminen und Grippemedikamenten finden. Dennoch herrscht nach wie vor große Unsicherheit über den richtigen Einsatz von Pflanzenarzneien. Ärzte beispielsweise wissen oft wenig über Heilkräuter. Und die Dorfschamanen – die traditionellen Medizinmänner und -frauen – sind längst Geschichte.

Herkömmliche Kräuterbücher sind zumeist sehr detailliert und umfassend, weil sie für Menschen verfasst wurden, die Zeit und Platz genug haben, ihre eigenen Heilpflanzen anzubauen, zu trocknen und arzneilich aufzubereiten, und die in der Lage sind, den typischen Fachjargon altmodischer Heilkräuterkompendien zu entschlüsseln. Ich habe die *Kräuterbibel* geschrieben, um diese Informationslücke zu schließen. An dieser Stelle möchte ich anmerken, dass ich seit vielen Jahren leidenschaftlich daran mitwirke, die Menschen über alternative Methoden der Gesundheitsfürsorge zu informieren. 1979 schrieb ich *Die Vitaminbibel*, die immer noch viel gelesen wird und als eines der Bücher gilt, die den Gebrauch von Vitaminen in den USA populär machten. Als ich *Die Vitaminbibel* schrieb, glaubte man, Vitamine seien nur etwas für Gesundheitsfanatiker, und etwas anderes als das Standard-Multivitaminpräparat gab es bestenfalls in Reformhäusern zu kaufen. Heute sind Vitamine überall erhältlich. Was die öffentliche Anerkennung angeht, befinden sich die Heilkräuter heute meines Erachtens dort, wo die Vitamine vor zehn Jahren waren.

Die *Kräuterbibel* verfolgt eine ähnliche Mission wie *Die Vitaminbibel*. Sie wendet sich an den Neuling, der gerne die Welt der Heilkräuter kennen lernen möchte, wie auch an den erfahrenen Praktiker. Ich schreibe über solche Kräuter, die in den meisten Reformhäusern und Apotheken problemlos erhältlich und einfach anzuwenden sind.

Im ersten Kapitel erkläre ich, was genau Heilkräuter eigentlich sind, wie sie wirken und was bei ihrem Kauf zu beachten ist. Unter den hunderten von Kräutern, die in den Vereinigten Staaten in Gebrauch sind, habe ich eine Auswahl zusammengestellt, die ich die »Top 100« nenne. Diese Liste der Top 100 habe ich in dieser neuen *Kräuterbibel* um achtundzwanzig Neuzugänge ergänzt, was als eindrucksvoller Beweis dafür gelten kann, wie rasch sich die Heilkräuter-Landschaft verändert. Es handelt sich um Pflanzen, die sich zunehmender Beliebtheit erfreuen, weil sie gezielt gegen jene Beschwerden helfen, von denen moderne Männer und Frauen besonders häufig geplagt werden. Ich beschreibe genau, wie die jeweilige Heilpflanze wirkt und wie sie angewendet werden soll.

»Traditionelle Heilkräuter«, eine Auswahl von seit alters her bewährten pflanzlichen Arzneien, die sich auch heute noch großer Beliebtheit erfreuen, werden in Kapitel 3 vorgestellt. In Kapitel 4, »Heilpflanzen aus aller Welt«, werden Sie etwas über uralte Heilmittel aus China, Indien, Tibet und Südamerika erfahren sowie über jene Mittel, die von den Indianern Nordamerikas benutzt wurden. In Kapitel 5, »Die pflanzliche Hausapotheke«, erfahren Sie, welche Pflanzenarzneien in keinem Haushalt fehlen sollten. Kapitel 6, »Die Gesundheit der Frau«, beschäftigt sich mit weiblichen Gesundheitsproblemen und zeigt auf, wie Heilkräuter hier für spürbare Erleichterung sorgen können. Kapitel 7, »Die Gesundheit des Mannes«, stellt Kräuterheilmittel vor, mit denen sich spezifisch männliche Beschwerden lindern lassen. Die Neuausgabe wurde um ein wichtiges achtes Kapitel erweitert: »Kräuter als Jungbrunnen«. In Kapitel 9, »Gut aussehen«, stelle ich pflanzliche Körperpflegemittel vor, die Männern und Frauen gleichermaßen gut tun. In Kapitel 10 schließlich befasse ich mich mit der immer beliebteren »Aromatherapie«, bei der Duftöle für die Heilung bestimmter Leiden eingesetzt werden.

Die Kräuterheilkunde ist kein Allheilmittel und kann kein Ersatz für eine gesunde Lebensweise sein. Vorbeugung ist immer noch die beste Medizin und wird es meiner Meinung nach auch bleiben. Und zweifellos gibt es Situationen, in denen eine Behandlung mit konventioneller Medizin absolut unerlässlich ist. Jeder, der schon einmal erfolgreich mit Zithromax behandelt wurde, bei dem eine Streptokokken-Infektion sich dank Amoxicillin nicht zu einem rheumatischen Fieber entwickelte oder dessen Krebs dank einer Chemotherapie besiegt werden konnte, schuldet den Pharmaherstellern, die diese Produkte entwickelten, Dank. Es sollte aber eine große Bandbreite von Therapieformen frei zugänglich sein, und der Kräuterheilkunde gebührt dabei, davon bin ich überzeugt, ein wesentlicher Platz.

In diesem Buch wird keineswegs der Selbstdiagnose und Selbstbehandlung von Krankheiten das Wort geredet. Wenn Sie ernsthaft krank sind, sollten Sie sich unbedingt in ärztliche Behandlung begeben. Es gibt jedoch viele Situationen, in denen eine Selbstmedikation angemessen sein kann. Nur wenige von uns rufen sofort den Arzt, wenn wir Kopfschmerzen bekommen, eine Erkältung sich ankündigt, Verdauungsprobleme auftreten, Menstruationskrämpfe oder die Schmerzen einer leichten Arthritis uns zu schaffen machen. Die meisten von uns greifen in diesen Fällen zu frei verkäuflichen Medikamenten. In diesem Buch erfahren Sie, wie Sie natürliche Pflanzenheilmittel gegen diese Alltagsbeschwerden einsetzen können. Sollten die Beschwerden sich allerdings verschlimmern oder länger als eine Woche anhalten, ist es auf jeden Fall ratsam, einen Arzt hinzuzuziehen.

⚑ WICHTIG

Falls Sie gegenwärtig Medikamente einnehmen – ärztlich verordnete oder frei verkäufliche – oder bei Ihnen eine ernsthafte Erkrankung vorliegt, sollten Sie vor der Einnahme von Heilkräutern einen naturheilkundlich arbeitenden Arzt konsultieren, der Sie über mögliche Wechselwirkungen mit Medikamenten oder andere Nebenwirkungen der Heilkräuter aufklären kann.

1. KAPITEL Was ist ein Heilkraut?

Es gibt auf der Erde ungefähr 380 000 Pflanzenarten, die wir bereits identifiziert haben, und schätzungsweise mehrere hunderttausend bislang unentdeckte. Gegenwärtig bemüht sich eine große Anzahl Wissenschaftler verzweifelt, die Pflanzen des Amazonas-Regenwaldes zu katalogisieren. Sie glauben, dass dort tausende von potenziellen Heilpflanzen durch die Erschließung und Rodung des Urwaldes bedroht sind. Von den bekannten Pflanzen werden etwa 260 000 zu den *höheren Pflanzen* gerechnet, was bedeutet, dass sie Chlorophyll enthalten und die so genannte *Photosynthese* betreiben. Durch die Photosynthese nutzen die Pflanzen die vom Sonnenlicht gelieferte Energie, um aus Kohlendioxid und Wasser Kohlenhydrate herzustellen. Alle Mitglieder der Gruppe der höheren Pflanzen verfügen über das Potenzial einer medizinischen Wirkung. Jedoch sind nur 10 Prozent bislang daraufhin erforscht worden.

In diesem Buch verwende ich für die Pflanzen zwei Bezeichnungen: ihren muttersprachlichen Namen und den lateinischen botanischen Namen, der Gattung und Art benennt. Der erste oder Gattungsname bezieht sich auf die Gattung oder Familie, der die Pflanze zugeordnet wird. Obgleich die Pflanzen einer Gattung nicht identisch sind, haben sie doch gewisse Merkmale gemeinsam. Durch die Zuordnung zu einer Art oder Spezies werden dann die besonderen Eigenschaften einer Pflanze genau definiert. Beispielsweise gehören Zwiebeln, Knoblauch und Schnittlauch zur Gattung *Allium*. Dennoch werden sie jeweils als eigene Art klassifiziert.

In einigen wenigen Fällen gebe ich den botanischen Namen einer bestimmten Pflanze nicht an. Manche pflanzlichen Mittel werden nicht aus der kompletten Pflanze gewonnen; es handelt sich bei ihnen eher um biologisch aktive Extrakte. Ein Beispiel hierfür ist *Bromelain*, ein aus der Ananas gewonnenes Enzym, das auch unter diesem Namen verkauft wird, nicht unter der Bezeichnung Ananas. Auch kann es vorkommen, dass eine pflanzliche Arznei unter einem bestimmten Produktnamen angeboten wird, jedoch aus einer Kombination mehrerer Heilpflanzen besteht.

Wie wirken Heilkräuter?

Die lebendigen Zellen der Pflanzen sind mit Miniatur-Chemiefabriken vergleichbar. Sie nehmen Rohmaterialien auf – Kohlendioxid, Wasser und Sonnenlicht – und wandeln sie in nützliche Nährstoffe um. Ein Nebenprodukt dieses Prozesses ist Sauerstoff. Kräuter sind reichhaltige Quellen für *Phytochemikalien*, Inhaltsstoffe, die pharmakologisch aktiv sind, was bedeutet, dass sie einen deutlich messbaren Effekt auf bestimmte tierische Gewebe und Organe haben. Daher lassen sie sich als Medikamente zur Behandlung, Heilung oder Vorbeugung von Krankheiten nutzen. Eine Pflanze kann sich aus mehreren Teilen zusammensetzen, zu denen Blätter, Wurzeln, Früchte, Blüten, Rinde, Stengel oder Samen gehören. Jeder dieser Teile kann aktive Bestandteile enthalten, die für die medizinische Wirkung der Pflanze verantwortlich sind.

Die Kräuterheilkunde hat ein sehr breites Anwendungsspektrum. Es gibt Kräuter, die spezifisch auf bestimmte Organe wirken, und Kräuter, die als umfassend wirkende Toniken den allgemeinen Gesundheitszustand verbessern. Es gibt Kräuter, die Schmerzen und Entzündungen lindern, während andere die Muskelanspannung vermindern. Manche Kräuter wirken stimulierend, andere beruhigend. Manche töten Bakterien ab; andere aktivieren das körpereigene Immunsystem, sodass der Körper in die Lage versetzt wird, eindringende Organismen abzuwehren.

Viele Heilpflanzen enthalten *Antioxidantien*, wichtige Bestandteile, die gegen so genannte *freie Radikale* wirksam sind. Bei Letzteren handelt es sich um potenziell gefährliche Chemikalien, die in unserem Körper als natürliches Nebenprodukt der Energieerzeugung entstehen. Wenn sie außer Kontrolle geraten, können freie Radikale gesunde Zellen zerstören. Man hält sie für einen ursächlichen Faktor bei vielen Erkrankungen, von Alzheimer über Krebs bis zu Herzkrankheiten. Und darüber hinaus gehören die freien Radikale zu den Hauptschuldigen für den Alterungsprozess! Unser Körper produziert eigene Antioxidantien, etwa Glutathion und das Koenzym Q 10. Die antioxidantische Wirkung der Vitamine C und E ist wohl bekannt, doch in Heilkräutern finden sich, wie Sie in diesem Buch erfahren werden, noch hunderte von anderen, weniger bekannten und dennoch sehr wichtigen Antioxidantien.

Als die Menschen vor Jahrtausenden damit begannen, Heilkräuter zu verwenden, besaßen sie keine Vorstellung davon, warum diese Pflanzen wirkten. Sie wussten lediglich, dass bestimmte Pflanzen die jeweils gewünschten Resultate hervorbrachten. Als unsere Vorfahren zum ersten Mal Fingerhut gegen Herzschwäche benutzten, hatten sie keine Ahnung, dass diese Pflanze mit den trichterförmigen Blüten Moleküle enthält, die *Glykoside* genannt werden und die Herzzellen stimulieren. Die Mutter, die im Mittelalter ein Beinwellblatt auf ein aufgeschürftes Knie legte, wusste nicht, dass die adstringierend wirkenden Tannine dieser Pflanze über der Wunde eine Schutzschicht bilden und so die Heilung fördern. Wenn chinesische Heiler gegen arthritische Entzündungen Süßholz verordneten, wussten sie nicht, dass diese Pflanze *Saponine* enthält, entzündungshemmende Substanzen, die den natürlichen Steroiden ähneln. Als die alten Ägypter ihren Sklaven Knoblauch zu essen gaben, um sie gesund zu erhalten, wussten sie nicht, dass dieser ätherische Öle enthält, die Infektionen vorbeugen.

Dank moderner Labortechniken verstehen wir heute, wie zahlreiche dieser Kräuter wirken. Wir sind in der Lage, jede Pflanze in ihre molekularen Bestandteile zu zerlegen und die gewonnenen Extrakte zu analysieren. Obwohl wir viel mehr als unsere Vorfahren über die Wirkungsweise mancher Heilkräuter wissen, gibt es immer noch eine viel größere Anzahl von Pflanzen, die einer Analyse bedürfen. Dieser Mangel an wissenschaftlichen Daten hat zur Folge, dass wir bei vielen Kräutern nach wie vor auf die Volkskunde, alte Kräuterbücher und mündliche Überlieferungen angewiesen sind. Ironischerweise beginnen wir erst jetzt damit, wissenschaftliche Erklärungen für die Tatsache zu finden, dass viele Heilpflanzen sich teils schon seit Jahrtausenden als wirksame Arzneien bewähren.

❗ VORSICHT

Dass es sich bei Kräutern um natürliche Substanzen handelt, bedeutet keinesfalls, dass sie bedenkenlos verwendet werden dürfen. Viele von ihnen sind äußerst starke Medizin. Ehe Sie eine Kräuterarznei anwenden, sollten Sie sich unbedingt darüber informieren, wie sie wirkt, wie sie eingenommen werden soll und mit welchen Nebenwirkungen möglicherweise zu rechnen ist. Überschreiten Sie niemals die empfohlene Dosis. Allgemein lässt sich zwar sagen, dass die Einnahme von Kräuterarzneien nur selten zu medizinischen Problemen führt, aber die Möglichkeit einer allergischen oder toxischen Reaktion ist immer gegeben. Hinzu kommt, dass ungefähr ein Prozent aller Pflanzenarten giftig ist – Pilze sind hierfür ein gutes Beispiel. Daher empfehle ich den Leuten nicht, Pflanzen selbst zu sammeln, es sei denn, sie sind ausgebildete Botaniker. Das gilt natürlich nicht für frischen Dill, Schnittlauch oder Zitronenmelisse aus dem Garten oder von der Fensterbank. Aber verwenden Sie nichts, über dessen Natur Sie sich nicht genau im Klaren sind. Schwangere sollten Kräuterarzneien nur unter Anleitung eines Arztes oder einer Hebamme mit entsprechenden Fachkenntnissen einnehmen. Nicht alle Heilkräuter dürfen unbedenklich bei Kindern angewendet werden. In der *Kräuterbibel* gebe ich jeweils an, welche Pflanzen bei Kindern eingesetzt werden können und welche nicht. Nach Möglichkeit sollten Eltern aber immer den Rat eines qualifizierten Arztes oder Heilpraktikers einholen, ehe sie ihren Kindern Pflanzenarzneien oder andere frei verkäufliche Medikamente verabreichen.

Wie man sich Heilkräuter
beschaffen kann

Früher hatten Sie, wenn Sie eine Pflanzenarznei einsetzen wollten, zwei Möglichkeiten: Entweder mussten Sie sie selbst anbauen oder sie im Wald suchen gehen. Und das war erst der Anfang Ihrer Mühen. Wenn Sie sie gefunden hatten, mussten Sie sie pflücken, trocknen, zerreiben, kochen oder in eine Alkohollösung einlegen, um eine wirksame Arznei zu erhalten. Dass dies ziemlich zeitaufwendig war, versteht sich von selbst. Hinzu kam, dass Sie aufgrund der klimatischen Unterschiede und abweichender Standortbedingungen nie absolut sicher sein konnten, ob die Pflanze, die Sie gepflückt hatten, auch tatsächlich genug heilkräftige Bestandteile enthielt und richtig aufbereitet worden war.

Heute müssen Sie kein Gärtner oder Chemiker mehr sein, um Heilpflanzen sicher und wirkungsvoll anzuwenden. Sie werden in anwendungsfreundlicher Form fertig aufbereitet angeboten, sodass Ihnen ein großer Teil der früher erforderlichen Arbeit und Dosierungsschätzung erspart bleibt. Mehrere Firmen, die seit Jahren Vitamine herstellen und verkaufen, haben inzwischen auch Kräuterprodukte im Angebot, standardisiert und mit garantiertem Wirkstoffgehalt. Das bedeutet, dass diese von angesehenen Firmen angebotenen Mittel eine einheitliche Dosis jener Substanzen enthalten, denen man die medizinische Wirkung der betreffenden Pflanze zuschreibt, und dass die Pflanzen unter kontrollierten Bedingungen angebaut wurden. In der Presse konnte man immer wieder von Pflanzenprodukten lesen, die wenig oder gar nichts von der auf der Packung angepriesenen Pflanze oder deren wirksamen Bestandteilen enthielten. Solche Produkte sind unwirksam und es bringt nichts, dafür unnütz Geld auszugeben. Daher ist es dringend anzuraten, dass Sie nur standardisierte Pflanzenextrakte angesehener Hersteller kaufen.

Entscheiden Sie sich für sichere, in versiegelten Flaschen oder Packungen angebotene Ware.

Wegen der wachsenden öffentlichen Sorge bezüglich des Einsatzes von Pestiziden und industrieller Konservierungsmethoden bieten viele Hersteller unbestrahlte Produkte aus biologischem Anbau an. In der *Kräuterbibel* empfehle ich gelegentlich frische Kräuter, aber nur dann, wenn diese leicht zu beschaffen sind. In den meisten Fällen empfehle ich kommerziell hergestellte Pflanzenpräparate.

Soll man Pflanzenarzneien im Kräuterladen oder im Reformhaus kaufen? Das kommt darauf an, wonach Sie suchen. Kräuterläden bieten in der Regel eine größere Auswahl an getrockneten Kräutern und Tees, auch exotischen Ursprungs. Zwar kann man in einem Kräuterladen wunderbar einen ganzen Nachmittag verbringen, doch gut sortierte Reformhäuser bieten häufig eine bessere Auswahl an gebrauchsfertig zubereiteten Kräuterarzneien. Auch fällt es dem Durchschnittsverbraucher in der Regel schwer, die Qualität der in Kräuterläden angebotenen Ware einzuschätzen. Falls es in Ihrer Nähe weder einen Kräuterladen noch ein Reformhaus gibt oder Ihnen für einen Besuch dort die Zeit fehlt, können Sie Heilpflanzen auch aus Katalogen und via Internet bestellen.

Hier folgt nun eine Liste der verschiedenen Zubereitungsformen, in denen Heilkräuter erhältlich sind:

KAPSELN UND TABLETTEN

Die meisten gebräuchlichen Heilkräuter werden heute in Kapsel- und Tablettenform angeboten, was zwei Drittel der Verkäufe ausmacht. Die übliche Dosierung liegt, abhängig von der jeweiligen Pflanze, bei 2 bis 3 Tabletten oder Kapseln, die 2- bis 3-mal täglich eingenommen werden müssen. Halten Sie sich stets an die Dosierungsvorschriften auf dem Beipackzettel.

EXTRAKTE ODER TINKTUREN

Diese flüssigen Kräuterprodukte werden typischerweise durch das Ansetzen der Kräuter in einer Alkohollösung gewonnen. Es gibt inzwischen aber auch einige neue, alkoholfreie Extrakte, die in manchen Fällen vorzuziehen sind, insbesondere für Diabetiker, Schwangere, Kinder oder andere Personen, die Alkohol meiden sollten. Die übliche Dosierung liegt, abhängig von der jeweiligen Pflanze, bei

10 bis 30 Tropfen, 2- bis 3-mal täglich, wobei die beigefügten Dosierungsvorschriften zu beachten sind. Homöopathische Extrakte, die von Homöopathen eingesetzt werden, sind weitaus stärker als konventionelle pflanzliche Tinkturen und unterliegen in den Vereinigten Staaten strengen Zulassungsvorschriften. Sie sollten nur im Rahmen einer Behandlung durch einen erfahrenen Homöopathen verwendet werden.

PULVER

Manche Kräuter werden in Pulverform angeboten. Die jeweilige Dosis wird dann in Wasser oder Fruchtsaft gelöst eingenommen. Wenn es sich um ein bitter schmeckendes Kraut handelt, kann ein Tropfen Honig zum Süßen hinzugefügt werden. Manche Menschen bevorzugen jedoch die angenehmere Einnahme in Kapselform. Die meisten Läden verkaufen leere Kapseln, in die sich 400–450 mg Pulver einfüllen lässt. Für Vegetarier oder Menschen mit strengen religiösen Ernährungsvorschriften gibt es koschere, gelatinefreie Kapseln.

GETROCKNETE KRÄUTER

Sie werden im Ganzen verkauft, meistens in großen Glasgefäßen. Zu Hause sollten Sie sie in luftdichten Behältern verpacken und vor direkter Sonneneinstrahlung schützen. Diese Kräuter lassen sich zerstoßen und in Kapseln füllen, in der Regel werden sie aber als Tees zubereitet. Das geht sehr einfach. Geben Sie 1 gehäuften Teelöffel des Krautes in eine Teekugel oder ein Sieb und hängen Sie sie in eine Tasse mit heißem Wasser. Ungefähr 10 bis 15 Minuten ziehen lassen. Trinken Sie den Tee, solange er heiß ist. Wenn Sie die doppelte Menge zubereiten, können Sie den restlichen Tee in den Kühlschrank stellen und später wieder aufwärmen. Wenn Sie keine Teekugel benutzen, können Sie die getrockneten Kräuter auch gleich ins Wasser geben. Dann müssen Sie den Tee abgießen, ehe Sie ihn trinken.

FERTIGTEES

Viele Kräuter gibt es heute als fertige Tees in Beutelform. Beachten Sie, dass Tees, die Sie in Reformhäusern finden, oft stärker sind als die in Supermärkten angebotenen Kräutertees. Halten Sie sich unbedingt an die Dosierungsvorschriften, vor allem, wenn diese Tees als »Hausmittel« oder »Arzneitees« ausgewiesen sind.

NUTRACEUTICALS

Nutraceuticals sind Nahrungsmittel, denen pflanzliche Bestandteile, Vitamine, Mineralien oder andere Nährstoffe künstlich zugesetzt wurden. Es gibt sie in Saftform, als Knabberriegel, Müsli oder sogar als Chips. Das Problem dabei: Die pflanzlichen Stoffe können in so geringer Konzentration beigemischt sein, dass sie unwirksam sind. Ich halte solche Produkte nicht für empfehlenswert, es sei denn, auf dem Etikett werden die beigefügten pflanzlichen Wirkstoffe mit genauen Mengenangaben aufgelistet.

KOMBINATIONSPRÄPARATE

Arzneien, in denen zwei oder mehr sich in ihrer Wirkung ergänzende Heilkräuter kombiniert werden, sind in Kapselform, als Extrakte oder Tees in großer Zahl auf dem Markt. Beispielsweise werden häufig mehrere Heilkräuter, die das Herz schützen, oder auch Kräuter zur Stärkung der körpereigenen Abwehrkräfte in einfach anzuwendenden Präparaten kombiniert. Auch hier gilt es, die Packungsvorschriften zu beachten.

CREMES UND SALBEN

Viele Heilpflanzen, bei denen eine äußere Anwendung üblich ist, werden heute in Form von kommerziell hergestellten Cremes und Salben angeboten. Diese Präparate können hoch wirksame Bestandteile enthalten, weswegen die Anwendungsvorschriften auf dem Beipackzettel stets genau beachtet werden sollten.

ÄTHERISCHE ÖLE

Sie werden in erster Linie als Badezusätze, Parfüms, Massageöle und für die *Aromatherapie* genutzt, bei der bestimmte Düfte Heilung und Entspannung bewirken sollen. Ätherische Öle sind ausschließlich zur äußerlichen Anwendung bestimmt.

KÖRPERPFLEGEPRODUKTE

Verschiedene Firmen bieten Körperpflege-Sortimente auf natürlicher, rein pflanzlicher Basis an, die keinerlei synthetische Zusätze enthalten. Dazu gehören Kräuter-Shampoos (*echte* Kräuter-Shampoos, nicht die mit Kräuterduft versetzten Produkte aus dem Supermarkt), Gesichtsreiniger, Deodorants, Feuchtigkeitscremes, Zahnpasta und sogar Kräuter-Mundwasser. Es gibt auch rein pflanzliche Kosmetikserien. Diese Erzeugnisse stellen eine ausgezeichnete Alternative zu den chemieüberladenen konventionellen Produkten dar, die bei vielen Menschen Hautreizungen verursachen. Viele dieser Naturkosmetika haben zudem den Vorzug, dass bei ihrer Herstellung auf Tierversuche verzichtet wird.

Kann man Heilkräuter lagern?

Getrocknete Kräuter sollten so frisch wie möglich sein. Kaufen Sie sie nach Möglichkeit in einem Geschäft mit gutem Warenumsatz und entsprechend kurzen Lagerzeiten. Bei vielen abgepackt angebotenen Kräuterprodukten ist ein Verfallsdatum aufgedruckt. Ungeöffnete Tabletten- oder Kapselpackungen halten sich im Allgemeinen bis zu zwei Jahre. Getrocknete Kräuter sollten ebenso wie Arzneipackungen kühl, trocken und vor Hitzeeinwirkung und direktem Sonnenlicht geschützt gelagert werden. Geöffnete Packungen sollten Sie nur maximal ein Jahr aufbewahren.

Seien Sie ein kritischer Konsument

Leider gab es in der Naturwaren-Fachpresse einige beunruhigende Berichte über skrupellose Hersteller oder Händler, die ihrem Produkt nur eine winzige Menge einer Heilpflanze zusetzen und es dann als echte Kräuterarznei verkaufen oder auf der Packung absichtlich völlig irreführende Angaben machen. Um bei der Qualität auf Nummer sicher zu gehen, sollten Sie ausschließlich Erzeugnisse angesehener

Firmen kaufen. Die Bezeichnung »standardisierter Pflanzenextrakt« auf dem Etikett ist ein guter Qualitätshinweis. Wenn Sie Fragen zu einem bestimmten Produkt haben, rufen Sie beim Hersteller an. Vertrauenswürdige Firmen haben stets ein offenes Ohr für die Fragen ihrer Kunden. Sie sollten sich auch nicht scheuen, den Besitzer Ihres Lebensmittelladens oder Reformhauses anzusprechen. Wenn Sie Ihre Heilkräuter lieber lose kaufen, versuchen Sie herauszufinden, woher Ihr Händler sie bezieht. Fragen Sie Ihren Drogisten, wenn Sie die Zusammensetzung eines bestimmten Produktes nicht verstehen; die meisten werden sicher gerne bereit sein, ihr Fachwissen an Sie weiterzugeben.

Die richtige Dosierung

Wie ein Heilkraut dosiert werden muss, um die gewünschten Resultate hervorzubringen, ist von Mensch zu Mensch verschieden und hängt von einer ganzen Reihe Faktoren ab. Ein schwerer Mensch benötigt zum Beispiel eine höhere Dosis als eine sehr dünne Person. Ein älterer Mensch benötigt in der Regel eine geringere Dosis als ein junger. Unabhängig von Alter und Körpergewicht benötigt jemand, der sehr stark auf Medikamente anspricht, eventuell nur eine schwache Dosierung. Um diese Unterschiede angemessen zu berücksichtigen, ermöglicht die empfohlene Tagesdosis meistens eine gewisse Flexibilität. Wenn ich bei den Top 100 beispielsweise empfehle, 10 bis 30 Tropfen eines Kräuterextraktes in eine Tasse eines Getränkes zu geben, sollten Sie mit der niedrigsten Dosis beginnen und ausprobieren, ob Nebenwirkungen auftreten. Wenn Ihnen das Kraut bekommt, können Sie die Einnahme, falls erforderlich, allmählich bis zur Höchstdosis steigern. Nehmen Sie aber ein Heilkraut wegen spezifischer Beschwerden ein, etwa arthritischen Schmerzen, und die niedrigste Dosis verschafft Ihnen bereits Erleichterung, gibt es keinen Grund, die Dosierung zu erhöhen. Achten Sie darauf, dass Sie die auf dem Beipackzettel oder der Packung angegebene Dosis nicht überschreiten. Beachten Sie außerdem, dass manche Kräuter nur kurzfristig gegen akute Beschwerden eingesetzt werden sollen, weil bei längerem Gebrauch schädliche Nebenwirkungen drohen. Informieren Sie sich umfassend über eine Heilpflanze, ehe Sie sie anwenden.

Der beste Zeitpunkt für die tägliche Einnahme

Bei manchen Menschen tritt Übelkeit auf, wenn sie Heilkräuter auf nüchternen Magen einnehmen. Wenn Sie regelmäßig Heilkräuter zu sich nehmen, sollten Sie dies nach den Mahlzeiten tun. Falls Sie ein Kraut nur kurzfristig wegen akuter Beschwerden anwenden, etwa bei Menstruationskrämpfen oder Kopfschmerzen, richten Sie sich nach den Einnahmevorschriften.

Setzen Sie Ihren gesunden Menschenverstand ein: Nehmen Sie abends, wenn Sie sich ausruhen wollen, keine stimulierenden Kräuter zu sich. Greifen Sie, bevor Sie zur Arbeit gehen oder Auto fahren, nicht zu einem Kraut, das schläfrig macht.

Zur Geschichte der Kräuterheilkunde

Kräutermedizin ist möglicherweise sogar älter als die Menschheit. Verhaltensforscher haben beobachtet, dass viele Tiere, wenn sie krank sind, instinktiv bestimmte Pflanzen fressen. Hundehalter wissen, dass ein Hund, wenn er Gras frisst, höchstwahrscheinlich unter Magenschmerzen leidet. Vielleicht entdeckte der Mensch der Frühzeit die heilenden Kräfte der Pflanzen, indem er tierisches Verhalten nachahmte.

Das erste Heilpflanzen-Kompendium findet sich vor fünftausend Jahren bei den Sumerern, die Kräuter wie Kümmel und Thymian zu Heilzwecken nutzten. Ayurveda, die traditionelle indische Medizin, wie sie auch heute noch praktiziert wird, ist möglicherweise noch älter. Im alten Ägypten wurden Kräuterrezepturen mit Hieroglyphen auf Papyrus geschrieben. Zwiebeln und Knoblauch gehörten zu den bevorzugten Arzneien. Das erste chinesische Herbal oder Heilkräuterbuch, das *Wu Shi Er Bing Fang* (Verordnungen gegen 52 Krankheiten), wurde irgendwann zwischen 1065 und 711 v. Chr. zusammengestellt. Es erwähnt Heilkräuter wie Süßholz, Ingwer und Astragalus, die alle in den Top 100 aufgeführt sind! Auch die Bibel steckt voller Hinweise auf Kräuter wie Aloe, Myrrhe und Weihrauch.

Der griechische Arzt Hippokrates, der als der erste jemals praktizierende Arzt gilt, erwähnte in seinen Schriften drei- bis vierhundert Pflanzenarzneien. Im ersten Jahrhundert listete ein anderer griechischer Arzt, Dioskurides, fünfhundert pflanzliche Heilmittel in seinem Herbal *De Materia Medica* auf, das bis ins siebzehnte Jahrhundert in Gebrauch war. Galen (geb. um 129 n. Chr.), ein berühmter Arzt, der einen römischen Kaiser und dessen Gladiatoren behandelte, setzte eine Kombination aus Kräuterarzneien und Magie ein, um Kranke zu heilen.

Im Mittelalter wurden alte Kräuterrezepte von Generation zu Generation weitergereicht, doch es gab kein einheitliches System der Heilbehandlung. Eine Frau, die unter einem gynäkologischen Problem litt, suchte vielleicht Hilfe bei der »weisen Frau« ihres Dorfes, die die Kräuterheilkunde wiederum von einer anderen Frau gelernt hatte. Vermögendere Patienten nahmen die Dienste eines Arztes in Anspruch, der seine eigenen, aus Pflanzen- oder Tierteilen selbst zusammengebrauten Arzneien verordnete. Obgleich die Kirche vor allem die Heilung durch den Glauben favorisierte, bewahrten Mönche doch viele der alten griechischen und römischen medizinischen Schriften. In vielen Klöstern wurden Heilkräuter angebaut und zur Behandlung von Kranken genutzt.

Seit dem fünfzehnten Jahrhundert ermöglichte es die Drucktechnik, Wissen der breiten Masse zugänglich zu machen. John Gerard, ein Arzt der Familie Tudor, veröffentlichte 1597 *The Herball or General Historie of Plantes*, eines der ersten englischen Pflanzen- bzw. Kräuterbücher. Bald darauf erschien *The English Physician Enlarged* von

Nicholas Culpeper, eine interessante Mixtur aus Folklore, Astrologie und botanischer Medizin. Beide Bücher erfreuten sich großer Beliebtheit und werden auch heute noch von Heilpflanzenkundigen zitiert.

Als die ersten englischen Siedler in der Neuen Welt eintrafen, brachten sie ihr Wissen über Pflanzenmedizin mit und teilten es mit den nordamerikanischen Indianern. Die Indianer machten die Siedler ihrerseits mit vielen örtlichen Heilpflanzen bekannt, die so den Weg nach Europa fanden.

Zu Beginn des neunzehnten Jahrhunderts begann das westliche medizinische Establishment damit, sich dem Einsatz chemischer Substanzen wie Quecksilber, Arsen und Schwefel zur Behandlung von Krankheiten zuzuwenden. Die Kräuterheilkunde wurde aber auch weiterhin von denjenigen praktiziert, die sich eine konventionelle medizinische Behandlung entweder nicht leisten konnten oder Pflanzenarzneien den modernen medizinischen Praktiken vorzogen. In den Vereinigten Staaten favorisierten die Eklektiker, eine Gruppe von Ärzten, die bis in die dreißiger Jahre des vorigen Jahrhunderts prominent waren, die Pflanzenmedizin, aber sie gehörten einer aussterbenden Art an. Nur homöopathisch arbeitende Ärzte, die den Lehren des Arztes Samuel Hahnemann aus dem achtzehnten Jahrhundert folgen, und eine Hand voll anderer ganzheitlicher Therapeuten verlassen sich auch heute noch überwiegend auf von Pflanzen oder Tieren gewonnene Arzneien.

Dennoch ist die Pflanzenheilkunde nach wie vor für 80 Prozent der Weltbevölkerung hauptsächliche Quelle medizinischer Versorgung. Und dank der zunehmenden Weltoffenheit des westlichen Menschen ist ein wachsendes Interesse an den Heilmethoden anderer Kulturen festzustellen.

Hippokrates: Der Vater der Medizin

Die Historiker wissen erstaunlich wenig über den Mann, der als »Vater der Medizin« verehrt wird. Wir sind noch nicht einmal sicher, wann er gelebt hat. Alles, was wir wissen, ist, dass Hippokrates irgendwann im vierten Jahrhundert v. Chr. auf der griechischen Insel Kos geboren wurde. Er starb etwa 377 v. Chr. Bei seinen Zeitgenossen stand er als Arzt und Lehrer in hohem Ansehen. Hippokrates lehnte den damals vorherrschenden Glauben, böse Geister seien für die Entstehung von Krankheiten verantwortlich, entschieden ab. Stattdessen stellte er die radikale Theorie auf, dass Krankheiten Resultat eines gestörten Gleichgewichtes bestimmter Körperflüssigkeiten seien. Er nannte diese Flüssigkeiten die »vier Säfte« – Blut, Schleim, gelbe Galle und schwarze Galle. Nach Hippokrates war eine schlechte Ernährung, die im Körper »Rückstände« entstehen ließ, für dieses Ungleichgewicht verantwortlich. Der Vater der Medizin empfahl Diät und pflanzliche Arzneien, um Krankheiten zu verhüten und zu heilen. Der Hippokratische Eid, den Ärzte bis zum heutigen Tag ablegen, wurde vermutlich im dritten Jahrhundert durch einen Anhänger des Hippokrates eingeführt.

Die ersten »Wundermittel«

Der *Papyrus Ebers*, benannt nach dem Ägyptologen Georg Ebers, wurde um das Jahr 1600 v. Chr. verfasst. Dort sind mehr als siebenhundert Pflanzenheilmittel aufgelistet, unter ihnen Pfefferminze, Myrrhe und Rizinusöl. In diesem frühen medizinischen Text wird empfohlen, ein verschimmeltes Brotstück auf offene Wunden zu legen. 1928 – mehr als drei Jahrtausende später – bemerkte Sir Alexander Fleming rein zufällig in seinem Labor, dass es sich bei Brotschimmel um ein wirkungsvolles Antibiotikum handelt. Seine Beobachtung führte zur Entwicklung des Penicillins und begründete die Ära der »Wundermittel«.

Nicholas Culpeper:
Ein Kräuterheiler, der Geschichte machte

Nicholas Culpeper veröffentlichte *The English Physician* und eine Übersetzung der lateinischen *Pharmacopeia,* die bis dahin der breiten Öffentlichkeit nicht zugänglich gewesen war. Damit zog er sich den

Zorn der etablierten englischen Ärzteschaft zu. Nach einem abgebrochenen Medizinstudium eröffnete Culpeper 1640 eine Apotheke, in der er kostengünstig pflanzliche Arzneien anbot. Culpepers bilderstürmerischer Angriff auf die etablierte Medizin seiner Zeit – und seine Bereitschaft, sein Wissen an das einfache Volk weiterzugeben – verhalf ihm zu großer Popularität, während die Ärzteschaft ihn mit Verachtung strafte. Kritiker waren schnell bei der Hand, Culpeper als Quacksalber abzuqualifizieren, weil er in seinem Kräuterbuch auch die Astrologie in die Heilkunde einbezog. Aber trotz dieser Bezüge zur Astrologie verfügte Culpeper über für seine Zeit bemerkenswerte Kenntnisse der Heilpflanzen und ihrer Verwendung. C. F. Leyel, die Gründerin der Society of Herbalists in London, eröffnete 1927 ein Geschäft, das sie zum Gedenken an den großen Heilpflanzenkenner »Culpeper's« nannte. Heute ist Culpeper's der wohl bekannteste Kräuterladen der Welt.

2. KAPITEL **Die Top 100**

Weltweit sind tausende von Heilpflanzen in Gebrauch, viel zu viele, um sie in einem einzigen Buch vorzustellen. In diesem Kapitel habe ich die Liste auf die Top 100 reduziert, jene Pflanzen, von denen ich glaube, dass sie für unser Leben von besonders hohem Wert sind. Sie bringen Heilung oder Linderung bei den Beschwerden, die uns heute besonders zu schaffen machen. Einige dieser Kräuter werden Ihnen bereits vertraut sein – vielleicht finden sie sich sogar in Ihrer Küche. Andere werden Ihnen anfangs etwas fremd vorkommen, doch wenn Sie mehr über sie erfahren, werden sie Ihnen nicht exotischer erscheinen als die synthetischen Medikamente, die reihenweise die Regale moderner Apotheken füllen. Alle diese Heilpflanzen finden Sie in Kräuterläden oder Reformhäusern in einfach anzuwendenden Zubereitungsformen. Nach der Lektüre dieses Kapitels wird es Ihnen leicht fallen, Heilkräuter zu einem festen Bestandteil Ihres Alltags zu machen.

Wie die Top 100 anzuwenden sind

Für jedes Heilkraut in dieser Liste habe ich genaue Anweisungen für seine Anwendung aufgeführt. Die Kapsel- oder Tablettengröße oder die Wirkstoffmenge kann jedoch von Hersteller zu Hersteller variieren. Wenn Sie eine fertig verpackte Kräuterarznei kaufen, sollten Sie sich daher an die Einnahmevorschriften auf der Packung halten, auch wenn diese von meinen Empfehlungen abweichen. Falls nicht anders angegeben, können Pflanzenextrakte oder Pulver mit Saft oder Wasser gemischt oder aber als Tee zubereitet werden. (Informationen über die Zubereitung von Heilkräutertees finden Sie auf Seite 174 ff. Je nach Geschmack kann mit Honig gesüßt werden. Warme Getränke sind bei Schnupfen, Husten, Menstruationskrämpfen und vor dem Zubettgehen sehr zu empfehlen.

Unter der Rubrik »Persönliche Empfehlung« beschreibe ich meine persönliche Erfahrung mit einem bestimmten Heilkraut oder gebe andere nützliche Hinweise.

❢ VORSICHT

Einige der unter den Top 100 aufgeführten Heilpflanzen stehen in dem Ruf, gegen Krebs zu wirken, und werden unter Umständen in den USA oder anderen Ländern sogar zur Behandlung bestimmter Krebsarten eingesetzt. Personen, die sich einer Krebstherapie unterziehen, sollten ihre konventionelle Behandlung aber auf keinen Fall zu Gunsten einer Kräutertherapie abbrechen. Auch sollten sie nur unter Anleitung eines qualifizierten Arztes Heilkräuter zusätzlich zu ihrer konventionellen Krebsbehandlung anwenden. Eltern sollten ihren Kindern nur nach sorgfältiger Absprache mit ihrem Kinderarzt Heilkräuter verabreichen. Schwangere sollten vor der Einnahme von Heilkräutern ihren Frauenarzt oder ihre Hebamme befragen.

Aloe vera *(Aloe barbadensis)*

Ich habe mein Lager mit Myrrhe besprengt, mit Aloe und Zimt.

Sprüche 7,17

FAKTEN

Seit über 3500 Jahren preisen Heiler und Ärzte die Vorzüge dieser Wüstenlilie. Es gibt über zweihundert Arten dieser erstaunlichen Pflanze, aber die Aloe vera, was auf lateinisch »echte Aloe« bedeutet, gilt unter ihnen als die wirkungsvollste Heilerin. Das Blatt der Aloe enthält ein besonderes »Gel«, das zur äußerlichen Anwendung in Kosmetika und Hautcremes genutzt wird. Aloe-Gel gilt als einer der besten natürlichen Hautbefeuchter. Der bittere Saft, der aus dem ganzen Blatt extrahiert wird, kann innerlich bei Verdauungstörungen angewendet werden. Vor zweitausend Jahren schrieb der griechische Arzt Dioskurides, dass Aloe vera ausgezeichnet gegen fast alles wirke, von Verstopfung über Verbrennungen bis hin zu Nierenleiden. Die Königin Kleopatra betrachtete das Gel als einen Jungbrunnen und benutzte es, um ihre Haut vor der stechenden ägyptischen Sonne zu schützen. Angeblich haben die Ägypter Aloe auch bei der Einbalsamierung ihrer Toten verwendet. Auch in der Bibel wird Aloe häufig erwähnt und in Afrika ist sein Gebrauch bei Verbrennungen und anderen Wunden heute noch weit verbreitet. In den Vereinigten Staaten wurde Aloe vera erfolgreich bei durch radioaktive Strahlen verursachten Verbrennungen eingesetzt. Eine neuere Studie im *Journal of Dermatological Surgery and Oncology* zeigte, dass Aloe vera bei Patienten den Heilungsprozess signifikant beschleunigte, denen zur Entfernung von Narben Hautgewebe abgetragen wurde. Aloe hilft ausgezeichnet bei Sonnenbränden und anderen leichten Verbrennungen. Zwar vertragen die meisten Menschen Hautpflegemittel mit Aloe vera sehr gut, bei sehr empfindlicher Haut kann es jedoch zu Reizungen kommen. Testen Sie daher Aloe vera zuerst vierundzwanzig Stunden auf einer kleinen Hautstelle, ehe Sie es großflächig anwenden.

In Schweden wurde kürzlich eine Placebo-kontrollierte Doppelblindstudie mit Aloe-vera-Creme durchgeführt (Wirkstoffkonzentration 0,5 Prozent). Sie ergab bei 83 Prozent der beteiligten Schuppenflechte-Patienten eine signifikante Besserung der Symptome, wenn die Creme dreimal täglich über sechzehn Wochen aufgetragen wurde. Das sind gute Neuigkeiten – Schuppenflechte ist nicht nur schwer zu behandeln, sondern es werden in der konventionellen Therapie zudem Medikamente auf Steroidbasis eingesetzt, die nicht über einen längeren Zeitraum angewendet werden dürfen. Sollten Sie an Schuppenflechte leiden, fragen Sie doch einmal Ihren Hautarzt, ob Aloe nicht eine gute Alternative für Sie wäre.

Bei innerer Anwendung wirkt Aloe stark abführend. Offen gesagt, glaube ich, dass es sanftere und mildere natürliche Abführmittel gibt, etwa Psyllium. Daher empfehle ich Aloe nicht für diesen Zweck.

In jüngster Zeit stellte sich heraus, dass *Acemannan*, ein Kombinationspräparat mit Aloe-Wirkstoffen, bei Mäusen, deren Immunsystem durch radioaktive Bestrahlung geschwächt wurde, die Zahl der Abwehrzellen erhöht. Andere Studien deuten darauf hin, dass Acemannan möglicherweise die Wirkung von AZT und Acyclovir gegen die Vermehrung von Aids-Viren unterstützt. Ein Mittel, das sowohl das Immunsystem stärkt als auch die Vermehrung der HIV-Viren im Körper hemmt, wäre natürlich ein ideales Element in der Behandlung von Aids-Patienten. Nur die Zeit wird zeigen, ob diese uralte Heilpflanze wirksame Hilfe gegen diese noch junge Krankheit bringen kann.

Forscher am Baylor College of Dentistry in Texas berichten, dass ein aus Acemannan hergestelltes Gel bei Geschwüren im Mundraum eine bessere Heilwirkung erzielt als herkömmliche Mittel.

MÖGLICHER NUTZEN

- Fördert die Heilung bei Sonnenbränden und anderen leichteren Verbrennungen.
- Hilfreich bei Insektenstichen und anderen milden Hautreizungen.
- Hält die Haut weich und elastisch.
- Acemannan, ein Kombinationspräparat aus Aloe-Gel, stärkt das Immunsystem.

ANWENDUNG

- Aloe-vera-Gel kann ohne Einschränkung nach Bedarf angewendet werden.
- Frische Blätter auspressen und die Flüssigkeit direkt auf die betroffenen Hautpartien auftragen.

! VORSICHT

Während der Schwangerschaft soll Aloe nicht innerlich angewendet werden. Ebenso sollte Aloe nicht von Kindern und älteren Menschen eingenommen werden.

PERSÖNLICHE EMPFEHLUNG

Es sind viele so genannte Aloe-vera-Produkte auf dem Markt, in denen in Wahrheit nur sehr wenig von dieser kostbaren Pflanze enthalten ist.

Manche enthalten Aloe-Extrakt oder Aloe-vera-Lösung. Dabei handelt es sich um stark verdünnte Varianten, die längst nicht so wirksam sind wie reines Aloe-Gel. Bei einem echten Aloe-Produkt sollte Aloe vera als Hauptinhaltsstoff aufgelistet sein (an erster oder zweiter Stelle der Inhaltsangabe) oder es sollte auf der Packung stehen, dass es sich um zu 97 bis 99 Prozent reines Aloe vera handelt.

Apfel *(Pyrus malus)*

FAKTEN

An dem englischen Sprichwort »An apple a day will keep the doctor away« (Ein Apfel pro Tag erspart den Arzt) ist viel Wahres. Im zweiten Jahrhundert empfahl Galen, der berühmte Hofarzt der Kaiser und Gladiatoren, Apfelwein als Allheilmittel gegen fast alle Beschwerden. Wenn ich mit meinem Loblied auf diese Frucht auch nicht ganz so weit gehen würde, glaube ich doch, dass der tägliche Apfel ein wichtiger Bestandteil der Ernährung sein sollte.

Äpfel weisen einen hohen Gehalt an *Flavonoiden* auf, Pflanzenbestandteilen von großem Gesundheitswert. Seit 1965 haben Wissenschaftler am Finnischen Institut für Öffentliche Gesundheit die Ernährungsgewohnheiten von 9 959 damals krebsfreien Männer und Frauen erfasst. Bis 1991 hatte sich bei 997 dieser Personen Krebs entwickelt, darunter 151 Fälle von Lungenkrebs. Bei genauem Vergleich der Ernährung jener Personen, die an Krebs erkrankten, und jener, die keine solche Erkrankung entwickelten, kristallisierte sich ein auffälliger Unterschied heraus: Menschen, die regelmäßig Lebensmittel mit hohem Flavonoidgehalt verzehrten, wiesen ein um 20 Prozent niedrigeres Krebsrisiko auf. Das Risiko, an Lungenkrebs zu erkranken, lag bei ihnen sogar um 46 Prozent niedriger. Unter allen Lebensmitteln mit hohem Flavonoidgehalt erwiesen sich Äpfel als besonders guter Schutz gegen Krebs.

Das in Äpfeln enthaltene Flavonoid *Quercetin* schützt möglicherweise gegen grauen Star. In Tierversuchen zeigte sich, dass Quercetin Tiere selbst dann vor Grauem Star schützt, wenn sie Chemikalien ausgesetzt wurden, die die Entstehung eines Grauen Stars auslösen.

Zudem regen Äpfel die Verdauung an. Je nach Verwendung können sie sowohl bei Verstopfung als auch bei Durchfall helfen. Äpfel sind reich an löslichen Faserstoffen, die helfen, den Blutzucker zu regulieren, indem sie ein plötzliches Ansteigen oder Absinken des Blutzuckerspiegels verhindern. *Pektin*, einer dieser löslichen Faserstoffe, der in Äpfeln enthalten ist, findet neuerdings große Beachtung, weil er den Cholesteringehalt des Blutes senkt und damit Herzerkrankungen vorbeugt. Äpfel sind außerdem ein traditionelles Heilmittel gegen Rheuma.

MÖGLICHER NUTZEN

- Schützt möglicherweise gegen Krebs, insbesondere gegen Lungenkrebs.
- Reguliert die Verdauung.
- Hilft, sowohl Durchfall als auch Verstopfung zu vermeiden.
- Senkt den Cholesterinspiegel und normalisiert den Blutzuckerspiegel.
- Traditionelles Mittel gegen durch Rheuma verursachte Schmerzen und Steifigkeit der Gelenke.

ANWENDUNG

Essen Sie gegen Durchfall einen geschälten, geriebenen Apfel. Getrocknete Apfelschalen, in Wasser schwach gekocht, regulieren die Verdauung. Um in den Genuss aller Vorzüge dieser Frucht zu kommen, sollten Sie täglich 1 bis 2 mittelgroße Äpfel essen.

Arnika *(Arnica montana)*

FAKTEN

Die Blüte und die Wurzel dieser Pflanze wurden von Naturheilern als Schmerzmittel, Schleimlöser und Stimulans eingesetzt. Moderne Herbalisten halten Arnika jedoch für ein sehr starkes Mittel, das nicht innerlich angewendet werden sollte, mit Ausnahme der stark verdünnten homöopathischen Form (Dosierung 20–60 C) unter Überwachung durch einen homöopathisch arbeitenden Arzt. Eine Überdosierung kann fatale Konsequenzen haben. Äußerlich auf der Haut angewendet unterstützt Arnika aber ausgezeichnet die Heilung von Wunden, Prellungen und anderen Hautreizungen. Es sollte aber nicht auf offene Wunden aufgetragen werden. Kommerziell hergestellte Arnika-Einreibemittel können außerdem bei Muskelschmerzen und Arthritis eingesetzt werden.

MÖGLICHER NUTZEN

- Unterstützt das Abheilen von Hautwunden und -reizungen.
- Lindert Schmerzen bei Muskelkrämpfen oder Gelenkentzündungen.
- Innerlich angewendet hilft es bei Husten. Die Einnahme sollte aber ausschließlich unter Aufsicht eines homöopathischen Arztes erfolgen.

ANWENDUNG

Es sind mehrere kommerziell hergestellte Salben auf dem Markt, die äußerlich gefahrlos angewendet werden können. Eine zu starke Salbe führt zu einer Verschlimmerung der Hautreizung. Daher empfehle ich nicht, Arnikasalbe selbst herzustellen.

⚠ VORSICHT

Arnika niemals auf offene Wunden auftragen.
Die Salbe nicht weiter anwenden, wenn die Hautreizung sich durch sie verschlimmert. Innerlich darf Arnika nur unter ärztlicher Kontrolle angewendet werden!

Artischocke *(Cynara scolymus)*

FAKTEN

Die Blüte oder der Kopf der Artischocke, allgemein als Herz bezeichnet, gilt als Aphrodisiakum, obgleich diese Behauptung nie wissenschaftlich belegt wurde. Aber auch wenn dieses beliebte Gemüse möglicherweise in Herzensangelegenheiten doch nicht die ihm zugeschriebene Wirkung hat, ist es zweifellos gut für das Herz selbst. Im Laufe der Jahre haben verschiedene Studien weltweit bewiesen, dass nach dem Genuss von Artischocken der Cholesteringehalt des Blutes abnimmt.

Tatsächlich wird aus der Artischocke sogar ein cholesterinsenkendes Medikament namens *Cynara* gewonnen. 1940 zeigte eine Studie in Japan, dass Artischocken nicht nur den Cholesterinspiegel senken, sondern zudem die Galleproduktion in der Leber steigern und harntreibend wirken.

In Reformhäusern bekommt man heute Artischockenkonzentrat in Kapselform. Bei einer kürzlich durchgeführten Multicenter-Studie an mehr als 550 Patienten zeigte sich, dass bei einer täglichen Einnahme von 1,5 Gramm Artischockenblätterextrakt über einen Zeitraum von sechs Wochen der Gesamtcholesteringehalt sowie der Gehalt an Triglyzeriden im Blut stark zurückging. Andere Studien haben ergeben, dass Artischockenextrakt den Gehalt von HDL oder »gutem« Cholesterin im Blut stark ansteigen lässt. Die Forscher vermuten, dass die Artischocken-Wirkstoffe sowohl die Cholesterinproduktion in der Leber reduzieren als auch dem Körper dabei helfen, überschüssiges Cholesterin besser abzubauen.

Ähnlich wie ihre Verwandte, die Mariendistel, hat die Artischocke zudem eine die Leber schützende Wirkung.

MÖGLICHER NUTZEN

- Wirkt entwässernd.
- Fördert durch Senkung des Cholesterinspiegels die Herzgesundheit.
- Verbessert die Leberfunktion.

ANWENDUNG

- Täglich 4 500-mg-Kapseln einnehmen.

- Ein köstliches und für das Herz sehr gesundes Gericht erhalten Sie, wenn Sie eine Artischocke mit Olivenöl bestreichen und einige Scheiben Knoblauch zwischen die Blätter stecken. 30 bis 40 Minuten dünsten. Denken Sie daran, dass Sie die Vorzüge dieses Gemüses zunichte machen, wenn Sie es mit geschmolzener Butter übergießen, die reich an gesättigten Fetten ist, oder mit Margarine, die kalorienreich ist.

Ashwagandha *(Withania somnifera)*

FAKTEN

Im Sanskrit bedeutet *ashwagandha* »etwas, das wie ein Pferd riecht«. Die Wurzel dieser Pflanze riecht tatsächlich nach Pferd, was aber nicht verhindern konnte, dass sie in Indien seit mehr als tausend Jahren zu den begehrtesten Heilpflanzen zählt und sich neuerdings auch in den USA großer Beliebtheit erfreut. Ashwagandha, auch bekannt als *Indischer Ginseng*, wird als Tonikum verwendet, besonders bei Männern. Die Pflanze soll Energie, Vitalität und geistige Spannkraft wiederherstellen. Ashwagandha ist ein wohlbekanntes Aphrodisiakum, dafür gepriesen, den Sexualtrieb zu steigern und die Erektionsfunktion zu verbessern. In Tierversuchen zeigte sich, dass Ashwagandha, ähnlich wie Ginseng, bei Mäusen Widerstandskraft und physisches Leistungsvermögen steigert, was auf eine ähnliche Wirkung beim Menschen hindeutet. Laborstudien haben ergeben, dass Ashwagandha die Fähigkeit des menschlichen Immunsystems erhöht, Krebszellen zu bekämpfen.

Ayurvedische Ärzte verordnen Ashwagandha Männern und Frauen, die an chronischen oder sie stark schwächenden Krankheiten leiden. Wegen seiner entzündungshemmenden Wirkung wird Ashwagandha auch in der Rheumatherapie eingesetzt, meistens in Kombination mit anderen Entzündungshemmern, zum Beispiel Boswellia (siehe Seite 56).

MÖGLICHER NUTZEN

- Wirkt kräftigend und vitalisierend.
- Stärkt die körpereigenen Abwehrkräfte.
- Wirkt verjüngend auf die männliche Sexualkraft.
- Lindert rheumatische Beschwerden.

ANWENDUNG

Täglich bis zu 3 standardisierte 4,5-mg-Tabletten einnehmen.

Astragalus *(Astragalus membranaceous)*

FAKTEN

Astragalus stammt aus China und wird in Asien seit Jahrhunderten gegen zahlreiche Beschwerden eingesetzt, unter anderem bei Diabetes, Herzkrankheiten und Bluthochdruck. Im Westen beginnt man dagegen erst jetzt, die vielen Vorzüge dieser Pflanze zu entdecken. Neue, in führenden chinesischen Medizin-Zeitschriften veröffentlichte Studien deuten darauf hin, dass Astragalus das Immunsystem aktiviert und so dem Körper hilft, Krankheiten abzuwehren. Möglicherweise hemmt Astragalus auch die Ausbreitung von bösartigen Krebszellen in gesundem Gewebe. Wissenschaftler an der University of Texas in Houston fanden heraus, dass ein Extrakt dieser Pflanze bei Krebspatienten mit gestörter Immunabwehr hilft, die normale Funktion des Immunsystems wiederherzustellen. Zwar töten Chemotherapie und Bestrahlung Krebszellen ab, doch diese Behandlungen schwächen den Körper und erhöhen die Infektanfälligkeit. Manche Pflanzenheilkundige verordnen Astragalus routinemäßig Patienten, die sich einer Chemotherapie und Bestrahlung unterziehen müssen. Astragalus regt die Produktion und Aktivität der Immunzellen an, die Viren und Tumore bekämpfen. Weitere Forschungen zur Erkundung des vollen medizinischen Potenzials dieses alten Allheilmittels sind im Gange. Moderne Pflanzenheilkundige empfehlen die Einnahme von Astragalus, um Erkältungen und grippale Effekte abzuwehren.

MÖGLICHER NUTZEN

- Stärkt die körpereigenen Abwehrkräfte.
- Mild wirkendes Stimulans.
- Senkt möglicherweise den Blutdruck, da der Körper angeregt wird, Wassereinlagerungen im Gewebe abzubauen.
- Verbessert bei Krebspatienten möglicherweise die Funktion des Immunsystems.

ANWENDUNG

Täglich bis zu 3 400 mg-Kapseln einnehmen.

⚠ VORSICHT

Falls Sie sich gerade einer Chemotherapie unterziehen, sollten Sie Astragalus (oder eine andere Arznei) auf keinen Fall einnehmen, ohne zuvor einen Arzt zu konsultieren, der sich mit der betreffenden Heilpflanze auskennt.

DAS HERZ-KRAUT

1775 diagnostizierte der englische Arzt William Withering bei einem Patienten eine unheilbare Herzschwäche und schickte ihn mit der Bemerkung nach Hause, dass er wohl sterben müsse. Bald darauf musste er erfahren, dass ein örtlicher Volksheiler diesen Patienten mittels einer geheimnisvollen Kräutermischung kuriert hatte. Erstaunt über die wundersame Heilung des Kranken, untersuchte Withering das von dem Heiler verwendete Kräutermittel und identifizierte Fingerhut (*Digitalis purpurea*) als Hauptbestandteil. Durch Experimente fand Withering heraus, dass diese Pflanze mit den lila Blüten ein starkes Herztonikum enthält. Es steigert die Pumpleistung des Herzens, sodass der Körper den Flüssigkeitsstau abbauen kann, der die Herzschwäche verursacht. Withering fand außerdem heraus, dass Fingerhut bei falscher Dosierung tödlich wirken kann, da er dann schwere Herzrhythmusstörungen hervorruft. In den folgenden zehn Jahren führte Withering zahlreiche Experimente durch, um die genaue Dosis herauszufinden, mit der sich Herzschwäche behandeln lässt. Er veröffentlichte seine Ergebnisse 1785 und informierte damit andere Ärzte über diese verblüffende neue Behandlungsmethode. Heute ist Digitalis, das aus dem Fingerhut gewonnene Medikament, zur Behandlung von Herzschwäche hoch geschätzt. Da es bei falscher Anwendung jedoch lebensgefährliche Nebenwirkungen haben kann, darf es auf keinen Fall ohne ärztliche Kontrolle eingenommen werden.

Augentrost *(Euphrasia officinalis)*

FAKTEN

Seit dem Mittelalter wird Augentrost als Tonikum und Adstringens benutzt. Besonders hilfreich ist diese Arznei bei Augenreizungen und -entzündungen. Wenn die Augen durch Erkältung oder Allergie tränen, brennen oder jucken, bringt der Augentrost gute Linderung.

MÖGLICHER NUTZEN

- Ein aus Augentrost und anderen Heilkräutern hergestelltes Augenwasser kann bei gereizten und entzündeten Augen lindernd wirken.
- Bei innerer Anwendung stärkt Augentrost möglicherweise die Sehkraft und die Gesundheit der Augen.

ANWENDUNG

- Täglich bis zu 3 Kapseln einnehmen.
- 15 bis 30 Tropfen des Extraktes alle 3 bis 4 Stunden in Flüssigkeit verdünnt einnehmen.
- Im Handel sind Augenbäder erhältlich, die Augentrost in Kombination mit anderen Pflanzenauszügen wie Gelbwurz, Wachsmyrte und Himbeerblätter enthalten. Das Augenwasser in ein Augenschälchen geben und das betroffene Auge 3- bis 4-mal täglich spülen.

PERSÖNLICHE EMPFEHLUNG

Heuschnupfenpatienten sollten es bei allergisch bedingten Augenreizungen einmal mit Augentrost versuchen.

Baldrian *(Valeriana officinalis)*

FAKTEN

Baldrian, der auch als »das Valium des neunzehnten Jahrhunderts« bezeichnet wird, chemisch aber in keiner Weise mit dem verschreibungspflichtigen Medikament Valium verwandt ist, besitzt eine weltweit anerkannte beruhigende, entspannende Wirkung. In Europa wird er oft bei innerer Unruhe und Ängstlichkeit verordnet. Anders als bei den synthetischen Medikamenten Valium und Xanax, treten bei Baldrian kaum störende Nebenwirkungen auf – von dem nicht sehr angenehmen Geschmack einmal abgesehen – und er macht nicht abhängig. Baldrian besitzt gegenüber Valium noch einen wichtigen Vorteil. Valium wirkt in Verbindung mit Alkohol synergistisch: Die Wirkung auf den Körper verstärkt sich gegenseitig, wenn zusätzlich zur Valiumeinnahme Alkohol getrunken wird. Diese synergistische Wechselwirkung fördert nicht nur den Missbrauch, sondern kann auch ernste Nebenwirkungen nach sich ziehen. Seit Jahrhunderten wenden Herbalisten Baldrian als Mittel der Wahl bei nervöser Unruhe und Panikattacken an. Er wird auch bei stressbedingten Muskelverkrampfungen, Menstruationskrämpfen und PMS eingesetzt. Obwohl Baldrian umfangreich wissenschaftlich erforscht wurde, ist seine Wirkungsweise bis heute unklar.

MÖGLICHER NUTZEN

- Beruhigt und entspannt.
- Wirkt Schlaflosigkeit entgegen.
- Lindert Muskelverspannungen.
- Wirkt in Zeiten großen emotionalen Stresses beruhigend.
- Lindert lästige Blähungen und Magenkrämpfe.

ANWENDUNG

- Täglich zur Linderung der Symptome bis zu 3 Kapseln einnehmen.
- Täglich 10 Tropfen des Extraktes in Flüssigkeit gelöst einnehmen.

! VORSICHT

In extrem hoher Dosierung kann Baldrian unter Umständen Lähmungserscheinungen und eine Schwächung des Herzschlages auslösen. Überschreiten Sie daher die empfohlene Dosis nicht. Verwenden Sie Baldrian nicht zusammen mit anderen Sedativa.

Balsambirne *(Momordica charantia)*

FAKTEN

Im aktuellen Bestseller *Zucker-Knacker* wird davor gewarnt, dass der hohe Zuckeranteil in der heutigen Ernährung geradewegs zu Fettleibigkeit und Krankheit führt. Es ist kein Geheimnis, dass eine Ernährung, die reich an industriell veränderten, raffinierten Kohlehydraten und »Junkfood« ist, Insulinresistenz und Typ-II-Diabetes zur Folge haben kann. Der Körper benötigt das Hormon Insulin, um Zucker so aufzuspalten, dass er von den Zellen verwertet werden kann. Während beim Typ-I-Diabetes ein Mangel an Insulin besteht, produziert der Körper bei Typ-II-Diabetikern zwar reichlich Insulin, aber die Zellen sind dagegen resistent geworden. In den Vereinigten Staaten breitet sich der Typ-II-Diabetes geradezu epidemisch aus. Unbehandelt kann Diabetes zu ernsten Komplikationen führen, darunter Herzerkrankungen, Nerven- und Nierenschäden sowie Erblindung. Erfreulicherweise können Heilpflanzen wie die Balsambirne helfen, die Krankheit in den Griff zu bekommen.

Ayurvedische Ärzte verwenden die Balsambirne, oft zusammen mit anderen Heilpflanzen, schon seit Jahrhunderten zur Behandlung von Typ-II-Diabetes. Mehrere Studien belegen, dass sie bei Typ-II-Diabetikern den Blutzuckerspiegel normalisieren kann. Die Forscher nehmen daher an, dass die Balsambirne entweder die Freisetzung von Insulin stimuliert oder aber selbst eine insulinartige Wirkung besitzt. Jeder Zuckerkanke sollte sich von einem sachkundigen Arzt oder Naturheiler behandeln lassen. Eine Kombination aus richtiger Ernährung, Nahrungsergänzungsmitteln und körperlicher Bewegung kann

Diabetes unter Kontrolle halten, ja, ihn in vielen Fällen sogar rückgängig machen.

In der ayurvedischen Medizin werden Heilpflanzen interessanterweise oft für vielfältige Zwecke eingesetzt und die Balsambirne bildet hier keine Ausnahme. Kürzlich konnte nachgewiesen werden, dass Balsambirne im Reagenzglas die Vermehrung von HIV-Viren (den Aids-Erregern) stoppen kann. Offenbar fördert sie die Bildung von Immunzellen. Für viele Aids-Patienten ist unter der Anleitung von Ärzten, die der Ernährung eine große Bedeutung beimessen, die Balsambirne bereits zum festen Bestandteil ihrer Therapie geworden. Tierversuche belegen außerdem, dass die Balsambirne das Wachstum von Krebstumoren hemmt. Ob diese Ergebnisse auf den Menschen übertragbar sind, muss sich erst noch erweisen.

MÖGLICHER NUTZEN
- Hilft bei der Regulierung des Blutzuckerspiegels.
- Verbessert die Leistungsfähigkeit des Immunsystems.
- Ist möglicherweise hilfreich bei HIV-Infektionen.

ANWENDUNG
Jeweils eine halbe Stunde vor den Mahlzeiten 1 500-mg-Kapsel einnehmen.

PERSÖNLICHE EMPFEHLUNG
Damit eine optimale Wirkung erzielt wird, sollten Sie täglich acht Gläser Wasser trinken. Frauen sollten Balsambirne nicht während der Schwangerschaft und der Stillzeit verwenden.

Basilikum *(Omicum basilicum)*

FAKTEN
Im Namen Basilikum steckt *Basil*, das griechische Wort für »König«. Das lässt darauf schließen, dass dieses Kraut bei den antiken Heilern

in hohem Ansehen stand. Heute betrachten wir Basilikum lediglich als köstliche Zutat für Tomatensoße oder Pesto. Frischer Basilikum schmeckt aber nicht nur hervorragend, sondern hilft auch wirkungsvoll gegen zahlreiche Verdauungstörungen, darunter Magenkrämpfe, Erbrechen und Verstopfung.

MÖGLICHER NUTZEN
- Hilft bei Magenkrämpfen und Übelkeit.
- Wirksam gegen Blähungen.
- Fördert eine gesunde Verdauung.
- Hilft gegen Verstopfung.

ANWENDUNG
1 Teelöffel des getrockneten Krautes in $\frac{1}{2}$ Tasse warmes Wasser geben. Abseihen. Nach Bedarf eine bis zwei Tassen täglich trinken.

Beinwell *(Symphytum officinale)*

FAKTEN
Generationen von Pflanzenheilkundigen haben Beinwell zur Behandlung von Hautwunden benutzt, ohne je zu wissen, warum diese Pflanze dabei so effektiv ist. Heute wissen wir, dass Beinwell *Allantoin* enthält, eine Substanz, die das Wachstum neuer Zellen stimuliert und inzwischen in vielen kosmetischen Produkten eingesetzt wird. Kommerziell hergestellte Beinwell-Salben helfen gegen alle Arten von Hautreizungen, auch bei wundgescheuerten Stellen und Insektenstichen. Äußerlich wird Beinwell auch erfolgreich bei Verletzungen an Sehnen oder Bändern angewendet.

Früher wurde Beinwell auch innerlich angewendet, gegen Magengeschwüre und Darmstörungen. Heute sind wir diesbezüglich vorsichtiger geworden, denn Beinwell enthält *Pyrroliziidin-Alkaloide,* die bei Einnahme über einen längeren Zeitraum zu Leberschäden führen können. 1978 gab das National Cancer Institute bekannt, dass Ratten, die mit Beinwellwurzeln oder -blättern gefüttert wurden, Leberkrebs entwickelten. Tatsächlich veröffentlichten zwei medizinische Zeitschriften – *Gastroenterology* in den USA und das *British Medical Journal* – Berichte über zwei Fälle von Leberschäden nach häufiger Einnahme von Beinwell-Pepsin-Tabletten gegen Magen-Darm-Beschwerden. In Kanada steht der russische Beinwell auf der Verbotsliste, da er einen besonders hohen Pyrroliziidin-Gehalt aufweist. Gewöhnlicher Beinwell, dessen Gehalt an dieser gefährlichen Substanz weitaus niedriger liegt, ist dort dagegen weiterhin frei verkäuflich.

In den Vereinigten Staaten untersucht die Gesundheitsbehörde FDA gegenwärtig den Pyrroliziidin-Alkaloid-Gehalt von Kultur-Beinwell. Die innere Anwendung des Beinwells ist unter Herbalisten wegen des möglichen Krebsrisikos umstritten. Manche glauben, dass er unter keinen Umständen eingenommen werden sollte. Andere sind dagegen der Auffassung, dass Beinwell in niedriger Dosierung im Vergleich zu anderen Substanzen harmlos ist. Befürworter einer innerlichen Beinwell-Anwendung zitieren eine 1987 in *Science* veröffentlichte Studie, in der die potenzielle Gefährlichkeit von Karzinogenen bewertet wurde. Bruce Ames von der University of California, ein anerkannter Karzinogen-Experte, schätzte, dass eine Tasse Beinwell-Tee ungefähr so gefährlich sei wie ein Erdnussbutter-Sandwich. Erdnussbutter enthält Spuren von *Estragol*, einem natürlichen Karzinogen. Wegen der bestehenden Unsicherheit über mögliche Schädigungen glaube ich jedoch, dass Beinwell innerlich nicht angewendet werden sollte. Schließlich gibt es andere Heilpflanzen, die stattdessen gefahrlos eingesetzt werden können, wie Pfefferminze, Melisse und Ingwer.

MÖGLICHER NUTZEN

- Unterstützt die Heilung von Hautwunden.
- Lindert Hautreizungen.
- Fördert die Abheilung von Geschwüren.

ANWENDUNG

Fertig-Salbe oder -Extrakt auf Hautwunden, Insektenstiche, wunde Stellen oder andere Hautreizungen auftragen.

Die Hersteller mancher Beinwell-Salben empfehlen ausdrücklich den Einsatz bei stillenden Müttern, die unter wunden Brustwarzen leiden. Da Beinwell jedoch von Säuglingen nicht oral aufgenommen werden sollte, rate ich von einer derartigen Verwendung ab.

Bienenpropolis

FAKTEN

Viel von dem, was wir über Pflanzenarzneien wissen, entstammt der genauen Beobachtung dessen, was Tiere tun, um sich vor jenen kleinen Plagegeistern zu schützen, die auch dem Menschen zu schaffen machen: Viren, Pilze und Bakterien. Seit Jahrhunderten sind Herbalisten davon fasziniert, wie Bienen ihre Stöcke vor Eindringlingen und Infektionen schützen. Bienen verschließen ihre Nester mit einer klebrigen Substanz, die *Propolis* oder *Kittharz* genannt wird und pflanzlichen Ursprungs ist. Insekten oder andere kleine Tiere, die in den Stock eindringen, werden zunächst durch Stiche getötet und dann mit einer Schicht aus Propolis überzogen. Das bewirkt, dass ihre Körper sich nicht zersetzen. So wird eine Ausbreitung von Infektionen innerhalb des Bienenstocks vermieden. Alte Heiler wie Hippokrates vermuteten bei Propolis desinfizierende Eigenschaften und verordneten sie bei Hautverletzungen und Magengeschwüren. Im Ersten Weltkrieg, vor der Verbreitung der Antibiotika, wurde Propolis bei Kriegsverletzten eingesetzt und selbst noch im Zweiten Weltkrieg, wenn das Penicillin knapp war.

Wissenschaftliche Studien belegen wieder einmal, dass Hippokrates seiner Zeit weit voraus war. Bestimmte Bestandteile der Propolis wirken gegen eine große Anzahl krankmachender Mikroben, unter anderem gegen *Staphylococcus aureus MRSA*, der für einen großen Teil der in Krankenhäusern auftretenden Staphylokokken-Infektionen verantwortlich ist. Da viele Staphylokokkenarten heute gegen Antibiotika resistent sind, könnte Propolis das Mittel der Wahl sein, um das Infektionsrisiko während eines Krankenhausaufenthalts zu senken. (Ungefähr 10 Prozent aller Patienten ziehen sich im Krankenhaus eine Infektion zu.) Propolis ist reich an Bioflavonoiden, Vitaminen und Mineralien. Zusätzlich zu ihrer infektionsabwehrenden Wirkung außerhalb des Körpers kann die Propolis bei innerer Anwendung die körpereigenen Abwehrkräfte stärken. Wenn man sie zum Gurgeln und Mundspülen benutzt, kann sie bei Halsschmerzen helfen und heilend im Mund- und Rachenraum wirken.

MÖGLICHER NUTZEN

■ Heilt Hautwunden, lindert die Schmerzen und fördert das Abheilen von Herpesbläschen.

■ Propolis-Salbe und -Mundwasser kann bei Zahnfleischentzündungen und Kratzen im Hals helfen.

■ Bekämpft wirkungsvoll krankmachende Mikroorganismen.

ANWENDUNG

■ Äußerlich Propolis-Creme oder -Salbe entsprechend den Packungsanweisungen auftragen. Im Mundbereich die Salbe bei Geschwüren und Zahnfleischentzündungen auftragen.

■ Wenn sich eine Erkältung ankündigt, sofort 1 Zinc-losenge-Tablette, die außer Zink Propolis, Vitamin C, Echinacea und Kanadische Gelbwurz (»Golden Seal«) enthält, im Mund zergehen lassen.

■ Zur Stärkung der körpereigenen Abwehrkräfte tägliche 1 200-mg-Tablette einnehmen.

Blaubeere *(Vaccinium myrtillus)*

FAKTEN

Die Blaubeere oder Heidelbeere ist ein in der Volksheilkunde wohl bekanntes Mittel gegen Sehschwäche, besonders gegen Nachtblindheit. Tatsächlich erzählt man sich, dass Piloten der Royal Air Force, die im Zweiten Weltkrieg Nachteinsätze fliegen mussten, Blaubeermarmelade zu essen bekamen. Die Blaubeerpflanze enthält *Anthocyanidine*, Phytochemikalien, die unsere Augen vor Schädigungen durch freie Radikale schützen, welche durch UV-Strahlung und Umweltverschmutzung entstehen. Anthocyanidin hilft möglicherweise, die Blutzirkulation im Auge zu verbessern, indem es kleine Blutgefäße vor dem Angriff durch freie Radikale schützt. Blaubeere regt außerdem die Regeneration des so genannten *Sehpurpurs* an, einer Substanz, die für gutes Sehen unerlässlich ist. In europäischen Medizin-Zeitschriften finden sich zahlreiche Studien, die den positiven Effekt belegen, den die Blaubeere auf die Sehkraft ausübt.

MÖGLICHER NUTZEN

■ Verbessert die Sehkraft und hat eine schützende Wirkung für die Augen.
■ Besonders hilfreich für Menschen, deren Augen rasch ermüden oder die im Dunkeln schlecht sehen können.
■ Gut für alle Personen, die nachts Auto fahren müssen.
■ Hilft bei Kurzsichtigkeit.

ANWENDUNG

■ Bis zu 4-mal täglich 1 60-mg-Kapsel.
■ 15 bis 40 Tropfen des Extraktes in Wasser oder Saft lösen und 3-mal täglich trinken.

Bockshornklee
(Griechisch Heu, Trigonella Graecum)

FAKTEN

Bockshornklee zählt zu den ältesten Heilpflanzen. Bereits die alten Ägypter und Hippokrates kannten ihn. In der Volksheilkunde gilt er als beliebtes Mittel bei Halsschmerzen und Erkältung und wird auch als Aphrodisiakum eingesetzt. Möglicherweise hilft Bockshornklee sogar bei Diabetes. Bei einer in Indien durchgeführten Studie mit insulinabhängigen Diabetikern, die nur eine geringe Insulindosis benötigten, zeigte sich, dass pulverisierte Bockshornkleesamen den Blutzuckerspiegel und schädliche Fette im Blut reduzieren können. Die Autoren der Studie gelangten zu dem Schluss, dass es Diabetikern durchaus zu empfehlen sei, Bockshornklee zum Bestandteil ihrer täglichen Ernährung zu machen. Bei äußerer Anwendung kann pulverisierter Bockshornkleesamen Hautreizungen lindern, wie auch durch Neuralgien, geschwollene Drüsen oder Tumore verursachte Schmerzen.

MÖGLICHER NUTZEN

■ Guter Schleimlöser bei Husten und Erkältung.

■ Bei Halsschmerzen kann Gurgeln mit dem in Wasser gelösten Samenpulver Linderung bringen.

■ Hilfreich bei Hautreizungen und anderen Entzündungen.

■ Senkt den Blutzuckerspiegel.

ANWENDUNG

■ Täglich bis zu 3 Kapseln einnehmen.

■ Zum Gurgeln 1 Esslöffel pulverisierten Samen in 240 ml heißem Wasser lösen. 10 Minuten ziehen lassen. Abseihen. Bei Halsschmerzen und Heiserkeit im Abstand von 3 Stunden maximal 3-mal täglich gurgeln.

■ Die Samen können pulverisiert und zu einer Breipackung angerührt werden, die man auf schmerzende Körperpartien aufträgt. So viel Samenpulver in $\frac{1}{4}$ Liter warmes Wasser einrühren, dass eine dicke Paste entsteht. Täglich direkt auf die betroffenen Körperpartien auftragen.

Boswellia *(Indischer Weihrauch, Boswellia serata)*

FAKTEN

Das Gummiharz der Boswelliapflanze wird seit Jahrtausenden als natürliches entzündungshemmendes Mittel benutzt. Die moderne Wissenschaft hat belegt, was ayurvedische Heiler seit jeher wussten: Boswellia hilft in vielen Fällen hervorragend gegen Arthritis. Mehrere indische, auf Tierversuchen basierende Studien zeigen, dass bestimmte Boswellia-Bestandteile, die so genannten *Boswellia-Säuren*, Entzündungssymptome in den Kniegelenken reduzieren können. Boswellia hemmt die Bildung von *Leukotrinen*, Immunzellen, die Entzündungen auslösen und die Bildung von freien Radikalen fördern. Außerdem bewirkt es eine bessere Durchblutung der Gelenke, wodurch das weiche Gewebe darin besser ernährt und vitaler wird. Eine andere Placebo-kontrollierte Doppelblindstudie an der Universität von Poona in Indien ergab, dass Osteoarthritis-Patienten eine deutliche Besserung ihrer Beschwerden erlebten, wenn sie ein pflanzliches Präparat einnahmen, das neben Boswellia noch Ashwaganda, Kurkuma und einen Zink-Komplex enthielt. Die Patienten berichteten von einer verringerten Morgensteifigkeit sowie einem verbesserten körperlichen Leistungsvermögen und einer größerer Greifkraft ihrer Hände.

Boswellia hilft nicht nur bei Gelenkbeschwerden; es kann auch vor Herzerkrankungen schützen. In indischen Medizin-Zeitschriften veröffentlichte Studien beschreiben eine Senkung erhöhter Cholesterin- und Triglyzeridwerte nach Einnahme von Boswellia-Extrakt. Außerdem wurde belegt, dass dieses Extrakt bei Tieren, die mit besonders fetthaltiger Nahrung gefüttert wurden, Arterienverkalkung verhütet oder rückgängig macht. Ayurvedische Ärzte setzen Boswellia auch gegen andere entzündliche Erkrankungen ein, unter anderem gegen Psoriasis, Allergien und geschwürige Dickdarmentzündung.

MÖGLICHER NUTZEN

- Lindert arthritische Schmerzen und Schwellungen.
- Wirkt entzündungshemmend und kann möglicherweise Entzündungssymptome verringern.

■ Boswellia-Creme oder -Salbe kann direkt auf das betroffene Gelenk aufgetragen und eingerieben werden. Boswellia kann auch in Kapselform eingenommen werden.

■ Nehmen Sie täglich 3 500-mg-Kapseln, bis die Beschwerden nachlassen, senken Sie die Dosierung dann auf 1 500-mg-Kapsel täglich.

Brennnessel *(Urtica dioica)*

FAKTEN

Früher wurde diese Pflanze dazu genutzt, allergische Symptome und Insektenstiche zu behandeln. Heute gelangt die Brennnessel als Arznei bei gutartiger Prostatavergrößerung zu neuen Ehren, wobei sie in Kombination mit Pygeum, Sägepalmenfrucht und anderen pflanzlichen Substanzen verwendet wird. Brennnesselextrakt kann die Erzeugung von Enzymen hemmen, die zu einer Vergrößerung der Prostata beitragen. Als natürliches harntreibendes Mittel kann die Brennnessel außerdem hilfreich bei Harnwegsbeschwerden und Nierensteinen sein.

MÖGLICHER NUTZEN

■ Verschafft bei verstopfter Nase, tränenden Augen und anderen Heuschnupfen-Symptomen Linderung.

■ Hilft gegen die Symptome der Prostatavergrößerung.

ANWENDUNG

■ Täglich bis zu 3 Kapseln einnehmen (maximal 300 mg pro Tag). Bei Heuschnupfen ist es besser, geringer dosierte Kapseln über den Tag verteilt einzunehmen.

■ Täglich 5 bis 10 Tropfen des Extraktes in Flüssigkeit gelöst einnehmen.

⚡ VORSICHT

Verzehren Sie keine rohen Brennnesseln – sie können Nierenschäden und Vergiftungssymptome auslösen. Seien Sie beim Anfassen der Blätter vorsichtig. Die kleinen Härchen sind wie winzige Injektionsnadeln, die einen Reizstoff unter die Haut spritzen. Meiden Sie diese Pflanze, wenn Sie an Diabetes oder an einer Nieren- oder Herzkrankheit leiden. Ich selbst nehme für die Gesundheit meiner Prostata zweimal täglich eine Kombinationskapsel, die Sägepalmenfrucht, Pygeum, Brennnesselextrakt sowie einen Zink-Betasistosterol-Sojaisoflavon-Komplex enthält. Das rate ich allen Männern über vierzig.

Bromelain

FAKTEN

Die Apotheke der Natur bietet ein reiches Arsenal an Substanzen, die gegen *Entzündungen* wirksam sind, jenen Vorgang im Körper, der ein wesentlicher Faktor, wenn nicht gar die Hauptursache zahlreicher Krankheiten darstellt, von Arthritis über Allergien bis hin zu Krebs. Eine Entzündung beginnt, wenn das Immunsystem irgendwo im Körper ein Problem feststellt und eine Armee von spezialisierten Zellen, so genannte *Leukozyten,* zu der betreffenden Stelle schickt, um es zu beseitigen. Dadurch verschlimmert der Entzündungsprozess die Arthritis. Arthritis beginnt mit der Abnutzung des Gelenkknorpels, jener Substanz, die die Gelenke umhüllt, und führt zu Schmerzen und Schwellungen, was eine verschlechterte Durchblutung nach sich zieht. Als Reaktion darauf produziert das Immunsystem Leukozyten, die sich in dem erkrankten Gelenk sammeln. Die Leukozyten attackieren das, was sie als einen Feind betrachten, indem sie *freie Radikale* erzeugen. Dabei handelt es sich um Moleküle, die ein hohes Reaktionsvermögen besitzen und kranke Zellen ebenso zerstören können wie gesundes Gewebe. Das Gelenk entzündet sich, schwillt an und wird steif. Der beste Weg, diese Symptome zu lindern, besteht – von einem Wiederaufbau der Knorpelsubstanz einmal abgesehen –

darin, die Entzündung zu hemmen. *Bromelain*, ein aus der Ananas gewonnenes Enzym, kann hierbei hilfreich sein. Es ist häufig in pflanzlichen Präparaten zur Linderung arthritischer Schmerzen enthalten. Einige Studien deuten darauf hin, dass Bromelain in seiner Wirkung den Corticosteroiden ähnelt, starken entzündungshemmenden Medikamenten, die jedoch gefährliche Nebenwirkungen haben können wie Bluthochdruck, erhöhter Cholesterinspiegel und Schwächung der Knochensubstanz. Solange die Entzündung nicht lebensbedrohend ist, erscheint es sinnvoll, zunächst pflanzliche Mittel wie Bromelain einzusetzen, ehe man zu Corticosteroiden greift.

Arthritis-Kranke nehmen oft nicht-steoridale Entzündungshemmer (wie Ibuprofen oder Aspirin), die zwar wirksam die Schmerzen lindern, jedoch Magenreizungen hervorrufen können. Im Gegensatz zu diesen pharmazeutischen Entzündungshemmern ist Bromelain wohltuend für die Verdauung. Tatsächlich rate ich Menschen, die unter chronischen Verdauungsstörungen leiden, oft zu Bromelain-Tabletten.

Athleten verwenden Bromelain, um die Heilung von Sportverletzungen zu fördern. Auch bei Prellungen ist es hilfreich. Bei allergischen Symptomen sollten Sie Pflanzenpräparate anwenden, die Bromelain enthalten, oft in Kombination mit Quercetin.

MÖGLICHER NUTZEN

- Lindert arthritische Entzündungen.
- Fördert die Heilung von Verletzungen und Wunden.
- Kann bei allergischen Symptomen Erleichterung bringen.

ANWENDUNG

Bei Arthritis oder Allergien 2-mal täglich 1 500-mg-Tablette einnehmen, mindestens zwei Stunden vor oder nach den Mahlzeiten. Bei Verdauungsstörungen 1 zerkaubare 500-mg-Tablette nach den Mahlzeiten einnehmen.

Cayennepfeffer *(Capsicum frutescens)*

FAKTEN

Obwohl häufig das Gegenteil behauptet wird, kann scharfes, kräftig gewürztes Essen gut für Ihre Gesundheit sein, und zwar dann, wenn es reichlich Cayennepfeffer enthält. Cayennepfeffer regt die Verdauung an: Er stimuliert die Produktion der Magensäfte, verbessert den Stoffwechsel und hilft gegen Blähungen. Außerdem ist er sehr nährstoffreich. Alle Pfeffer- und Paprikasorten enthalten mehr Vitamin C als Orangen und zudem Eisen, Kalzium, Phosphor und Vitamine des B-Komplexes. Eine kräftig mit Cayennepfeffer gewürzte Mahlzeit übt eine mild anregende Wirkung auf den Körper aus.

Capsaicin heißt die Substanz, die dem Cayennepfeffer seine Schärfe verleiht. Capsaicin blockiert im Körper die Produktion einer Chemikalie namens *Substanz P*, die Schmerzen und Entzündungen auslöst. Eine neue Studie belegt die Wirksamkeit von Capsaicin-Salbe bei Gürtelrose und diabetischer Neuropathie. Außerdem wurde Cayennepfeffer erfolgreich bei Patienten eingesetzt, die unter so genannten *Cluster-Kopfschmerzen* leiden, einer besonders unangenehmen Form des Kopfschmerzes.

Cayennepfeffer-Tee hilft ausgezeichnet bei Erkältungen. Cayennepfeffer scheint darüber hinaus eine positive Wirkung auf die Blutfettwerte zu haben. Laut einer 1987 im *Journal of Bioscience* veröffentlichten Studie reduzierten sich bei Ratten, deren Futter einen hohen Anteil Cayennepfeffer enthielt, die Triglyzeride und die Low-density-Lipoproteine (LDL), das so genannte »schlechte« Cholesterin, im Blut deutlich. Thailändische Forscher entdeckten einen Zusammenhang zwischen einer cayennereichen Ernährung und einer geringeren Neigung zu Blutgerinnseln. In weiteren Studien konnte nachgewiesen werden, dass Cayennepfeffer die Auflösung von Blutgerinnseln fördert.

MÖGLICHER NUTZEN

- Hilft gegen Schmerzen und Entzündungen.
- Fördert die Verdauung.
- Lindert Erkältungsbeschwerden.
- Regt den Appetit an.

ANWENDUNG

- Täglich bis zu 3 Kapseln einnehmen.
- Bei Magenkrämpfen oder Erkältungen kann täglich eine Tasse Tee getrunken werden. Es sind Fertigtees erhältlich, Sie können den Tee aber auch aus der getrockneten Pflanze selbst zubereiten.
- Äußerlich Creme oder Salbe auf die Haut auftragen.

⚠ VORSICHT

Bei Hämorrhoiden kann Cayennepfeffer die Beschwerden verstärken. Menschen mit Erkrankungen im Magen-Darm-Bereich sollten Cayennepfeffer nicht verwenden. Cayenne-Salbe nicht auf offene Wunden auftragen. Bei Einnahme die empfohlene Dosis auf keinen Fall überschreiten. In hoher Dosierung kann Cayennepfeffer Gastroenteritis und Nierenschäden verursachen.

DIE WÜRZE DES LEBENS

Einige wohlbekannte Gewürze haben eine ziemlich »scharfe« Vergangenheit. Kümmel wurde früher als Zutat für Liebestränke verwendet. Koriander, heute eine beliebte Zutat für Salsa, war einst ein hoch geschätztes Aphrodisiakum. Selbst die gewöhnliche Zwiebel wurde in früheren Zeiten von Pflanzenheilkundigen verordnet, um die sexuelle Potenz zu stärken.

Cordyceps *(Chinesische Kernkeule, Cordyceps sinensis)*

FAKTEN

Ein aus diesem chinesischen Pilz gewonnener Extrakt erfreut sich inzwischen bei jenen Fitness-Fans großer Beliebtheit, die ständig Ausschau nach neuen, Ausdauer und körperliches Leistungsvermögen steigernden natürlichen Substanzen halten. 1993 errang Cordyceps weltweite Beachtung, als die chinesischen Olympiaathleten ihre Rekordleistungen mit der täglichen Einnahme dieses Extraktes begründeten. Auch wenn der Pilz nicht sonderlich appetitlich ist – er wächst auf toten Insekten oder deren Raupen –, galt er im alten China dennoch als so kostbar, dass er ausschließlich am kaiserlichen Hof verwendet werden durfte. In der traditionellen chinesischen Medizin wird Cordyceps zur Verbesserung der Lungenkapazität empfohlen, und, ähnlich wie Ginseng, als allgemeines Tonikum. In Tierversuchen zeigte sich, dass mit dem Extrakt behandelte Mäuse länger schwimmen konnten, weil sie ihre Erschöpfungsgrenze später erreichten als unbehandelte Artgenossen. Leistungssportler, die Cordyceps einnehmen, berichten, dass sie ein größeres Trainingspensum bewältigen und sich nach Anstrengungen rascher erholen. Auch soll Cordyceps beim Mann potenzsteigernd wirken. Offenbar hilft Cordyceps dem Körper, besser mit Stress fertig zu werden, was erklären könnte, warum Leistungssportler mit diesem Mittel so gute Erfahrungen machen.

MÖGLICHER NUTZEN
- Steigert das körperliche Leistungsvermögen.
- Hilft dem Körper, Stress zu bewältigen.

ANWENDUNG
Vor dem Sporttraining 1 bis 3 Kapseln einnehmen oder 1 bis 2 Tropfen des Extraktes in Flüssigkeit gelöst.

Dong Quai *(Angelica sinensis)*

FAKTEN
Dong Quai, auch *Frauen-Ginseng* genannt, ist eine Allzweck-Heilpflanze für eine große Zahl gynäkologischer Beschwerden. Seit Jahrhunderten wird Dong Quai von chinesischen Frauen eingenommen, um den Menstruationszyklus zu regulieren und schmerzhafte Menstruationskrämpfe zu lindern. Moderne Herbalisten setzen Dong Quai ein, um die Beschwerden des prämenstruellen Syndroms zu beseitigen und Frauen dabei zu helfen, nach dem Absetzen der Antibabypille wieder zu einer normale Menstruation zu gelangen. Forscher haben herausgefunden,

dass Dong Quai antispasmodische Bestandteile enthält, die entspannend auf glattes Muskelgewebe wirken. Das könnte eine Erklärung für die gute Wirksamkeit gegen Menstruationskrämpfe sein. Seit Jahrhunderten verwenden asiatische Heiler Dong Quai auch als Mittel gegen Hitzewallungen und andere Frauenbeschwerden, die durch die hormonellen Veränderungen der Menopause ausgelöst werden. Man vermutete sogar, Dong Quai besitze eine östrogenische Wirkung und könne als Alternative zur herkömmlichen Hormonersatztherapie eingesetzt werden. Eine neue klinische Studie von Kaiser Permanente Medical Care in Oakland, Kalifornien, über die Wirksamkeit von Dong Quai zur Behandlung von Menopausen-Beschwerden führte jedoch zu enttäuschenden Ergebnissen. In der zwölfwöchigen Studie mit einundsiebzig Frauen erhielt die eine Hälfte der Teilnehmerinnen täglich 4,5 Gramm der getrockneten Wurzel, während der anderen Hälfte lediglich ein Placebo verabreicht wurde. Bei beiden Gruppen besserten sich die Symptome, doch die Frauen, die Dong Quai eingenommen hatten, wiesen kein erkennbar besseres Wohlbefinden auf als die Gruppe, die lediglich ein Placebo erhalten hatte. Kritiker der Studie bemängeln, dass Dong Quai traditionell nie allein verabreicht wird, sondern erst in der Kombination mit bis zu zehn anderen Heilpflanzen seine Wirkung entfaltet. Ob Dong Quai wirksam gegen Menstruationskrämpfe hilft, wurde in der Studie nicht untersucht.

Da Dong Quai reich an Vitaminen und Mineralien ist – unter anderem enthält es die Vitamine A, B und E –, beugt es möglicherweise Anämie vor. Bei Männern und Frauen wird es außerdem gegen Schlaflosigkeit und hohen Blutdruck eingesetzt. Auch werden ihm Blut bildende Eigenschaften nachgesagt. In Asien ist es eines der gebräuchlichsten Kräuter; »Dong-Quai-Ente« ist ein beliebtes kantonesisches Gericht.

MÖGLICHER NUTZEN

- Wirkt insgesamt kräftigend auf die weiblichen Fortpflanzungsorgane.
- Lindert Menstruationskrämpfe.
- Hilft bei PMS.

- Kann in Kombination mit anderen Heilpflanzen Beschwerden der Menopause lindern.
- Beugt Anämie vor.
- Senkt hohen Blutdruck.

ANWENDUNG
Täglich bis zu 3 Kapseln einnehmen.

❗ VORSICHT
Nicht während der Schwangerschaft anwenden, und auch nicht während der Menstruation, wenn dabei üblicherweise starke Blutungen auftreten. Dong Quai kann Lichtüberempfindlichkeit auslösen, was zu einem erhöhten Sonnenbrandrisiko führt. Meiden Sie also, solange Sie Dong Quai anwenden, nach Möglichkeit starke Sonneneinstrahlung und achten Sie darauf, nackte Hautpartien gut mit Sonnenöl zu schützen.

Echinacea *(Echinacea angustifolia)*

FAKTEN
In der ersten Ausgabe der *Kräuterbibel* erwähnte ich, dass Echinacea, eine um die vorige Jahrhundertwende populäre Heilpflanze, neuerdings das Interesse der Ärzte und Wissenschaftler wecke, weil sie in der Lage sein soll, unser Immunsystem zu stimulieren. In dem seither vergangenen knappen Jahrzehnt ist Echinacea zur meistverkauften Pflanzenarznei in den Vereinigten Staaten geworden. Gegen Schnupfen und andere milde grippale Infekte gibt es nichts Besseres. Eine unlängst in Schweden durchgeführte Placebo-kontrollierte Doppelblindstudie ergab, dass Echinacea mindestens zwölf Erkältungssymptome lindern kann. Patienten, die Echinacea einnahmen, zeigten geringere Symptome im Bereich der Atemwege und erholten sich rascher. Und, was noch besser ist, es gab keinerlei Nebenwirkungen. Echinacea nimmt man am besten sofort, wenn sich eine Erkältung oder Virusinfektion ankündigt. Im Gegensatz zur landläufigen Mei-

nung wirkt Echinacea nicht vorbeugend gegen Erkältungen und sollte nicht täglich eingenommen werden. Heben Sie es sich besser für den Moment auf, wenn Sie dringend einen kräftigen Schub für Ihr Immunsystem benötigen!

Den nordamerikanischen Indianern schulden wir Dank dafür, dass sie die weißen Siedler auf die wunderbare Heilkraft dieser Pflanze mit den lilafarbenen Blüten aufmerksam machten. Die Indianer der Great Plains verwendeten Echinacea anfangs bei Schlangenbissen und anderen Hautwunden. Bei Zahn- oder Halsschmerzen kauten sie die Wurzel der Pflanze. Die Kunde von der Heilwirkung der Echinacea drang bis nach Europa, wo sie zu einer der gesuchtesten und besonders gut erforschten Heilpflanzen wurde. Viele Studien haben gezeigt, dass Echinacea die Bildung des Enzyms *Hyaluronidase* hemmt, das die natürliche Schranke zwischen gesundem Körpergewebe und unerwünschten pathogenen Organismen zerstört. So hilft Echinacea dem Körper, feindliche Eindringlinge abzuwehren, vor allem Viren. 1972 wurde im *Journal of Medical Chemistry* eine Studie veröffentlicht, mit der nachgewiesen werden konnte, dass Echinacea bei Ratten das Wachstum von Tumoren hemmt. Echinacea ist außerdem eingesetzt worden, um bei Patienten, die sich einer Chemotherapie unterziehen mussten, die Wiederherstellung der normalen Immunfunktionen zu unterstützen. Eine 1978 in *Planta Medica* veröffentlichte Studie zeigt, dass der Wurzelextrakt sowohl Herpes- als auch Influenzaviren zerstört.

Außerdem wird Echinacea mit Erfolg gegen *Candida* eingesetzt, eine unangenehme und hartnäckige Pilzinfektion. Patienten, die mit fungizid wirkender Salbe und zusätzlich mit Echinacea-Extrakt behandelt wurden, erlitten weniger leicht einen Rückfall als jene, die lediglich mit der Salbe behandelt wurden.

MÖGLICHER NUTZEN
- Stimuliert das Immunsystem.
- Fördert die Heilung von Hautwunden.
- Hilft bei bakteriellen und bei Virusinfektionen.
- Lässt Erkältungs- und Grippebeschwerden rascher abklingen.

- Täglich bis zu 240 mg Echinacea in Kapsel- oder Tablettenform einnehmen. Beim ersten Anzeichen einer Erkältung nehme ich eine Kombination aus Echinacea und Mutterkraut in Tablettenform. Um eine Infektion abzuwehren, nehme ich für maximal drei Tage 5 Tabletten täglich. Das funktioniert offenbar sehr gut.
- 15 bis 30 Tropfen des Extraktes alle 3 Stunden in Flüssigkeit gelöst einnehmen.

PERSÖNLICHE EMPFEHLUNG

Viele der Echinacea-Wirkstoffe werden durch industrielle Verarbeitung zerstört. Durch Gefriertrocknung lassen sich die Heilkräfte des Krautes offenbar am besten erhalten. Ein voll wirksamer Echinacea-Extrakt löst auf der Zunge ein prickelndes Gefühl aus. Spüren Sie kein solches Prickeln, dann fehlen dem Extrakt, das Sie verwenden, offenkundig einige wichtige Bestandteile.

❗ VORSICHT

Da Echinacea das Immunsystem stimuliert, empfehle ich es nicht für Menschen, die an Autoimmunkrankheiten wie Arthritis deformans oder Lupus leiden. Echinacea hilft gut gegen leichte Infektionen. Falls Sie aber unter einer ernsten Infektion leiden sollten – wenn das Fieber innerhalb von 24 Stunden nicht zurückgeht oder die Atemwegsbeschwerden nicht innerhalb weniger Tage nachlassen –, müssen Sie unbedingt ärztliche Hilfe suchen.

Eibisch *(Althea officinalis)*

FAKTEN

Karl der Große ordnete an, dass diese Pflanze überall in seinem Reich angepflanzt werden solle, um stets eine ausreichende Versorgung zu gewährleisten. Vielleicht litt er an Magengeschwüren oder Kolitis, denn Eibisch ist ein altbewährtes Heilmittel bei Erkrankungen des

Verdauungsapparats. Er enthält reichlich Pflanzenschleim, der in Verbindung mit Wasser eine gelartige Konsistenz annimmt. Pflanzenschleim wirkt sehr lindernd auf gereizte Schleimhäute. Etwa achthundert Jahre nach dem Tod Karls des Großen berichtet Culpeper, sein Sohn habe an einem blutigen Durchfall gelitten, den die damalige Ärztekammer als »Pest der Eingeweide« bezeichnete. Culpeper behandelte seinen Sohn, indem er ihm »zerstampften, in Milch und Wasser gekochten Eibisch« verabreichte. Zwei Tage später war sein Sohn kuriert. Auch heute noch benutzen Herbalisten Eibisch zur Behandlung von Magengeschwüren und Kolitis. Auch gegen das raue, gereizte Gefühl in Hals und Brust, das sich oft bei starkem Husten und Bronchitis einstellt, wird Eibisch sehr empfohlen.

MÖGLICHER NUTZEN

■ Lindert durch Magengeschwüre, Darmkatarr und Kolitis verursachte Schmerzen.
■ Wirkt beruhigend auf den Körper.
■ Guter Schleimlöser bei Husten.
■ Lindert bei Husten und Erkältung Hals- und Brustbeschwerden.

ANWENDUNG

■ Täglich zur Linderung der Symptome bis zu 3 Kapseln einnehmen.
■ 1 Teelöffel der getrockneten Pflanzen in $\frac{1}{4}$ Liter kochendes Wasser geben. Abseihen. Bis zu drei Tassen täglich trinken, um die Symptome zu lindern.

Fenchel *(Foeniculum vulgare)*

FAKTEN

Fenchel ist ein äußerst vielseitiges Küchengemüse. Seit Jahrhunderten benutzt man ihn, um Blähungen abzuhelfen und den Appetit anzuregen. In warmem Wasser gelöstes Fenchelöl mit Honig ist ein altes Hustenmittel, das lange vor den modernen, in der Werbung angepriesenen synthetischen Hustensäften in Gebrauch war. Äußerlich angewendet, ist das Öl in der Volksheilkunde als hilfreich bei rheumatischen Gelenkentzündungen bekannt.

MÖGLICHER NUTZEN

■ Fördert die Verdauung, wirkt entkrampfend im Darmbereich und lindert Blähungen.

■ Wirkt schleimlösend bei Husten und Erkältung.

■ Regt den Appetit an.

■ Lindert Steifigkeit und Schmerzen in den Gelenken.

ANWENDUNG

■ 10 bis 20 Tropfen des Extraktes in Wasser lösen. Mit warmem Wasser und 1 Teelöffel Honig wird daraus ein wohltuender Trank, der täglich getrunken werden kann.

■ Gegen arthritische Schmerzen die betroffenen Körperteile mit dem Öl einreiben.

Fo-Ti *(Polygonum multiflorum)*

FAKTEN

Diese in China als *Ho shou wu* bekannte Heilpflanze wird dort vor allem als Stärkungs- und Verjüngungsmittel benutzt. Die Chinesen behaupten, Fo-Ti könne das Grauwerden der Haare und andere Anzeichen vorzeitigen Alterns aufhalten. Auch wird Fo-Ti nachgesagt, es könne die Fruchtbarkeit steigern und Kraft und Vitalität erhalten. In Tierversuchen zeigte sich eine Krebs hemmende Wirkung von Fo-Ti-Extrakt. Offenbar beugt Fo-Ti auch Herzkrankheiten vor, indem es der Bildung von Blutgerinnseln und einer Erhöhung des Blutdrucks vorbeugt.

MÖGLICHER NUTZEN

■ Wirkt möglicherweise einem vorzeitigen Alterungsprozess entgegen.

- Kann als Gesundheit und Energie bewahrendes allgemeines Tonikum eingesetzt werden.
- Gut für die Herzgesundheit.
- Beugt möglicherweise Krebs vor.

ANWENDUNG
Täglich bis zu 3 Kapseln einnehmen.

Garcinia cambogia

FAKTEN
Diese als Malabar-Tamarinde bekannte Zitruspflanze trägt eine tropische Frucht, die in der indischen Küche – besonders in Currygerichten – und als vorbeugende Arznei Verwendung findet. Mehrere Pflanzenarten aus der Garcinia-Familie nutzt man in der ayurvedischen Medizin seit Jahrhunderten zur Behandlung zahlreicher Beschwerden, von Arthritis bis zur Zahnfleischentzündung, und – was besonders interessant ist – als Appetitzügler. Erst in den letzten Jahrzehnten haben Wissenschaftler die traditionellen Medizinsysteme einer genaueren Betrachtung unterzogen und Arzneien aus der Volksheilkunde gründlich im Labor untersucht, und zwar mit oft überraschenden Resultaten. 1965 entdeckten Forscher, dass der Hauptwirkstoff in Garcinia cambogia die Hydroxyzitronensäure (HCA) ist. 1977 berichteten Ärzte im *American Journal of Clinical Nutrition*, dass Hydroxyzitronensäure Fett verbrennt, aber bei fettsüchtigen Tieren nicht zu Eiweißverlusten oder einem Abbau der Körpergrundmasse führt. Im folgenden Jahrzehnt bestätigten Studien beim Menschen, dass HCA bei stark übergewichtigen Personen eine moderate Gewichtsreduzierung unterstützen kann. Offenbar blockiert HCA kurzzeitig die Fettsynthese, sodass der Körper gezwungen wird, mehr Kalorien zu verbrennen. Die Kunde über dieses erstaunliche »Fettverbrennungsmittel« verbreitete sich rasch, und Mitte der neunziger Jahre waren HCA-haltige Produkte der große Renner. Heute findet

sich Garcinia cambogia (oder HCA) in vielen Schlankheitsprodukten, Diätdrinks und Diätriegeln. Das *Journal of the American Medical Association* berichtete jedoch unlängst, dass in einer Studie am Obesity Research Center des St-Luke's Roosevelt Hospital in New York Garcinia nicht besser abgeschnitten habe als ein Placebo. In der Studie erhielten 135 übergewichtige Personen über zwölf Wochen täglich entweder Garcinia oder ein Placebo. Am Ende dieses Zeitraums hatte die Garcinia-Gruppe nicht mehr an Gewicht verloren oder Körperfett abgebaut als die Placebo-Gruppe.

Nach meiner Erfahrung wirkt Garcinia bei manchen Menschen, aber nicht bei allen. Eine erfolgreiche Gewichtsreduzierung hängt von vielen Faktoren ab, besonders von einer vernünftigen Ernährung und ausreichendem Kalorienverbrauch durch körperliche Betätigung. Leider gibt es für eine dauerhafte Gewichtsabnahme bislang keine magische Wunderpille.

HCA hat aber einen weiteren Nutzeffekt: Es kann einen zu hohen Triglyzerid-Anteil des Blutes senken, von dem ein erhöhtes Herzinfarkt- und Schlaganfallrisiko ausgeht.

MÖGLICHER NUTZEN

■ Garcinia soll die Kalorienverbrennung fördern und die Speicherung von Körperfett reduzieren, was aber bislang wissenschaftlich nicht bewiesen ist.

■ Dämpft möglicherweise den Appetit.

ANWENDUNG

■ Zu einer fettreichen Mahlzeit 1 Tablette einnehmen. Täglich mindestens 8 Gläser Wasser trinken.

⚠ VORSICHT

Schwangere oder stillende Frauen sollten dieses Nahrungsergänzungsmittel nicht anwenden.

Ginkgo *(Ginkgo biloba)*

FAKTEN

Seit über fünftausend Jahren empfehlen chinesische Pflanzenheilkundige Ginkgo als Mittel gegen Husten, Asthma und allergische Entzündungen. Obwohl diese Baumart schon seit mehr als zweihundert
Millionen Jahren existiert – und manche Exemplare bis zu viertausend
Jahre alt werden können –, beginnen wir erst jetzt, ihren medizinischen Wert zu begreifen. Ginkgo ist eine der am besten wissenschaftlich erforschten Heilpflanzen. Der größte Teil dieser Forschungen findet in Frankreich und anderen europäischen Ländern statt, wo
Ginkgo die am häufigsten verordnete Pflanzenarznei ist. Ginkgo weist
einen hohen Gehalt an *Flavonoiden* auf, pflanzlichen Antioxidantien,
die gegen Herzkrankheiten, Krebs und vorzeitiges Altern schützen.
Außerdem enthält er Terpenoide, bioaktive Substanzen, zu denen die
Ginkgolide und die *Bilobalide* gehören.

Ginkgo fördert die Durchblutung. Ähnlich wie Kiefernrindenextrakt
(siehe Seite 104) hilft Ginkgo, die Konzentration von *Stickstoffoxyd* zu
regulieren, eines im Körper erzeugten freien Radikals, das unter
anderem den Muskeltonus der Blutgefäße beeinflusst. Eine zu hohe
Stickstoffoxydkonzentration kann die Durchblutung beeinträchtigen.
Aus gutem Grund gilt Ginkgo zudem als ausgesprochen förderlich für
die Gehirnleistung. Es hat sich gezeigt, dass sich mit Ginkgo die Leistungen des Gedächtnisses verbessern und Senilitätssymptome lindern lassen, was vermutlich auf eine Anregung der Gehirndurchblutung zurückzuführen ist. Vor kurzem wurde Ginkgo vom New York
Institute for Medical Research an Patienten getestet, die an durch Alzheimer oder einen Schlaganfall verursachter Demenz litten. 327 Ver-
suchspersonen erhielten entweder 120 mg Ginkgo-Extrakt täglich
oder ein Placebo. Von den 137 Patienten, die bis zum Abschluss der
Studie teilnahmen, zeigten 30 Prozent jener, die Ginkgo-Extrakt erhalten hatten, eine bessere Verstandes- und Gedächtnisleistungen als die
Placebo-Empfänger. Obwohl die Forscher die Wirkung des Ginkgo
lediglich als moderat einstuften, waren sie doch von den Ergebnissen
überrascht, denn es sind bislang nur sehr wenige Medikamente

bekannt, die überhaupt irgendeinen positiven Einfluss auf Demenz haben. Es ist durchaus möglich, dass eine frühzeitige vorbeugende Ginkgo-Einnahme helfen kann, altersbedingte Gehirnstörungen gar nicht erst entstehen zu lassen.

Ginkgo steht außerdem in dem Ruf einer potenzsteigernden Wirkung. Das *Journal of Urology* berichtete von einer Studie, bei der fünfzig impotenten Männern während neun Monaten täglich 240 mg Ginkgo-Extrakt verabreicht wurde. Einige der Männer erhielten außerdem Injektionen eines Muskelstimulans namens *Papaverin*, das die Erektion anregt. Innerhalb von acht Wochen bewirkte allein der Ginkgo-Extrakt in beiden untersuchten Gruppen eine deutliche Verbesserung der Erektionen. Zwar wird heute Viagra als Medikament der Wahl bei Potenzproblemen gepriesen, doch ist es für viele Männer ungeeignet, vor allem für jene, die Herzmedikamente einnehmen müssen. Für diese Männer könnte sich Ginkgo als ungefährliche Alternative erweisen, unter der Voraussetzung, dass die Einnahme unter ärztlicher Kontrolle erfolgt.

Ginkgo kann außerdem helfen, die Bildung von Blutgerinnseln zu verhindern. Der Extrakt ist mit Erfolg bei Erkrankungen eingesetzt worden, die mit schlechter Durchblutung in Zusammenhang stehen, wie *Phlebitis* (Venenentzündung) und periphäre Durchblutungsstörungen bei Diabetes. In Europa wird Ginkgo auch zur Behandlung von *Tinnitus* (Ohrgeräuschen), Drehschwindel und Schwerhörigkeit eingesetzt.

1988 gelang es dem Chemieprofessor Elias J. Chorey von der Harvard University den Ginkgo-Inhaltsstoff *Ginkgolid B* zu synthetisieren, wodurch sich die kommerziellen Einsatzmöglichkeiten dieser Heilpflanze in den USA erheblich vergrößerten. Unter anderem wird erforscht, ob sich mit Hilfe von Ginkgolid B die Abstoßungsreaktion nach Organtransplantationen verhüten lässt. Die Forscher hoffen zudem, aus dieser Substanz neue Medikamente gegen Asthma und die toxische Schockreaktion entwickeln zu können.

MÖGLICHER NUTZEN

- Verbessert die Durchblutung.
- Verbessert die Verstandesleistung und das Konzentrationsvermögen.

■ Kann möglicherweise die Symptome der Alzheimer-Krankheit lindern.

■ Ist erfolgreich zur Behandlung von Hämorrhoiden eingesetzt worden.

ANWENDUNG

Täglich 2 bis 3 60-mg-Kapseln oder Tabletten einnehmen. Verwenden Sie ein standardisiertes Produkt, das Ginkgoblätter-Extrakt enthält (24 Prozent Flavonoide und 6 Prozent Terpenoide oder Terpene). Ich selbst nehme 2-mal täglich zur Stärkung meines Gedächtnisses und meines Konzentrationsvermögens ein Kombinationspräparat aus Ginko-biloba-Extrakt, Huperzia, Phosphatidyl-Cholin, Inositol und Serin ein.

PERSÖNLICHE EMPFEHLUNG

Der Langzeitgebrauch gilt als unbedenklich. Es sind keine schädlichen Nebenwirkungen bekannt.

Asiatischer Ginseng *(Panax ginseng)*

FAKTEN

Ginseng genießt hohes Ansehen als Energiespender. Er wird angewendet, um Stress abzubauen, die Genesung nach Erkrankungen zu beschleunigen und die körperliche und geistige Spannkraft zu verbessern. Wie andere tonisierend wirkende Heilpflanzen wird der Ginseng nicht als gezielt gegen bestimmte Krankheiten einzusetzende Arznei betrachtet, sondern als ideales Mittel zur Steigerung des allgemeinen Wohlbefindens. Die Verehrung, die diese Pflanze genießt, kommt auch in ihrem botanischen Namen *Panax* zum Ausdruck, der von dem griechischen Wort für *Allheilmittel* abgeleitet ist.

Ginseng, *Ren shen* auf Mandarin-Chinesisch, bedeutet wörtlich »Wurzel des Menschen« und in der Tat ähnelt die Form der Ginsengwurzel der menschlichen Gestalt. Seit zwei Jahrzehnten wird Ginseng nun schon als Wundermittel gepriesen. Viele Spitzensportler schwören auf Ginseng als ideales Mittel zur Steigerung des körperlichen Leistungsvermögens. Zwar konnte durch entsprechende wissenschaftliche Studien belegt werden, dass Ginseng das körperliche Leistungsvermögen von Tieren zu steigern vermag, eine derartige Wirkung auf den Menschen wurde bislang jedoch nur wenig erforscht. Bei Studien an 500 Menschen, die Ginseng zusammen mit anderen Vitaminen und Mineralien einnahmen, berichteten die Teilnehmer von einer Verbesserung ihrer Lebensqualität. Es ist gut nachvollziehbar, dass alles, was energetisierend wirkt und das allgemeine Wohlbefinden hebt, sich positiv auf die persönliche Lebenserfahrung auswirkt.

Da Ginseng einen hohen Gehalt an östrogenartigen natürlichen Bestandteilen aufweist, wird er auch gegen Hitzewallungen und andere unangenehme Begleiterscheinungen der Menopause eingesetzt.

Zwar würden wir uns im Westen die Entdeckung dieser Pflanze gern auf die Fahnen schreiben, aber die Chinesen nutzen ihre Heilkräfte bereits seit mehr als fünftausend Jahren! In dem während des ersten und zweiten Jahrhunderts erstellten *Shen Nong Herbal* wird Ginseng als »hochwertige Arznei« erwähnt, die über einen langen Zeitraum ohne toxische Nebenwirkungen angewendet werden könne. Die Chinesen bezogen sich dabei auf die asiatische Variante *Panax ginseng*. Doch auch der amerikanische Ginseng *Panax quinquefolius* (siehe Seite 78) ist in China sehr beliebt. Beim so genannten sibirischen Ginseng oder *Eleutherococcus senticosus* (siehe Seite 79) handelt es sich streng genommen gar nicht um eine Ginsengpflanze. Er besitzt aber viele vergleichbare Eigenschaften und wird daher auf gleiche Weise angewendet. Obwohl alle Ginsengvarianten sich in ihrer Wirkung ähneln, bestehen zwischen ihnen doch einige subtile Unterschiede.

Das westliche Interesse am Ginseng setzte in den sechziger Jahren ein, als Forscher aus China, der Sowjetunion, Japan und Europa sich einer ernsthaften Untersuchung dieser Pflanze widmeten. Der russische Wissenschaftler I. I. Brekhman berichtete, russische Soldaten, die Ginseng einnahmen, hätten beim 3 000-Meter-Lauf besser abgeschnitten als eine Vergleichsgruppe, der lediglich ein Placebo verabreicht worden war. Dr. Brekhman verwendete für den Ginseng als Erster die Bezeichnung *Adaptogen*. Ein Adaptogen ist nach seiner Beschreibung eine Substanz, die es dem Körper ermöglicht, besser mit Belastungen fertig zu werden. Dr. Brekhman zufolge besitzen Adaptogene die einzigartige Fähigkeit, die Körperfunktionen zu normalisieren. Wenn beispielsweise der Blutzuckerspiegel zu stark absinkt oder der Blutdruck zu sehr ansteigt, kann ein Adaptogen die Körperwerte wieder normalisieren. In seinen Arbeiten weist Dr. Brekhman darauf hin, dass Adaptogene am besten bei Menschen wirken, die weder in absoluter Topform noch bei ausgesprochen schlechter Gesundheit sind. Bei all jenen, deren körperliche Verfassung sich irgendwo zwischen diesen beiden Extremen befindet, scheinen sie ihre positive Wirkung zu entfalten.

Japanische Studien belegen, dass Mäuse, die mit Ginseng gefüttert wurden, Aufgaben schneller lösen konnten und weniger Fehler machten. In den siebziger Jahren fanden japanische Wissenschaftler heraus, dass bei Ratten, die besonders cholesterinreiches Futter erhielten, nach der Zufütterung von Ginseng der Cholesterinspiegel, besonders der Anteil an LDL, sank, während das »gute« HDL-Cholesterin im Blut zunahm. Eine neue Studie am Defense Institute of Physiology and Allied Sciences in Delhi, Indien, belegt, dass mit Ginseng gefütterte Ratten große Höhen und niedrige Temperaturen besser ertragen konnten als die Tiere der Kontrollgruppe. Durch eine Studie an der Kanazawa-Universität in Japan konnte nachgewiesen werden, dass aus Panax ginseng gewonnene unraffinierte Saponine nicht nur das Wachstum von Krebszellen behindern, sondern die kranken Zellen sogar in normale umwandeln können. Gewiss werden weitere Studien folgen, durch die sich erweisen wird, ob Ginseng in der Krebsbehandlung eingesetzt werden kann.

In den Vereinigten Staaten ist der Ginseng bislang nur in wenigen wissenschaftlichen Studien untersucht worden. Ein berühmter negativer Bericht wurde im *Journal of the American Medical Association* veröffentlich. Darin wird das so genannte »Ginseng-Missbrauchs-Syndrom« beschrieben. In dem Artikel heißt es, bei Menschen, die Ginseng in hoher Dosierung einnähmen, träten Bluthochdruck, Nervosität und Schlaflosigkeit sowie andere Beschwerden auf. Die Studie bezog jedoch Personen ein, die alle Formen des Ginseng einnahmen – Wurzel, Pulver, Extrakt –, und auch solche, die Ginseng missbrauchten, indem sie ihn sich in die Venen spritzten. Die Verfasser des Artikels differenzierten nicht zwischen Kaffeetrinkern und Nicht-Kaffeetrinkern, obwohl Koffein vergleichbare Symptome auslösen kann. Unter Heilpflanzenexperten gilt dieser Artikel als äußerst fragwürdig.

Schon lange vor der Erforschung des Ginseng durch die moderne Wissenschaft verordneten chinesische Heilkundige ihn unter anderem zur Normalisierung des Blutdrucks, zur Verbesserung der Durchblutung und zur Verhütung von Herzerkrankungen. Seit Jahrhunderten gilt Ginseng als hochgeschätztes Aphrodisiakum, obgleich diese Behauptung bislang nie ernsthaft wissenschaftlich untersucht wurde. Die Hauptwirkstoffe des Ginseng werden als Ginsenoside bezeichnet. Je höher der Ginsenosidanteil, desto besser ist die Qualität des Ginseng.

MÖGLICHER NUTZEN

- Steigert das körperliche und geistige Leistungsvermögen.
- Hemmt möglicherweise das Wachstum von Krebstumoren.
- Hilft dem Körper, Stress zu bewältigen.
- Normalisiert die Körperfunktionen.
- Steigert möglicherweise das sexuelle Verlangen.
- Senkt den Cholesterinspiegel.
- Lindert möglicherweise die Beschwerden in der Menopause.

ANWENDUNG

- Täglich bis zu 3 Kapseln zwischen den Mahlzeiten oder auf nüchternen Magen einnehmen. Verwenden Sie ein standardisiertes Produkt, dessen Ginsenosidgehalt mindestens 7 Prozent beträgt.
- Täglich eine Tasse Tee trinken.
- Täglich 5 bis 10 Gramm des Pulvers in Flüssigkeit gelöst einnehmen.

⚠ VORSICHT

Manche Menschen empfinden Panax ginseng als zu anregend, besonders wenn er kurz vor dem Schlafengehen eingenommen wird. Nehmen Sie ihn daher nicht zu spät am Abend ein. Bei zu hoher Dosierung kann er zu innerer Unruhe führen. Eine Tagesdosis von 5 bis 10 Gramm sollte nicht überschritten werden. In sehr seltenen Fällen kann die Einnahme von Panax ginseng zu Kopfschmerzen oder erhöhtem Blutdruck führen. Falls bei Ihnen Bluthochdruck besteht, sollten Sie ärztlichen Rat einholen, ehe Sie Ginseng einnehmen. Nehmen Sie den Ginseng eine Stunde vor oder nach dem Essen ein. Vitamin C kann die Aufnahme des Ginseng beeinträchtigen. Wenn Sie Vitamin C als Nahrungsergänzung einnehmen, sollten zwischen der Einnahme des Vitamins und der Ginseng-Einnahme zwei Stunden Abstand liegen. Bei Frauen in der Menopause kann Ginseng in seltenen Fällen Scheidenblutungen auslösen, die ungefährlich sind, aber als Symptom von Gebärmutterkrebs missdeutet werden könnten. Falls es bei Ihnen zu Scheidenblutungen kommt, sollten Sie dies Ihrem Arzt mitteilen, ihn aber gleichzeitig darauf hinweisen, dass Sie Ginseng einnehmen. Während der Schwangerschaft soll Ginseng nicht angewendet werden.

PERSÖNLICHE EMPFEHLUNG

Es gibt roten und weißen Ginseng. Die Farbunterschiede haben etwas mit dem Verfahren zu tun, mit dem die Wurzel weiterverarbeitet wurde. Weißer Ginseng wird lediglich gereinigt und getrocknet; so behält er seine natürliche weiße Farbe. Roter Ginseng wird in einer pflanzlichen Lösung gedünstet; ihm wird eine höhere Qualität zugeschrieben. Man liest immer wieder von gestreckten und verfälschten Ginsengprodukten minderer Qualität. Am besten kaufen Sie standardisierten Ginseng mit garantiertem Wirkstoffgehalt von angesehenen Herstellern. Die in vielen Reformhäusern angebotenen Getränke mit Ginsenggeschmack besitzen keine der Gesundheitswirkungen des echten Ginseng. Ich selbst nehme eine Kombination der zehn weltbesten Ginsengsorten, vereint in einer einzigen Tablette! Das ist einfach und wirkungsvoll zugleich.

Amerikanischer Ginseng *(Panax quinquefolius)*

FAKTEN

Vielleicht kennen Sie Wisconsin als den »Käsekorb« der USA, aber international ist dieser amerikanische Bundesstaat für einen anderen Exportartikel bekannt – Ginseng. Im Orient ist der in Wiconsin erzeugte Ginseng hochgeschätzt. Obgleich er Panax ginseng sehr ähnelt und viele vergleichbare Vorzüge besitzt, glauben chinesische Herbalisten, dass er in der Wirkung etwas milder ist und weniger stark stimuliert. Sie verordnen amerikanischen Ginseng oft in Zeiten akuten Stresses oder nach einer langen Krankheit. Die nordamerikanischen Indianer benutzten die Wurzel dieser Pflanze als Mittel gegen Übelkeit und Erbrechen. Manche Stämme mischten sie Liebestränken bei. Im frühen achtzehnten Jahrhundert begannen die amerikanischen Siedler, den Ginseng anzuwenden.

Die Eklektiker, Ärzte des neunzehnten Jahrhunderts, die Pflanzenarzneien gegenüber den synthetisch erzeugten Medikamenten bevorzugten, empfahlen den amerikanischen Ginseng als mildes Stimulans und Aphrodisiakum.

MÖGLICHER NUTZEN

- Hilft dem Körper, sich an Stress anzupassen.
- Normalisiert die Körperfunktionen.
- Wirkt als mildes Stimulans.
- Verbessert das körperliche und geistige Leistungsvermögen.
- Senkt den Cholesterinspiegel.
- Hemmt möglicherweise das Wachstum von Krebstumoren.

ANWENDUNG

- Täglich 2 bis 3 Kapseln auf nüchternen Magen einnehmen.
Verwenden Sie ein standardisiertes Produkt, dessen Gehalt an Ginsenosiden bei mindestens 7 Prozent liegt.
- Täglich 1 bis 2 Teelöffel des Pulvers in warmer Flüssigkeit gelöst einnehmen.
- Täglich eine Tasse Tee trinken.

Sibirischer Ginseng *(Eleutherococcus senticosus)*

FAKTEN
Wenn der asiatische und der amerikanische Ginseng in der Pflanzenwelt als Verwandte ersten Grades eingestuft werden können, ist der sibirische Ginseng ein sehr weitläufiger Verwandter, der aber eine auffallende Ähnlichkeit zu seinen berühmten Namensvettern besitzt. Seine chemisch aktiven Inhaltsstoffe werden als *Eleutheroside* bezeichnet. Diese in Sibirien wachsende Pflanze steht in dem Ruf, körperliche und seelische Stress-Symptome lindern zu können, und ist auch zur Behandlung von Bronchitis und chronischen Lungenleiden eingesetzt worden. Ähnlich wie echter Ginseng normalisiert sie den Blutdruck und senkt den Cholesterinspiegel. Mit seinen Untersuchungen des sibirischen Ginseng wies I. I. Brekhman nach, dass diese Pflanze wie die Mitglieder der Panax-Familie Leistungsvermögen und Ausdauer steigern kann. So verwundert es nicht, dass sibirischer Ginseng von russischen Spitzensportlern routinemäßig eingenommen wird.

MÖGLICHER NUTZEN
- Hilft dem Körper, Stress zu bewältigen.
- Verbessert Konzentration und Auffassungsgabe.
- Fördert die Heilung von Erkältungen und Infektionen.
- Verbessert den allgemeinen Gesundheitszustand.
- Wirkt durch Senkung des Blutdrucks und des Cholesterinspiegels vorbeugend gegen Herzkrankheiten.

ANWENDUNG
- Täglich 2 bis 3 Kapseln auf nüchternen Magen einnehmen.
- Täglich 5 bis 10 Tropfen des Extraktes in warmer Flüssigkeit gelöst einnehmen.

PERSÖNLICHE EMPFEHLUNG
Chinesische Heilkundige glauben, dass der sibirische Ginseng eines der besten Mittel gegen Schlaflosigkeit ist.

Gotu Kola *(Centella asiatica)*

FAKTEN

Diese Heilpflanze wurde vermutlich zuerst in Indien benutzt, wo sie ein fester Bestandteil der ayurvedischen Medizin ist. Sie wird auch im *Shennong Herbal* erwähnt, einem klassischen chinesischen Kräuterratgeber. In den letzten Jahren ist Gotu Kola im Westen als Nerventonikum populär geworden, das die Entspannung fördert und das Gedächtnis verbessert.

Indische Heilkundige benutzen es zur Behandlung von Hautentzündungen und als mildes Diuretikum. Asiatische Heilkundige griffen bei der Behandlung von emotionalen Störungen, zum Beispiel bei möglicherweise auf körperliche Ursachen zurückzuführenden Depressionen, auf Gotu Kola zurück. Außer als fiebersenkendes Mittel ist es zur Linderung von Schleimhautschwellungen eingesetzt worden, die im Zusammenhang mit Erkältungen und Infektionen der oberen Atemwege auftreten.

Neue Studien zeigen, dass Gotu Kola eine positive Wirkung auf das Kreislaufsystem ausübt: Es scheint die Durchblutung des Körpers zu verbessern, indem es Adern und Kapillargefäße kräftigt. Es ist erfolgreich zur Behandlung von Phlebitis (Venenentzündung) eingesetzt worden, ebenso bei Beinkrämpfen, geschwollenen oder kribbelnden Beinen. Besonders gut scheint es bei Menschen zu wirken, die körperlich inaktiv oder ans Bett gefesselt sind. Die Befürworter dieser Pflanze glauben zudem, dass ihre durchblutungsfördernde Wirkung das Gedächtnis und die Gehirnfunktionen verbessern kann.

Auch in der Gynäkologie spielt Gotu Kola eine bedeutende Rolle. Es wurde mit Erfolg eingesetzt, um die Heilung nach einer *Episiotomie* zu fördern, einem chirurgischen Einschnitt an der Vulva, der manchmal ausgeführt wird, um ein Einreißen der Gebärmutter bei der Geburt zu vermeiden. Eine 1996 in einer französischen Medizin-Zeitschrift veröffentlichte Studie ergab, dass Frauen, die nach der Geburt mit Gotu Kola behandelt wurden, rascher gesundeten als jene, die eine Standardbehandlung erhalten hatten.

MÖGLICHER NUTZEN

- Kann das Gedächtnis verbessern.
- Wirkt beruhigend auf den Körper.
- Gut wirksamer Schleimlöser – kann das bei Erkältungen auftretende Anschwellen der Schleimhäute beseitigen.
- Fördert nach der Geburt die Erholung der Mutter.
- Verbessert die Durchblutung.
- Reduziert Schmerzen und Schwellungen bei Phlebitis.

ANWENDUNG

- Täglich bis zu 3 Kapseln einnehmen.
- 5 bis 10 Tropfen des Extraktes in Flüssigkeit lösen. 3-mal täglich einnehmen.

⚡ VORSICHT

Nicht während der Schwangerschaft einnehmen. Ein Hersteller warnt außerdem davor, diese Heilpflanze bei Schilddrüsenüberfunktion anzuwenden.

Große Klette *(Arcticum lappa)*

FAKTEN

Naturheiler verehren diese Pflanze als beste »Blutreinigerin«. Sie glauben, dass sie den Körper von gefährlichen Toxinen reinigt. In früheren Zeiten verwendeten Pflanzenheilkundige die Große Klette zur Behandlung von Schlangenbissen. Nicholas Culpeper, der berühmte Herbalist des siebzehnten Jahrhunderts, schrieb, die Große Klette »helfe denen, die von einem tollwütigen Hund gebissen wurden«. Heute empfehlen viele Herbalisten die Große Klette noch immer wegen ihrer harntreibenden Wirkung: Sie steigert den Urinfluss und fördert das Schwitzen. Auch soll sie gegen arthritische Schmerzen und Schwellungen helfen, bei Rheuma, Ischias und Hexenschuss. Bei äußerer Anwendung gilt sie als wertvolles Naturheilmittel gegen

Ekzeme, Schuppenflechte und sogar Soor. Auch bei Hämorrhoiden bringt die Große Klette Linderung.

MÖGLICHER NUTZEN

- Hilft dem Körper, überschüssiges Wasser auszuscheiden.
- Lindert arthritische und rheumatische Beschwerden sowie Rückenschmerzen.
- Hilfreich bei Hautreizungen.

ANWENDUNG

- Täglich bis zu 3 Kapseln einnehmen.
- Täglich 10 bis 25 Tropfen in Flüssigkeit gelöst einnehmen.
- Nach Bedarf örtlich auf entzündete Stellen auftragen.

Grüner Tee *(Camellia sinensis)*

FAKTEN

Tee ist (nach dem Wasser) das am häufigsten konsumierte Getränk der Welt. Beim grünen Tee, dem in Japan bevorzugten Getränk, handelt es sich um eine weniger stark verarbeitete Variante des im Westen gebräuchlichen schwarzen Tees oder des in China beliebten Oolong-Tees. Alle Teearten enthalten *Polyphenole*, antioxidantisch wirkende Flavonoide, doch die antioxidantische Wirksamkeit der Polyphenole im grünen Tee gilt als stärker. Antioxidantien sind wichtig, weil sie einen Schutz gegen *freie Radikale* bilden, die, wenn sie im Körper vermehrt auftreten, die Entstehung zahlreicher Krankheiten begünstigen können, von Herzleiden bis zu Krebs, und außerdem den Alterungsprozess beschleunigen. Zahlreiche Tierversuche haben gezeigt, dass Extrakte aus grünem Tee die Entstehung und das Fortschreiten verschiedener Krebsarten hemmen können. Kürzlich fanden Wissenschaftler der Purdue University heraus, dass ein im grünen Tee enthaltenes Antioxidans, das *Epigallocatechin-Gallat*, bestimmte Enzyme blockiert, die von Krebszellen benötigt werden, um zu wachsen und sich zu teilen. Diese Ergebnisse sind von besonderer Bedeutung, da zahlreiche Bevölkerungstudien auf einen Zusammenhang zwischen dem Konsum von grünem Tee und einer signifikant geringeren Krebshäufigkeit hinweisen. Obwohl beispielsweise japanische Männer durchweg stärkere Raucher sind als amerikanische Männer, besteht bei ersteren ein geringeres Lungenkrebsrisiko. Japanische Wissenschaftler haben herausgefunden, dass bei Mäusen, die einem starken Tabak-Karzinogen ausgesetzt wurden, die Lungenkrebsrate abnahm, wenn ihnen grüner Tee verabreicht wurde. Andere Bevölkerungstudien ergaben, dass grüner Tee offenbar einen Schutz gegen Krebserkrankungen des Darms, der Speiseröhre, der Bauchspeicheldrüse, des Magens und der Brust bietet. Zwar existieren bislang keine Placebo-kontrollierten Doppelblindstudien, die eine Senkung des Krebsrisikos durch Grüntee definitiv beweisen, aber Studien wie die zuvor erwähnten sind für mich überzeugend genug.

Zudem schützen die Polyphenole im grünen Tee möglicherweise vor Herzkrankheiten, indem sie die Oxidation von LDL hemmen. Ein hoher Gehalt an oxidiertem LDL-Cholesterin im Blut ist ein wesentlicher Risikofaktor für Herzerkrankungen.

Tee enthält ungefähr halb so viel Koffein wie Kaffee. Falls Sie empfindlich auf Koffein reagieren, sollten Sie ihn nicht vor dem Schlafengehen trinken.

MÖGLICHER NUTZEN

- Hilft, freie Radikale unter Kontrolle zu behalten.
- Senkt das Krebsrisiko.
- Hilft, Erkrankungen des Herzens vorzubeugen.

ANWENDUNG

- Sie ist so einfach wie Wasserkochen! Lassen Sie 1 Teebeutel 2 Minuten in heißem Wasser ziehen.
- Grüntee-Extrakt ist in Tabletten- und in Kapselform erhältlich. Eine angenehme und praktische Kombination sind Grüntee-Traubenkernextrakt-Tabletten. Nehmen Sie 2 Tabletten täglich. (1 Tablette entspricht $1\frac{1}{2}$ Tassen Tee.)

Guarana *(Paulina cupana)*

FAKTEN

Kürzlich aß ich mit meinem Freund Bill zu Mittag, der stolz verkündete, er habe sich endlich von seiner Kaffeesucht befreit. Seit ich ihn kannte, pflegte Bill täglich zehn Tassen starken schwarzen Kaffee zu trinken. Bill wirkte immer etwas unruhig und überdreht, was ich einer chronischen Koffein-Überdosierung zuschrieb. Ich wusste, dass Bill einen Tag ohne Kaffee nicht durchstehen konnte, und wenn er doch einmal einen Entzug versuchte, bekam er immer schreckliche Kopfschmerzen. Ich fragte ihn, wie er es diesmal geschafft habe.

»Ich habe ein neues Nahrungsergänzungsmittel entdeckt«, berichtete er. »Jetzt brauche ich keinen Kaffee mehr.« Das »neue« Nahrungsergänzungsmittel, auf das Bill gestoßen war, ist ein in Südamerika längst wohlbekanntes Pflanzenprodukt namens *Guarana*. In der südliche Hemisphäre handelt es sich dabei sogar um eine der beliebtesten Pflanzen überhaupt. Und wissen Sie was? Es enthält vor allem eines: Koffein!

In Südamerika wird Guarana als allgemeines Tonikum und Energiespender angepriesen. Es wird dort zahlreichen Erfrischungsgetränken, Fertigmüslis und Süßigkeiten beigemischt. Standardisierte Guarana-Kapseln sind inzwischen auch in den USA erhältlich. Unter Athleten und Bodybuildern, die auf der Suche nach einem leistungssteigernden Mittel sind, erfreut sich Guarana großer Beliebtheit. Eine 500-mg-Guarana-Kapsel enthält ungefähr ein Viertel des Koffeins, das sich in einer Tasse Kaffee findet.

Zwar steigert Koffein vorübergehend das physische und geistige Leistungsvermögen, doch das Problem besteht darin, dass auf dieses Koffein-Hoch schon kurze Zeit später ein Tief folgt. Daher halte ich es nicht für einen guten Weg, Koffein als Energiespender einzusetzen. Befürworter des Guarana argumentieren, dass andere Bestandteil der Pflanze eine langsamere Freisetzung des Koffeins bedingen, wodurch dann seine Wirkung länger anhält. Für mich bleibt Koffein aber in jeder Form eine Droge, bei deren Einsatz zur Vorsicht geraten werden muss. Natürlich habe ich gegen eine oder zwei Tassen Kaffee am Morgen nichts einzuwenden, aber einen übermäßigen Gebrauch von Koffein halte ich nicht für eine gute Idee. Der beste Weg, den Körper mit Energie zu versorgen, besteht darin, sich gesund zu ernähren, die richtigen Nahrungsergänzungsmittel einzunehmen und für genügend Schlaf zu sorgen.

MÖGLICHER NUTZEN

- Bewirkt einen Energieschub.
- Verbessert das Konzentrationsvermögen.
- Soll Athleten angeblich helfen, sich schneller von schweren körperlichen Belastungen zu erholen.

ANWENDUNG

Zum Frühstück und zum Mittagessen je eine 500-mg-Kapsel einnehmen. Da Koffein den Schlaf beeinträchtigen kann, sollten am Nachmittag und Abend keine Kapseln mehr eingenommen werden.

! VORSICHT

Koffein verengt die Blutgefäße und sollte von Herzpatienten und von Schwangeren deshalb gemieden werden.

Guggulipid *(Commiphora mukuk)*

FAKTEN

Das aus dem Guggul-Baum gewonnene Harz ist seit Jahrhunderten ein wichtiger Bestandteil der ayurvedischen Medizin. Unter der Bezeichnung *Guggulipid* wurde dieser natürliche Pflanzenextrakt in den Vereinigten Staaten zu einem populären Mittel gegen erhöhte Blutfettwerte. Mehrere klinische Studien zeigen, dass Guggulipid, über einen Zeitraum von drei Monaten eingenommen, den Gesamtcholesterinspiegel um 25 Prozent senken kann und ebenso senkt es auch einen erhöhten Triglyzeridspiegel. Erhöhte Cholesterinspiegel (über 200 mg/dl) und Triglyzeridspiegel (über 200 mg/dl bei Frauen und

400 mg/dl bei Männern) führen zu einem vergrößerten Herzinfarkt-und Schlaganfallrisiko. Noch besser ist, dass Guggulipid den Gehalt des »guten« HDL-Cholesterins im Blut erhöht, während das »schlechte« LDL-Cholesterin, das Herzkrankheiten fördert, reduziert wird.

Guggulipid ist als einzelnes Nahrungsergänzungsmittel im Handel, wird aber auch vielen pflanzlichen Kombinationspräparaten beigemischt, die die Herzgesundheit förden sollen. Einer der Wirkstoffe des Guggulipid ist das *Guggulsteron*, eine steroidhaltige Substanz, die auch als isolierter Wirkstoff verkauft wird.

MÖGLICHER NUTZEN

■ Hilft, die Blutfettwerte zu regulieren und damit das Risiko für Herzerkankungen zu reduzieren.

■ Erhöht den HDL-Gehalt des Blutes, was vor Herzkrankheiten schützt.

ANWENDUNG

Bis zu 3-mal täglich 1 standardisierte 500-mg-Guggulipid-Kapsel einnehmen (standardisiert auf 25 mg Guggulsteron). Ich selbst nehme 2-mal täglich eine Kombinationstablette, die Extrakte aus rot fermentiertem Reis, Guggulipid und Inositol-Hexanicotinat enthält, um meine Cholesterinwerte im »grünen Bereich« zu halten.

Hafer *(Avena sativa)*

FAKTEN

Lange bevor Müsli zu einem stark gezuckerten, mit künstlichem Aroma versetzten Fertigprodukt degenerierte, verzehrten unsere »unwissenden« Vorfahren gesundes Vollkorngetreide. Hafergetreide ist nicht nur nahrhaft, sondern erfüllt, mit seinem hohen Gehalt an *Beta-Glucan,* noch einen weiteren wichtigen Zweck: Es senkt höchst wirkungsvoll den Cholesterinspiegel. Werden einer fettarmen Diät täglich circa 90 Gramm Hafer hinzugefügt, kann das den Cholesterinspiegel um 5 bis 10 Prozent senken. Haferextrakt ist ein natürliches Beruhigungsmittel und reguliert die Verdauung. Kein Teil der Haferpflanze braucht vergeudet zu werden: Das Stroh kann für Bäder benutzt werden, mit denen sich Hämorrhoiden-Beschwerden lindern und wunde, müde Füße erfrischen lassen.

MÖGLICHER NUTZEN

- Gut gegen Blähungen und Reizmagen.
- Beugt durch Senkung des Cholesterinspiegels Herzkrankheiten vor.
- Gute Vitamin-B-Quelle.
- Gut für die Haut und gegen Hämorrhoiden.
- Der Extrakt wirkt beruhigend auf den Körper.

ANWENDUNG

- Machen Sie Hafer zum festen Bestandteil Ihrer Ernährung.
- Nehmen Sie bei Magenverstimmungen und anderen Verdauungsstörungen 10 bis 20 Tropfen des Extraktes bis zu 3-mal täglich zur Linderung der Symptome. Das Stroh kann zur äußerlichen Anwendung in Ganzkörperbädern, Sitzbädern bei Hämorrhoiden und Fußbädern eingesetzt werden.

PERSÖNLICHE EMPFEHLUNG

Steigern Sie die Menge der Haferkleie, die Sie verzehren, schrittweise, damit der Körper sich allmählich an die Veränderung gewöhnen kann. Wenn Sie zu schnell zu viel davon essen, kann es zu Bauchkrämpfen und Blähungen kommen. Wenn Sie täglich 6 bis 8 Gläser gefiltertes Wasser trinken, wird Ihnen das helfen, dieses Problem aus der Welt zu schaffen.

Helmkraut *(Scutellaria lateriflora)*

FAKTEN

Wie ihr Name schon sagt, ähnelt die Blüte dieser Pflanze einem Helm. Man schreibt dem Helmkraut eine beruhigende Wirkung zu. Da es krampflösend wirkt, wird es zur Linderung von Menstruationskrämpfen und stressbedingten Muskelverspannungen eingesetzt. Man verabreicht es genesenden Alkoholikern, die unter Entzugssymptomen leiden. Im Englischen wird Helmkraut auch »Tollwut-Kraut« genannt und wurde traditionell zur Behandlung der Tollwut eingesetzt. In einem alten Herbal wird seine Einnahme empfohlen, wenn »Schullehrer unter explosiven Kopfschmerzen leiden«. In einem anderen alten Kräuter-Kompendium heißt es, dass das Helmkraut übermäßige sexuelle Gelüste eindämmen könne – zu einer Zeit, als ein solcher Zustand noch als Problem betrachtet wurde!

MÖGLICHER NUTZEN

- Hilft bei nervöser Anspannung.
- Gut gegen Schlaflosigkeit.
- Gut bei Muskelverspannungen.

ANWENDUNG

- Bis zu 3-mal täglich 1 Kapsel einnehmen.
- 1 Teelöffel des getrockneten Krautes in $\frac{1}{4}$ Liter warmes Wasser geben. Täglich eine Tasse Tee trinken.
- Täglich 3 bis 12 Tropfen des Extraktes in Flüssigkeit gelöst einnehmen.

Himbeerblätter *(Rubus idaeus)*

FAKTEN

In jener Zeit, als noch fast ausschließlich Hebammen für die gesundheitliche Betreuung der Frauen sorgten und man nichts anderes als die natürliche Geburt kannte, waren die Blätter des Himbeerstrauches das Heilkraut der Wahl. Die Frauen bereiteten daraus einen Tee, der während der letzten beiden Schwangerschaftsmonate täglich getrunken wurde, um die Muskulatur der Gebärmutter auf die Wehen und die Geburt vorzubereiten. Nach der Geburt wurde der Tee noch für einige weitere Wochen getrunken, um die Rückbildung der Gebärmutter zu unterstützen. Auch bei Menstruationskrämpfen ist der Tee äußerst hilfreich. Warmer Himbeerblättertee wirkt außerdem lindernd bei Halsweh und Heiserkeit und bei Soor. Auch gegen Durchfall hilft er.

MÖGLICHER NUTZEN

- Bereitet die Gebärmutter auf die Geburt vor. Kann möglicherweise die Dauer der Wehen verkürzen.
- Gut gegen Halsschmerzen und Fieberbläschen.
- Lindert Menstruationskrämpfe.

ANWENDUNG

- 1 Teelöffel der getrockneten Blätter in 1 Tasse warmes Wasser geben. Täglich trinken.
- 15 bis 30 Tropfen des Extraktes bis zu 3-mal täglich in Flüssigkeit gelöst trinken, am besten warm.
- Täglich eine Tasse Tee trinken.

☒ VORSICHT

Nicht vor Beginn des achten Schwangerschaftsmonats verwenden, und auch dann nur unter der Kontrolle des Arztes oder der Hebamme.

Holunder *(Sambucus nigra)*

FAKTEN

Seit Jahrhunderten gelten die Beeren des Holunderstrauches als beliebte Medizin gegen Erkältungen, Grippe und Neuralgien. Inzwischen gibt es auch solide wissenschaftliche Beweise für diesen alten

Volksglauben: Dr. Madeliene Muncuoglu vom Medical Center der Hadassah-Hebrew University in Israel untersuchte die virenbekämpfenden Eigenschaften des Holunders. Mit einem von ihr entwickelten, patentierten Verfahren wurden die medizinisch wirksamen Bestandteile des Holunders isoliert und zu einem Extrakt verarbeitet, das dann an Grippepatienten getestet wurde.

In einer Doppelblindstudie erhielten die Patienten entweder Holunderextrakt oder ein Placebo. Innerhalb von 24 Stunden stellte sich bei 20 Prozent der Patienten, denen der Extrakt verabreicht wurde, eine dramatische Besserung der Grippesymptome Muskelschmerzen, Fieber und Husten ein. Am zweiten Tag zeigten 73 Prozent eine Besserung, und am dritten Tag waren es 90 Prozent. In der Gruppe, die statt des Holunderextraktes das Placebo erhalten hatte, stellte sich nur bei 16 Prozent der Patienten am zweiten Tag eine Besserung ein. Wie bekämpft Holunder die Grippe? Seine Wirkstoffe verbinden sich mit den Viren, ehe diese die Zellwände durchdringen können. So wird die Ausbreitung der Viren im Körper verhindert. Da gekochter Holunder ungiftig ist, können auch Kinder ihn gefahrlos einnehmen.

Der heiße Tee fördert das Schwitzen und wirkt wohltuend bei Infektionen der oberen Atemwege. Bei äußerer Anwendung kann er Ekzeme und andere Hautentzündungen lindern. In früheren Zeiten schrieb man dem Holunderstrauch mystische Eigenschaften zu. Man pflanzte ihn in der Nähe des Hauses, da er, wie man glaubte, gegen Krankheiten und böse Geister schützt. Sogar vor Westminster Abbey wurde aus diesem Grund einst ein Holunderstrauch angepflanzt. Holunderbeeren sind eine gute Quelle für die Vitamine A, B und C. Die gekochten Beeren eignen sich zur Herstellung von Marmelade und Kuchen.

MÖGLICHER NUTZEN

- Lindert Husten und Erkältung.
- Äußerlich angewendet, hilft er bei Verbrennungen, Abschürfungen und anderen kleineren Hautschäden.

ANWENDUNG

■ Kinder über dreizehn Jahre und Erwachsene: Täglich 4 Esslöffel Holunder-Extrakt oder 4 Pastillen einnehmen. Kinder unter dreizehn Jahren nehmen 2 bis 3 Esslöffel täglich.

■ Mit Wild-Apfel und etwas Zucker zu einem Sirup gekochter Holundersaft ist ein altes Hausmittel gegen Husten und Bronchialinfektionen, aber fertig gekaufter Holundertee, mit Honig gesüßt, wirkt ebensogut.

! VORSICHT

Roher Holunder ist giftig. Die Beeren müssen daher vor dem Verzehr gekocht werden. Die im Handel erhältlichen Holunderzubereitungen sind aber völlig ungefährlich.

MÄRCHEN VOM HOLUNDER

Der Holunderbaum galt als der Lieblingsbaum der Hexen, die angeblich in seinen Zweigen wohnten. Im Mittelalter glaubte man, wer einen Holunderbaum fälle, würde den Zorn der Hexen auf sich ziehen, die diesen Baum als ihr Zuhause betrachteten. Es gab viele Geschichten über die Rache wütender Hexen an Säuglingen, die von ihren Eltern unwissentlich in eine Wiege aus Holunderholz gelegt worden waren.

Huperzia serrata
(Chinesischer Bärlapp; Qian Ceng Ta)

FAKTEN

Wenn Sie als älterer Mensch im heutigen China lebten und Probleme mit dem Gedächtnis hätten, würden Sie Ihren örtlichen Pflanzendoktor aufsuchen. Er oder sie würde Ihnen dann eine Teemischung zubereiten, die zweifelsohne eine asiatische Variante des Bärlapp enthielte. Obgleich der Bärlapp in der traditionellen chinesischen Medizin seit Jahrhunderten eingesetzt wird, haben Wissenschaftler erst vor kurzem herausgefunden, dass dieses alte chinesische Volksheilmittel tatsächlich medizinische Wirkstoffe enthält. Es handelt sich um die Substanzen *Huperzin A* und *Huperzin B*, die bei Mäusen eine verbesserte Lernfähigkeit und Gedächtnisleistung hervorriefen. Aufgrund des langen Gebrauchs in der chinesischen Medizin und entsprechender Anekdoten aus dem Volksmund lässt sich vermuten, dass diese Substanzen bei uns »zweibeinigen Tieren« einen ähnlichen Effekt haben.

Huperzin hemmt die Aktivität eines Enzyms, das *Acetylcholin* aufspaltet, einen Neurotransmitter, der für das Funktionieren unseres Gedächtnisses von entscheidender Bedeutung ist. Menschen, die unter Demenz leiden, weisen häufig einen unterdurchschnittlichen Acetylcholin-Spiegel auf, was bei ihnen möglicherweise Auffassungsgabe und Gedächtnis beeinträchtigt.

MÖGLICHER NUTZEN
Verbesserung des Erinnerungsvermögens.

ANWENDUNG
Trinken Sie täglich eine Tasse Huperzia-Tee. Huperzia ist auch in Tabletten- oder Kapselform erhältlich, kombiniert mit anderen Heilpflanzen wie Ginkgo biloba und die Gehirnleistung anregenden Nahrungsergänzungsmitteln wie DMAE, Phosphatidyl-Cholin, Inositol und Serin. Nehmen Sie täglich bis zu 3 Tabletten oder befolgen Sie die Einnahmevorschriften auf der Packung.

Ingwer *(Zingiber officinale)*

FAKTEN
Erinnern Sie sich noch, dass Ihre Mutter Ihnen Ingwerlimonade zu trinken gab, wenn Ihnen schlecht war? Sie wusste, was sie tat. Ingwer ist ein altbewährtes Mittel gegen Reizmagen, Verdauungsstörungen und Bauchkrämpfe. Die Chinesen benutzen Ingwer seit über zweitausend Jahren.

Ingwer besitzt eine entzündungshemmende Wirkung. Neuere Studien zeigen noch eine andere mögliche Anwendung des Ingwers auf – in der Rheumatherapie. Studien dokumentieren, dass Patienten, die leicht gekochten frischen Ingwer aßen oder standardisierten Ingwerextrakt als Nahrungsergänzung zu sich nahmen, Verbesserungen hinsichtlich Schwellungen, Steifigkeit, Schmerzen und Beweglichkeit erlebten. Ich habe schon vielen an Arthritis leidenden Menschen die Einnahme von standardisiertem Ingwerextrakt empfohlen, mit ausgezeichneten Resultaten. Ingwer ist auch ein wunderbares Mittel gegen See-, Luft- oder Autokrankheit und hilft oft besser als die hierbei sonst üblichen Medikamente. Wenn Sie unter Reisekrankheit leiden, sollten Sie ungefähr 30 Minuten bevor Sie das fragliche Verkehrsmittel besteigen eine Ingwerkapsel einnehmen.

Die Japaner reichen beim Sushi zwischendurch Ingwerscheiben, um den Gaumen zu reinigen und die Verdauung zu fördern. Geriebener Ingwer mit Olivenöl ist ein bewährtes Hausmittel gegen Schuppen. Er wird vor dem Haarewaschen auf die Kopfhaut aufgetragen. Ein paar Tropfen dieses Öls kann man auch erwärmen und dann bei Ohrenschmerzen ins Ohr träufeln.

MÖGLICHER NUTZEN

- Lindert Arthritis-Symptome.
- Beruhigt einen gereizten Magen.
- Hilft bei Reisekrankheit.
- Lindert Erkältungsbeschwerden.

ANWENDUNG

- Täglich nach Bedarf bis zu 3 Kapseln einnehmen. Selbst eine Tagesdosis von 2000 mg oder darüber ist bei Ingwer ungefährlich. (Ich selbst nehme gegen Gelenkschmerzen 2-mal täglich zu den Mahlzeiten ein pflanzliches Nahrungsergänzungsmittel – EVB EXT 77™ ein, das einen Extrakt einer seltenen Ingwer-Unterart enthält.) Ingwertee finden Sie in fast allen Reformhäusern und Bioläden.
- 15 Tropfen des Extraktes in warmem Wasser lösen. Dieses Getränk können Sie bis zu 3-mal täglich zu sich nehmen.

■ Zur äußeren Anwendung 15 Tropfen des Extraktes mit warmem Pflanzenöl mischen. Frischen Ingwer zerdrücken, einen Wattebausch mit dem Saft tränken und entzündete Körperstelle damit einreiben.

PERSÖNLICHE EMPFEHLUNG

Als der Talkmaster einer Talkshow in Los Angeles einmal darüber klagte, dass ihm nach der morgendlichen Fahrt über die engen, kurvenreichen Straßen der Hollywood Hills bei der Ankunft im Studio häufig übel sei, erzählte ich ihm etwas über verschiedene Heilpflanzen. Ich empfahl ihm Ingwerwurzel-Kapseln. Es half. Am nächsten Tag berichtete er in seiner Sendung volle fünf Minuten über dieses »neu entdeckte« Mittel gegen Reisekrankheit!

Ingwer besitzt eine natürliche blutverdünnende Wirkung. Das ist gut, denn dadurch sinkt das Risiko für die Bildung gefährlicher Blutgerinnsel. Falls Sie allerdings auf ärztliche Anordnung bereits blutverdünnende Medikamente einnehmen, sollten Sie Ihre Blutwerte vorsichtshalber gut überwachen lassen, wenn Sie zusätzlich zu Ingwer greifen.

! VORSICHT

In maßvoller Dosierung ist Ingwer ein gutes Mittel gegen die Morgenübelkeit, unter der etwa die Hälfte aller schwangeren Frauen leidet. Es besteht jedoch ein theoretisches Risiko, dass eine übertriebene Ingwerzufuhr Fehlgeburten auslösen kann. Chinesische Herbalisten warnen davor, in den ersten Schwangerschaftsmonaten Ingwer im Übermaß zu verzehren. Es gibt jedoch keine dokumentierten Fälle, in denen Frauen durch Ingwerverzehr eine Fehlgeburt erlitten. Um kein unnötiges Risiko einzugehen, sollten Sie Ingwer aber während der Schwangerschaft nur in Maßen verzehren. Eine Tagesdosis von 2 000 mg sollte nicht überschritten werden. Andere Medikamente gegen Übelkeit sollten während einer Schwangerschaft nicht angewendet werden, weil sie den Fötus schädigen können.

Johanniskraut *(Hypericum perforatum)*

FAKTEN

Johanniskraut gilt heute als *die* Pflanzenarznei bei Depressionen. Wegen seiner Wirksamkeit bei leichten und mittelschweren Depressionen wurde es sogar schon als »natürliches Prozac« bezeichnet. In Deutschland ist Johanniskraut die bei Depressionen inzwischen am häufigsten verordnete Arznei und auch im übrigen Europa wird es gern benutzt. Auch als milder Tranquilizer und als Mittel gegen Schlafstörungen findet es Verwendung. In Europa wurden zahlreiche klinische Studien über die Wirksamkeit des Johanniskrauts durchgeführt. In einem Artikel für das *British Medical Journal* wurden dreiundzwanzig klinische Erprobungen von Johanniskraut ausgewertet, mit dem Ergebnis, dass es ebenso gut wirkt wie viele verschreibungspflichtige Antidepressiva. Dabei ruft es jedoch in weit geringerem Maße die für diese Mittel typischen Nebenwirkungen hervor – zu denen Mundtrockenheit, Verstopfung und Benommenheit zählen –, jedenfalls solange es in niedriger Dosierung eingenommen wird. In den USA koordiniert das National Institute of Health gegenwärtig eine Multicenter-Studie über den Einsatz von Johanniskraut als Antidepressivum. Wie üblich hinkt das medizinische Establishment wieder einmal dem Trend hinterher – Millionen Menschen wenden Johanniskraut bereits an, und zwar mit guten Resultaten. Obwohl Johanniskraut in Europa schon seit Jahrzehnten angewendet wird, gibt es bislang noch keine offiziellen wissenschaftlichen Studien bezüglich seiner Langzeitwirkung. Da aber aus Europa keine Probleme berichtet werden, kann man wohl davon ausgehen, dass diese Heilpflanze mindestens so sicher ist wie die verschreibungspflichtigen Antidepressiva.

Um das Johanniskraut ranken sich viele Legenden. Wenn man die Blüten zwischen den Fingern zerreibt, tritt eine rote Flüssigkeit aus, die Flecken auf der Haut hinterlässt. Vermutlich rührt daher eine aus dem Mittelalter überlieferte Sage, wonach diese Pflanze nach der Enthauptung Johannes des Täufers aus dessen Blut hervorgesprossen sei. Die frühen Christen glaubten, Johanniskraut könne böse Geister vertreiben. Da Depressionen und andere seelische Leiden oft mit Hexerei und dämonischer Besessenheit in Verbindung gebracht wurden, überrascht es nicht, dass die Herbalisten früherer Zeiten Johanniskraut für ein Mittel gegen schwarze Magie hielten.

Johanniskraut bewirkt außerdem eine Muskelentspannung und ist zur Linderung von Menstruationskrämpfen eingesetzt worden. Und es besitzt eine gute schleimlösende Wirkung. In Europa wird es auch bei Beschwerden im Magen-Darm-Bereich gern eingesetzt, etwa bei Magengeschwüren. Bei äußerer Anwendung wirkt es antiseptisch und lindert die Schmerzen bei Verbrennungen und Hautreizungen. Johanniskrautsalben werden bei Rheuma, Ischias und Rückenschmerzen angewendet. Wissenschaftler an zwei der weltweit führenden medizinischen Einrichtungen – der New York University und dem Weizman Institute of Science in Israel – haben herausgefunden, dass *Hypericin* und *Pseudohypericin*, zwei Inhaltsstoffe des Johanniskrautes, die Vermehrung von Retroviren bei Tieren hemmen, einschließlich des Aids-Virus HIV. Obwohl die Ergebnisse dieser Studien viel versprechend sind, wird gegenwärtig nur eine synthetisch erzeugte Form des Hypericins an HIV-infizierten Patienten getestet. Weitere Studien müssen klären, ob der Einsatz von Johanniskraut in der Aids-Therapie sinnvoll ist.

Vor kurzem wurde Johanniskraut außerdem eine schlank machende Wirkung zugesprochen. Manche Forscher glauben, dass es, ähnlich wie Prozac, bei der Regulierung des Serotoningehaltes im Gehirn hilft, was sich dämpfend auf den Appetit auswirken kann. Bislang existieren aber keine Studien, die diese Theorie bestätigen.

MÖGLICHER NUTZEN

- Hilft bei depressiven Verstimmungen.
- Wirkt beruhigend.
- Lindert Gebärmutterkrämpfe.
- Fördert das Abheilen von Hautwunden.
- Hilft dem Körper bei der Bekämpfung von Virusinfektionen.

ANWENDUNG

■ Täglich bis zu 3 300-mg-Kapseln einnehmen. (Der Hypericin-Gehalt sollte 0,3 Prozent betragen.)

■ Täglich 10 bis 15 Tropfen des Extraktes in Flüssigkeit gelöst einnehmen.

⚠ VORSICHT

Ergänzend zu anderen Antidepressiva sollte Johanniskraut nur unter ärztlicher Aufsicht angewendet werden.

PERSÖNLICHE EMPFEHLUNG

Wenn bei Ihnen eine schwere Depression besteht, sodass Sie Ihre alltäglichen Anforderungen nicht mehr bewältigen können oder sogar von Selbstmordgedanken heimgesucht werden, sollten Sie nicht zu einer Selbstmedikation greifen. Vertrauen Sie sich dann unbedingt einem kundigen Arzt oder Psychotherapeuten an. Auch wenn Johanniskraut vielen Menschen sehr gut hilft, ist es doch nicht für jeden geeignet. In manchen Fällen sind andere Therapiemaßnahmen erforderlich, unter Umständen auch eine Behandlung mit verscheibungspflichtigen Antidepressiva. Bewahren Sie Johanniskraut an einem kühlen, dunklen Ort auf, wo es vor Licht- und Hitzeeinwirkung geschützt ist. Ich selbst nehme eine hoch wirksame Nahrungsergänzungskombination aus Johanniskraut und Polyphenol-Extrakt. Eine Wirkung ist nach zwei bis drei Tagen spürbar. Während des ersten Monats werden täglich zwei Tabletten eingenommen, danach eine. Dieses Mittel hilft mir, besser mit Stress fertig zu werden, und bewirkt eine wunderbare Muskelentspannung.

Kamille *(Matricaria chamomilla)*

FAKTEN

In jenen Tagen, als Frauen noch häufig von einer mysteriösen Krankheit namens *Schwermut* befallen wurden, verordnete man ihnen oft eine Tasse Kamillentee, um ihre Ängste und Sorgen zu lindern.

Aufgrund ihrer entspannenden Wirkung auf glattes Muskelgewebe ist die Kamille immer noch ein beliebtes Mittel bei nervösem Magen, Menstruationskrämpfen und anderen mit Stress in Zusammenhang stehenden Beschwerden. Seit 1600 verwenden die Europäer Kamille als Heilmittel gegen Schlaflosigkeit, Neuralgien, Rückenschmerzen und Rheuma. Doch sie waren nicht die Ersten, die die Vorzüge dieser Heilpflanze entdeckten; bereits bei den alten Ägyptern gehörte die Kamille zum Arsenal der häufig angewendeten Pflanzenarzneien.

Die Kamille enthält natürliche Entzündungshemmer wie das *Apigenin*, das in seiner Wirkung den nicht-asteroidalen Entzündungshemmern (NSAIDS) ähnelt. Die natürlichen krampflösenden Bestandteile der Kamille können helfen, einen gereizten Magen zu beruhigen. Sie enthält außerdem Substanzen, die gegen Bakterien und Pilze wirken. Kamille wirkt wohltuend auf die Haut ein und ist deshalb in Hautcremes und -reinigern enthalten. Bei äußerlicher Anwendung hilft sie bei Hautentzündungen und Sonnenbrand. Besonders empfehlenswert ist sie für Menschen mit empfindlicher Haut. Als Mundspülung angewendet, kann Kamillentee Zahnschmerzen lindern. Kamille wird Shampoos beigemischt, um den Goldglanz blonder Haare zu fördern. Und eine Tasse Kamillentee ist der perfekte Schlummertrunk.

MÖGLICHER NUTZEN
- Gut für die Verdauung.
- Wirkt körperlich entspannend.
- Traditionell zur Behandlung von Rheuma eingesetzt.
- Bessert Rückenschmerzen.
- Wirkt lindernd bei Hautreizungen.
- Hilft bei Sonnenbrand.

ANWENDUNG
- Täglich bis zu 3 Kapseln.
- Kamillenextrakt: bis zu 3-mal täglich 10 bis 20 Tropfen in Wasser gelöst einnehmen.

- Täglich eine Tasse Kamillentee trinken.
- Gereizte Hautpartien nach Bedarf mit Kamillenextrakt einreiben. Bei Hämorrhoiden ein paar Tropfen Kamillenöl dem Badewasser beigeben.

❗ VORSICHT

Kamille gehört zur Familie der Gänseblümchengewächse. Personen, die gegen andere Mitglieder dieser Pflanzenfamilie, zu der auch das Kreuzkraut gehört, allergisch sind, sollten die Kamille meiden. Wenn Sie diesbezüglich unsicher sind, befragen Sie Ihren Arzt oder Allergologen.

PERSÖNLICHE EMPFEHLUNG

Ich trinke abends eine Tasse Kamillentee als Einschlafhilfe. In Restaurants ist er zumeist als koffeinfreie Alternative zum schwarzen Tee erhältlich.

Kanadische Gelbwurz *(Hydrastis canadensis)*

FAKTEN

Hydrastis ist eine der ältesten bekannten Arzneien und ihre Popularität als vielseitige Heilpflanze wächst stetig. Tatsächlich ist sie inzwischen so beliebt geworden, dass Herbalisten schon ihre Ausrottung befürchten und vor einer übermäßigen Nutzung warnen. Da es andere Heilmittel gibt, die anstelle der Gelbwurz eingesetzt werden können, etwa Echinacea, Holunder und Olivenblätterextrakt, empfehle ich aus Gründen des Artenschutzes die Verwendung dieser anderen Arzneien, bis die Bestände an Hydrastis sich wieder erholt haben.

Ursprünglich von den Aborigines in Nordaustralien entdeckt, wächst Hydrastis wild in den östlichen Vereinigten Staaten und wird im amerikanischen Westen angebaut. Lange vor der Entdeckung der Antibiotika wurden aus dieser Pflanze hergestellte Arzneien zur Behandlung von Gonorrhö und Syphilis eingesetzt. Heute wendet man Hydrastis an, um Erkältungs- und Grippesymptome sowie entzündliche Schwellungen der Schleimhäute zu behandeln. *Berberin*, ein in Hydrastis enthaltenes Alkaloid, besitzt mild antibiotische Eigenschaften und wirkt gegen gegen Einzeller wie Giardia und Trichomonaden.

Hydrastis wirkt außerdem ausgezeichnet als sanftes Abführmittel und kann Hämorrhoiden-Beschwerden lindern. Auch zur Behandlung von Frauenleiden wie der Scheidenentzündung wird diese Pflanze routinemäßig eingesetzt. Hydrastis-Spülungen können gegen Pilzinfektionen helfen, zum Beispiel bei Candida-Befall. Hydrastis-Tee ist in der Volksheilkunde als Einreibemittel gegen Ekzeme, Scherpilzflechte und andere Hautentzündungen bekannt. Hydrastis ist ein ausgezeichnetes Antiseptikum und kann bei Zahnfleischentzündungen und Soor Linderung bringen. In Kombination mit Myrrhe, einer anderen unter den Top 100 aufgeführten Pflanze, ist Hydrastis zur Behandlung von Magengeschwüren eingesetzt worden.

MÖGLICHER NUTZEN

■ Die entzündungshemmende Wirkung lindert Schleimhautreizungen.

■ Erkältungs- und Grippesymptome werden gelindert.

■ Hilft gegen Verdauungsstörungen und Verstopfung.

■ Gut bei Ekzemen und anderen Hautentzündungen.

■ Mundspülungen mit Hydrastis können Zahnfleischerkrankungen vorbeugen.

■ Gut geeignet für Spülungen bei Scheideninfektionen.

■ Bei einer Kombination mit Myrrhe lassen sich durch Magengeschwüre verursachte Beschwerden lindern.

ANWENDUNG

■ 1 bis 2 Kapseln bis zu 3-mal täglich einnehmen. Die Einnahmedauer sollte zwei Wochen nicht überschreiten.

■ 5 bis 10 Tropfen bis zu 3-mal täglich in Flüssigkeit gelöst einnehmen.

■ 1 Teelöffel in ca. $\frac{1}{2}$ l heißem Wasser auflösen. Abkühlen lassen. Davon 1 bis 2 Teelöffel 3- bis 6-mal täglich einnehmen.

■ Zur äußeren Anwendung: 1 Teelöffel Pulver in warmem Wasser auflösen. Abkühlen lassen. Spülung alle 3 Tage vornehmen, maximal über einen Zeitraum von 2 Wochen.

! VORSICHT

Hydrastis kann den Blutdruck erhöhen und sollte nicht von Personen angewendet werden, die bereits Probleme mit erhöhtem Blutdruck haben oder hatten. Nicht während der Schwangerschaft anwenden. Die Behandlungsdauer sollte zwei Wochen nicht überschreiten. Der Verzehr der frischen Pflanzen kann Entzündungen der Schleimhäute auslösen.

Katzendorn *(Uncaria tomentosa)*

FAKTEN

Diese Pflanze wächst wild im peruanischen Amazonasgebiet. Die indianische Bevölkerung dort benutzt sie seit Jahrhunderten, um Immunschwächen und Verdauungsstörungen zu behandeln. Neuerdings ist der Katzendorn zu einem Superstar unter den Heilpflanzen geworden, weil seine die Abwehrkräfte stimulierende Wirkung die Ausbreitung des Aids-Virus im Körper hemmen soll. Das besonders Heimtückische am Aids-Virus ist, dass er die Infektionen bekämpfenden T-Zellen des Immunsystems blockiert und so die Abwehrkraft des Körpers lahmlegt. Einer kleinen, 1993 in einer peruanischen Zeitung veröffentlichten Studie zufolge stieg nach der Einnahme von Katzendornextrakt bei fünf von sieben Aids-Patienten die Zahl der T-Zellen im Blut an und ihr Allgemeinzustand besserte sich spürbar. Katzendorn wirkte jedoch nicht bei jedem und der Arzt, der die Studie durchführte, behauptete keineswegs, Aids damit heilen zu können. Bestenfalls kann er zur Unterstützung anderer Therapien eingesetzt werden. Europäische Forscher verwenden Katzendorn zusammen mit AZT, einem in der Aids-Therapie üblichen Medikament.

Katzendorn soll außerdem gegen Krebs helfen. Auf dem Internationalen Kongress für traditionelle Medizin in Lima berichteten peruanische Ärzte 1988, dass hunderte von Krebspatienten erfolgreich mit Katzendorn behandelt worden seien. Obwohl innovative Ärzte Katzendorn inzwischen zum Bestandteil ihrer Krebsbehandlungen machten, gibt es bislang keine klinischen Studien, die seine Wirksamkeit nachweisen. Obgleich es nachvollziehbar erscheint, dass ein das Immunsystem stärkendes Mittel dem Körper bei der Bekämpfung von Krebstumoren (und ebenso anderen, weniger ernsten Leiden) helfen kann, empfehle ich bei lebensbedrohenden Krankheiten wie Krebs dennoch, Heilpflanzen und andere alternative Behandlungsmethoden nur ergänzend zur konventionellen Medizin einzusetzen. Solange keine wissenschaftliche Klarheit besteht, sollten Sie auf keinen Fall Ihr Leben aufs Spiel setzen! Wenn Sie dagegen andererseits nach einem natürlichen Mittel zur Stärkung der körpereigenen Abwehrkräfte suchen, um sich gegen Erkältungen und grippale Infekte besser zu schützen, könnte der Katzendorn für Sie das Mittel der Wahl sein, um besser durch den Winter zu kommen.

Kürzlich haben Forscher im Katzendorn eine natürliche entzündungshemmende Substanz entdeckt, die gegen Arthritis wirken soll. Sie wird nun vielen pflanzlichen Arthritis-Präparaten beigefügt.

MÖGLICHER NUTZEN

- Stärkt das Immunsystem.
- Wirkt entzündungshemmend.

ANWENDUNG

Täglich bis zu 3 500-mg-Kapseln einnehmen.

Kava-Kava *(Piper methysticum)*

FAKTEN

Kava-Kava (oder einfach nur Kava) wird als »Valium aus der Natur« gepriesen und ist zu einer der populärsten Heilpflanzen in den USA geworden. Von den Bewohnern des südpazifischen Raumes wird es seit Jahrtausenden benutzt. Heilkundige dort haben es immer schon als Mittel gegen Nervosität und Schlaflosigkeit eingesetzt. Da es auf natürliche Weise die Muskelentspannung fördert, kann es außerdem gegen Krämpfe eingesetzt werden. Kava wurde von dem Entdecker James Cook erstmalig beschrieben, der dieser Pflanze den botanischen Namen »Rauschpfeffer« gab. In Polynesien wird aus der Kava-Wurzel ein beliebtes Getränk namens *Sakau* hergestellt. In Ozeanien gilt es als Inbegriff der Gastfreundschaft, Besuchern ein mit Kava versetztes Getränk anzubieten. Dieses Ritual besitzt durchaus einen tieferen Sinn – Kava bewirkt eine sofortige Entspannung, ohne schläfrig oder benommen zu machen. Ich weiß aus persönlicher Erfahrung und aus zahlreichen Studien, dass Kava beruhigend wirkt, jedoch, im Gegensatz zu den sonst üblichen Tranquilizern, normalerweise die geistige Klarheit nicht beeinträchtigt. Und anders als Alkohol, der ebenfalls beruhigend wirken kann, verursacht Kava keinen Kater. Obwohl viele Menschen Kava nehmen können, ohne dadurch müde zu werden, kann doch bei manchen Benommenheit auftreten. Daher empfehle ich, es nur am Abend zu Hause zu verwenden, wenn man nicht mehr Auto fahren muss. Manch einer könnte das als übertriebene Vorsichtsmaßnahme empfinden, aber ich halte es für besser, keine unnötigen Risiken einzugehen.

MÖGLICHER NUTZEN

- Fördert einen erholsamen Nachtschlaf.
- Wirkt beruhigend und entspannend.
- Hilft dem Körper, überschüssiges Wasser auszuscheiden.

ANWENDUNG

- Täglich 1 bis 3 Kapseln entsprechend den Packungsvorschriften einnehmen.
- Täglich 10 bis 20 Tropfen des Extraktes in Fruchtsaft oder Wasser gelöst einnehmen.

⚠ VORSICHT

Verwenden Sie Kava nur gelegentlich, wenn Sie unter besonderem Stress stehen oder unter Schlafstörungen leiden. Die Einnahmedauer sollte zwei bis drei Wochen nicht überschreiten. Langdauernder

Gebrauch kann in seltenen Fällen zu Leberschäden und Hautausschlägen führen. Ein Überschreiten der empfohlenen Dosis kann zu Benommenheit führen. Kava sollte nicht zusammen mit Tranquilizern oder angsthemmenden Medikamenten eingenommen werden, es sei denn auf ausdrücklichen Rat eines Arztes.

Kiefernrindenextrakt *(Pinus maritima)*

FAKTEN

Kiefernrindenextrakt ist eine ergiebige Quelle für *Flavonoide*, eine Familie von über 4000 pflanzlichen Substanzen, von denen viele hoch wirksame Antioxidantien sind. Traditionelle Heiler haben Kiefernrinde bei zahlreichen Leiden eingesetzt, von Grippe über Kreislaufstörungen bis zu entzündlichen Prozessen wie Rheuma oder Kolitis. Heute wird Kiefernrinde von der modernen Wissenschaft wiederentdeckt, die jetzt bestätigt, was traditionelle Herbalisten schon seit Jahrhunderten wussten: Kiefernrinde ist eine potente Medizin.

Die Heilkraft der Kiefernrinde beruht auf ihrem hohen Gehalt an Flavonoiden. Flavonoide helfen, Stickstoffoxyd im Körper zu kontrollieren, eine Chemikalie, die den Muskeltonus der Blutgefäße regelt, was für den Kreislauf von entscheidender Bedeutung ist. Wenn der Stickstoffoxydgehalt zu hoch wird, kann der Blutfluss zu wichtigen Organen unterbrochen werden, was dann zu sehr ernsten Störungen wie Herzattacken, Schlaganfällen oder Impotenz führt.

Kiefernrinde besitzt eine natürliche entzündungshemmende Wirkung. Da Entzündungen an so vielen Gesundheitsproblemen, die mit dem menschlichen Alterungsprozess zu tun haben, beteiligt sind – von Zahnfleischerkrankungen über Magen-Darm-Störungen bis hin zu Krebs –, ist es wichtig, Entzündungsvorgängen im Körper mit einer hohen Aufnahme von Flavonoiden in der Nahrung und in Form von Nahrungsergänzungsmitteln entgegenzuwirken.

In Laborversuchen konnte nachgewiesen werden, dass Kiefernrinde in der Lage ist, die Immunabwehr spürbar zu verbessern. Die Wissenschaftler testeten *Pycnogenol*, ein patentierter Kiefernrindenextrakt, in einem Mäusemodell bei HIV-ähnlichen Viren und bei Alkoholismus, zwei Zuständen, die ein gesundes Immunsystem zerstören können. In beiden Experimenten verbesserte der Kiefernrindenextrakt die Abwehrkräfte der immungeschwächten Mäuse deutlich, indem es die Produktion von Interleukin-2 anregte, das sich wiederum günstig auf die Aktivität der Krankheiten bekämpfenden T-Zellen und Lymphozyten auswirkt. Bei gesunden Mäusen stimuliert Kiefernrindenextrakt die Produktion von krebsbekämpfenden natürlichen Killerzellen (NK).

Die Flavonoide der Kiefernrinde verbessern die Wirksamkeit von Vitamin C im Körper. Wenn Sie also Kiefernrinde-Nahrungsergänzungsmittel einnehmen, genießen Sie nicht nur die unmittelbaren Vorzüge der Flavonoide, sondern gleichzeitig optimieren Sie so auch die positiven Effekte von Vitamin C.

Da Kiefernrinde überall im Körper die Durchblutung verbessert, auch im Gehirn, kann sie zu einem verbesserten Konzentrationsvermögen und größerer geistiger Klarheit beitragen. Eine neue Studie lässt zudem den Schluss zu, dass sich durch sie sogar sportliche Leistungen steigern lassen. Wissenschaftler der California State University in Chico berichten, Kiefernrindenextrakt könne die körperliche Ausdauer bei Männern und Frauen um 21 Prozent steigern.

MÖGLICHER NUTZEN
■ Schützt gegen Herzkrankheiten und Schlaganfall. Stärkt das Immunsystem.
■ Kann möglicherweise bei arthritischen Entzündungen helfen.

ANWENDUNG
Täglich eine 30-mg-Kapsel einnehmen.

PERSÖNLICHE EMPFEHLUNG
Auf manche Menschen wirkt Kiefernrinde stimulierend. Nehmen Sie sie also am Morgen ein. Vielleicht machen Sie die Erfahrung, dass Kiefernrinde am Morgen ein ebenso guter Muntermacher ist wie Ihre gewohnte Tasse Kaffee.

Knoblauch *(Allium sativum)*

FAKTEN

Knoblauch ist möglicherweise die Wunderdroge des Pflanzenreiches. Schon die alten Ägypter verehrten den Knoblauch nicht nur, sondern gaben ihn, mit gutem Grund, auch ihren Sklaven zu essen, um sie gesund zu erhalten. Diese erstaunliche Pflanze ist enorm vielseitig. Sie hilft bei Infektionen im Ohr und ebenso beugt sie Herzerkrankungen und Krebs vor. Man hat sie sogar mit guten Resultaten gegen Tuberkulose eingesetzt. Der Biologe Louis Pasteur testete Knoblauch, indem er einige Zehen in eine Petrischale voller Bakterien legte. Dabei entdeckte er zu seiner Überraschung, dass der Knoblauch tatsächlich schädliche Mikroorganismen abtötet.

In den fünfziger Jahren des vorigen Jahrhunderts setzte Dr. Albert Schweitzer in Afrika Knoblauch zur Behandlung von Cholera, Typhus und Amöbenruhr ein. In beiden Weltkriegen, zu einer Zeit, als moderne Antibiotika noch nicht überall verfügbar waren, wurde Knoblauch auf den Schlachtfeldern zur Desinfizierung von Wunden und zur Vermeidung des Wundbrandes eingesetzt. Die russische Armee machte so intensiv von Knoblauch Gebrauch, dass er sich den Beinamen »russisches Penicillin« verdiente.

Knoblauch wird auch als Antikoagulans eingesetzt, um frische Blutgerinnsel aufzulösen. Manche, aber nicht alle, Studien zeigen, dass er den Cholesterinspiegel senkt und gleichzeitig den Anteil des gesunden HDLs im Blut erhöht, des so genannten »guten« Cholesterins.

Jedoch sind nicht alle im Handel erhältlichen Knoblauch-Präparate in der Lage, den Cholesterinspiegel zu senken. Vergewissern Sie sich, das *Allicin* enthalten ist, der für die Cholesterinsenkung hauptsächlich verantwortliche Wirkstoff im Knoblauch. (In Knoblauchöl, das durch Dampfdestillation gewonnen wurde, fehlt das Allicin.) Knoblauch senkt außerdem den Blutdruck. Einer in *Atherosclerosis* veröffentlichten Studie zufolge sank bei Patienten mit Hyperlipoproteinämie der Blutdruck und der Anteil von LDL (Lowdensity-Lipoproteine) und Fibrinogen im Blut, wenn sie Knoblauch aßen. Auch der Gerinnungsfaktor des Blutes verringerte sich, wodurch das Risiko von Blutgerinnseln abnahm.

Es gibt Hinweise darauf, dass Knoblauch die Überlebensrate von Herzinfarktpatienten erhöhen kann. Arun Noria vom Tagore Medical College in Udaipur, Indien, überwachte drei Jahre lang 432 Infarktpatienten. Die eine Hälfte der Gruppe trank täglich den Saft von sechs bis zehn Knoblauchzehen, während die andere Hälfte lediglich ein Placebo mit Knoblaucharoma erhielt. Unter den Knoblauchtrinkern traten 32 Prozent weniger Reinfarkte auf und 45 Prozent weniger Todesfälle.

Von Hippokrates heißt es, er habe Knoblauch zur Behandlung von Gebärmutterkrebs angewendet. Wir wissen heute, dass Knoblauch auf bestimmte Krebszellen toxisch wirkt; seine Krebs hemmende Wirkung wird gegenwärtig in den USA vom National Cancer Institute (NCI) erforscht. Eine kürzlich veröffentlichte NCI-Studie mit viertausend aus Italien und China stammenden Personen ergab, dass jene, deren Ernährung einen hohen Anteil an Knoblauch und anderen Lauchgewächsen, wie zum Beispiel Zwiebeln, aufwies, signifikant seltener an Magenkrebs erkrankten als jene, die diese intensiv riechenden und schmeckenden Gemüse mieden. Wissenschaftler des Memorial Sloan Kettering Cancer Center in New York fanden heraus, dass eine in gealtertem Knoblauch enthaltene Substanz das Wachstum menschlicher Prostatakrebszellen im Reagenzglas dramatisch verlangsamt. Sie sind zuversichtlich, dass sich Knoblauch als nützlich bei der Behandlung von Prostatakrebs erweisen könnte.

Knoblauchöl kann Ohrenschmerzen lindern und die Abheilung kleinerer Hautprobleme unterstützen. Und nicht zuletzt ist Knoblauch gut für die Verdauung.

MÖGLICHER NUTZEN
- Beugt durch Senkung des Blutdrucks und der Blutfettwerte Herzerkrankungen vor.
- Hilft gegen Infektionen.
- Kann bestimmte Krebszellen zerstören.
- Fördert die Verdauung.

ANWENDUNG

■ Für Kapseln wird gealterter, geruchloser Knoblauch bevorzugt.
Täglich bis zu 3 Kapseln einnehmen. Petersiliensamenöl kann in
Kapseln mit Knoblauchextrakt kombiniert werden, wodurch das
Geruchsproblem vermieden wird.

■ Wenn Sie die Knoblauchzehen für ein paar Minuten anbraten,
hilft dies, den Knoblauchnachgeschmack und -atem zu vermeiden.
2 oder 3 gekochte Knoblauchzehen täglich bringen maximalen
Nutzen.

■ Bei Ohrenschmerzen ein paar Tropfen warmes Knoblauchöl in
den Gehörgang träufeln. Mit einem Wattebausch abdecken und für
1 Stunde einwirken lassen. Bei Verstauchungen, Schmerzen und
kleineren Hautreizungen mehrmals täglich die betroffene Stelle mit
dem Öl einreiben.

! VORSICHT

Da Knoblauch auf natürliche Weise blutverdünnend wirkt, ist es nicht
auszuschließen, wenn auch unwahrscheinlich, dass er die Wirkung von
gerinnungshemmenden Medikamenten wie Coumadin verstärkt. Wenn
Sie solche Medikamente erhalten und außerdem Knoblauch anwenden,
sollten Sie Ihr Blut sorgfältig überwachen lassen. Stillende Mütter sollten Knoblauch nicht verwenden, da er in die Muttermilch gelangen und
dann bei Säuglingen Koliken hervorrufen kann.

KNOBLAUCH-GALA

Seit 1979 veranstaltet Gilroy in Kalifornien, bekannt als die »Knob-
lauch-Hauptstadt der Welt«, das alljährliche Knoblauch-Festival zur
Feier der Knoblauchernte. Die dreitäge Party, auf der allerlei Speisen
und Weine verkostet werden, findet am letzten Wochenende im Juli
statt. Über 140 000 Knoblauchfans zieht es dann jedesmal nach Gilroy. Neunzig Prozent des US-amerikanischen Knoblauchs wird in Gilroy und Umgebung angebaut. Der amerikanische Humorist Will Rogers
beschrieb Gilroy einmal als »die einzige Stadt in Amerika, wo man ein
Steak marinieren kann, indem man es an die Wäscheleine hängt«.

DAS GROSSE KNOBLAUCH-RÄTSEL

Während der großen Pestepidemien in Europa schützten sich manche Kräuterheiler vor dieser tödlichen Krankheit, indem sie große Mengen Knoblauch aßen und sich Knoblauchbündel um den Hals hängten. Bis zum heutigen Tag wissen wir nicht, ob die antibiotischen Eigenschaften des Knoblauchs diese Leute vor der Seuche schützten oder ob der strenge Geruch andere Menschen so auf Distanz hielt, dass sie sie nicht anstecken konnten.

Kudzu *(Pueraria thunbergiana)*

FAKTEN

In der traditionellen chinesischen Medizin wird Kudzu, der in Asien und im Südosten der Vereinigten Staaten überall anzutreffen ist, seit Jahrtausenden verwendet. In den Vereinigten Staaten untersucht man zur Zeit, ob sich Kudzu zur Behandlung von Alkoholabhängigen einsetzen lässt. Forschungen an der Harvard Medical School haben ergeben, dass Kudzu-Extrakt (er enthält die beiden Chemikalien *Daidzein* und *Daidzin*) die Alkoholabhängigkeit von Hamstern reduzieren kann, die speziell daraufhin gezüchtet wurden, eine Form des Alkoholismus zu entwickeln, welche dem beim Menschen auftretenden ähnelt. Daidzein und Daidzin sind auch in Sojabohnen enthalten und man schreibt ihnen eine Krebs verhütende Wirkung zu.

Im Handel sind mehrere Kudzu-Produkte erhältlich, die angeblich die unangenehmen Symptome eines Alkohol-Katers lindern sollen. Es gibt nicht viele wissenschaftliche Studien, die auf eine Anti-Kater-Wirkung von Kudzu hindeuten, aber Sie können es selbst ausprobieren und feststellen, ob es bei Ihnen funktioniert. Mein persönliche Empfehlung lautet aber, gar nicht erst so viel zu trinken, dass man sich am nächsten Morgen krank fühlt. Trinken Sie lediglich ein oder zwei Glas und machen Sie dann Schluss. Sollte bei Ihnen eine Alkoholabhängigkeit bestehen, können Sie einen Arzt oder Naturheiler um Rat fragen, ob es sinnvoll ist, Kudzu in Ihre Therapie aufzunehmen.

MÖGLICHER NUTZEN

- Kann das Bedürfnis nach Alkohol reduzieren.
- Kann Übelkeit, Kopfschmerzen und die anderen bei einem Kater auftretenden Symptome lindern.

ANWENDUNG

Nehmen Sie bis zu 4 400-mg-Kapseln vor oder unmittelbar nach dem Alkoholkonsum.

⚡ VORSICHT

Zwar glauben einige Herbalisten, dass Kudzu den Blutalkoholspiegel senken kann, dies bedeutet aber keinesfalls, dass Sie, wenn Sie Kudzu einnehmen, so viel trinken können, wie Sie wollen, ohne die sonst üblichen Konsequenzen. Vor allem sollten Sie auf keinen Fall unter Alkoholeinfluss Auto fahren!

Kurkuma *(Circuma longa)*

FAKTEN

Das Gewürz Kurkuma gehört mit Cayennepfeffer, Knoblauch, Kreuzkümmel und Zwiebeln zu den Zutaten des Currypulvers. Man vermutet, dass Kurkuma vor der Einführung des Kühlschranks aufgrund seiner antibakteriellen Eigenschaften zur Konservierung von Speisen verwendet wurde.

Kurkumin, eine aus Kurkuma extrahierte Substanz, ist ein sehr wirkungsvolles Antioxidans. Seine Einsatzmöglichkeiten in der Behandlung von Haut-, Brust- und Darmkrebs werden gegenwärtig erforscht. Chinesische Wissenschaftler berichten, dass bei Mäusen, denen Kurkumin verabreicht wurde, bevor man sie einem starken Karzinogen aussetzte, die Hautkrebsrate signifikant niedriger lag als bei Mäusen, die kein Kurkumin erhalten hatten. Forscher an der Pennsylvania State University fanden heraus, dass Kurkumin möglicherweise die Aktivität eines für das Wachstum von Brusttumoren entscheidenden Proteins blockiert.

Als natürlicher Entzündungshemmer wird Kurkumin häufig Pflanzenpräparaten beigefügt, die gegen die Schmerzen und Steifigkeit bei Arthritis zur Anwendung kommen.

Bereits vor mehr als dreitausend Jahren verwendeten indische Heiler Kurkuma zur Behandlung von Fettleibigkeit. Wir wissen heute, dass Kurkuma sich wohltuend auf die Leber auswirkt, indem es den Gallenfluss und die Aufspaltung von Nahrungsfetten stimuliert. In Asien wird Kurkuma zur Behandlung von Magenbeschwerden, Menstruationsstörungen, Blutgerinnseln und Lebererkrankungen wie der Gelbsucht eingesetzt. Moderne Forschungsergebnisse, vor allem aus Deutschland und Indien, belegen, dass Kurkuma vor Erkrankungen der Gallenblase schützt. Herbalisten empfehlen es Hepatitis-C-Patienten. Studien bestätigen außerdem, dass diese Pflanze Blutgerinnseln vorbeugt und erhöhte Cholesterinwerte absenken kann.

MÖGLICHER NUTZEN

- Hilft, das Verklumpen von Blutzellen zu verhindern, das zu gefährlichen Blutgerinnseln führen kann.
- Senkt erhöhte Cholesterinwerte.
- Gut zur Stärkung der Leber.
- Hilft, Erkrankungen der Gallenblase zu verhüten.
- Lindert Arthritis-Symptome.
- Hilft möglicherweise, Krebs zu verhüten.

ANWENDUNG

Bis zu 3-mal täglich 1 Kapsel einnehmen.

PERSÖNLICHE EMPFEHLUNG

Kurkuma können Sie Ihrem Körper auf sehr schmackhafte Weise zuführen, indem Sie Curry essen. Die Kräutermischung im Curry trägt zur Vorbeugung von Herzkrankheiten und Schlaganfällen bei, indem sie den Cholesterinspiegel senkt und Blutgerinnseln vorbeugt.

Lavendel *(Lavendula augustifolia)*

FAKTEN

Lavendel verströmt nicht nur einen sehr angenehmen Duft, sondern kann auch eine sehr wirkungsvolle Medizin sein. Seit dem vergangenen Jahrzehnt stößt die *Aromatherapie*, bei der der Duft ätherischer Öle gegen eine Vielzahl von Beschwerden zum Einsatz kommt, auf immer größeres Interesse. Die Aromatherapie nutzt die Macht der Düfte, um Beschwerden zu lindern, Entspannung zu fördern und um zu heilen. Ätherische Öle kann man in die Haut einreiben, ins Badewasser geben oder in speziellen Duftlampen erhitzen. Die verschiedenen Düfte lösen unterschiedliche Emotionen aus. Manche wirken stimulierend, andere vertreiben Stress und fördern einen erholsamen Schlaf.

Einige ätherische Öle besitzen sogar antiseptische Eigenschaften und wurden in den Tagen vor Entdeckung der Antibiotika zur Sterilisation von Krankenzimmern benutzt.

Kürzlich haben Wissenschaftler entdeckt, dass Lavendel eine beruhigende, entspannende Wirkung auf die menschliche Psyche ausübt. Englische Forscher testeten Lavendelöl an Pflegeheimpatienten, die an Schlaflosigkeit litten und normalerweise Schlafmittel einnahmen. In einer kleinen sechswöchigen Studie wurde den Patienten zunächst für zwei Wochen ihr bisheriges Schlafmittel entzogen. In den nächsten zwei Wochen erhielten sie keinerlei Schlafmittel und während der letzten beiden Wochen wurden ihre Zimmer mit Lavendelöl perfümiert. In der dritten und vierten Woche hatten diese Patienten große Einschlafprobleme (nachdem ihr Schlafmittel abgesetzt worden war), doch in der fünften und sechsten Woche schliefen sie sehr gut. Tatsächlich schliefen sie mit dem Lavendelduft ebenso gut wie sonst mit ihren Schlaftabletten!

In Japan haben Wissenschaftler herausgefunden, dass das Inhalieren von Lavendelöldämpfen bei Mäusen Krämpfe verhüten kann. Die Forscher vermuten, dass Lavendel die Produktion natürlicher körpereigener Sedativa im Gehirn von Mäusen, aber auch im menschlichen Gehirn fördert.

MÖGLICHER NUTZEN
- Beruhigend.
- Fördert einen gesunden Schlaf.

ANWENDUNG
- Für ein entspannendes Bad fünf Tropfen Lavendelöl ins warme Badewasser geben. Zusätzlich ein paar Tropfen in einer Duftlampe erhitzen.
- Einen Liter Wasser kochen, ein paar Tropfen Lavendelöl hineingeben und den Dampf inhalieren.
- Ein paar Tropfen verdünntes Öl auf die Haut geben. Kaufen Sie hierzu ein Ölprodukt, das speziell für die Anwendung auf der Haut vorgesehen ist.

Löwenzahn *(Taraxacum officinale)*

FAKTEN
Löwenzahn besitzt eine harntreibende Wirkung und fördert die Verdauung. Sein hoher Mineraliengehalt beugt möglicherweise durch Eisenmangel hervorgerufener Anämie vor. Diese Heilpflanze senkt außerdem erhöhten Blutdruck, vermutlich aufgrund ihrer harntreibenden Wirkung. Löwenzahn enthält viel Kalium, das zusammen mit Natrium für den Wasserhaushalt des Körpers und einen normalen Herzrhythmus von wesentlicher Bedeutung ist. Dieses lebenswichtige Mineral wird durch synthetische Diuretika häufig aus dem Körper gespült. Der Löwenzahn verbessert die Funktion von Leber und Gallenblase. Er wird traditionell von Pflanzenheilern zur Behandlung von Gelbsucht und anderen Leberstörungen eingesetzt. Löwenzahn enthält viel *Lecithin*, eine Substanz, die nach Ansicht von Wissenschaftlern möglicherweise vor Leberzirrhose schützt. Außerdem ist er eine ausgezeichnete Quelle für Karotinoide, die dann im Körper in Vitamin A umgewandelt werden. Tatsächlich enthält er sogar mehr Karotinoide als Möhren!

MÖGLICHER NUTZEN

- Hilft dem Körper, überschüssiges Wasser und Salz auszuscheiden.
- Senkt möglicherweise erhöhten Blutdruck, indem er die Ausscheidung von Flüssigkeitsansammlungen fördert, wodurch das Herz entlastet wird.
- Fördert eine gute Verdauung.
- Schützt gegen Erkrankungen der Leber und der Gallenblase.
- Schützt möglicherweise vor Eisenmangel-Anämie.

ANWENDUNG

- Täglich bis zu 3 Kapseln einnehmen.
- Täglich 10 bis 30 Tropfen des Extraktes in Saft oder Wasser verdünnt einnehmen.

PERSÖNLICHE EMPFEHLUNG

Eine Kombination aus Löwenzahnwurzel, Ginseng und Ingwerwurzel wirkt Wunder bei Menschen, die bei einer vernünftigen gesunden Ernährung unter einem zu niedrigen Blutzuckerspiegel leiden. 3-mal täglich eine Tasse Tee aus dem Extrakt oder den getrockneten Pflanzen aufgebrüht entfaltet diese segensreiche Wirkung.

! VORSICHT

Verwenden Sie Löwenzahn oder andere harntreibende Heilpflanzen niemals zusammen mit diuretischen Medikamenten wie Lasix oder Hydrochlorothiazid.

ER LIEBT MICH – ER LIEBT MICH NICHT

Vor den Tagen des Ouija-Brettes benutzten junge Frauen die federigen Samenköpfe des Löwenzahns, um herauszufinden, ob ihr Geliebter es wirklich ernst mit ihnen meinte. Ein Mädchen blies dreimal auf den Löwenzahn. Wenn wenigstens eine der Samenfedern am Stengel blieb, galt das als Zeichen, dass ihr Liebster an sie dachte.

Mäusedorn *(Ruscus aculeatus)*

FAKTEN

In Europa wird diese Heilpflanze seit Jahrhunderten angewendet, um Wasseransammlungen im Körper abzubauen und Verstopfung zu beseitigen. Heute ist der Mäusedorn besonders bei Frauen beliebt, weil er bei Beschwerden hilft, die durch schlechte Durchblutung in den Beinen verursacht werden – dem so genannten »restless leg syndrome«. Französische Wissenschaftler haben entdeckt, dass diese Pflanze steroidale Substanzen enthält, die das Venengewebe straffen und Entzündungen reduzieren. Mäusedorn ist auch eingesetzt worden, um Schwellungen und Schmerzen bei Arthritis und Rheuma zu lindern. Oral eingenommen oder äußerlich in Salbenform angewendet, stellt es ein ausgezeichnetes Mittel gegen Hämorrhoiden dar.

MÖGLICHER NUTZEN

- Verbessert die Durchblutung in Händen und Füßen.
- Hilfreich bei Ödemen in Beinen oder Füßen.
- Die entzündungshemmende Wirkung kann durch Arthritis oder Rheuma verursachte Schwellungen reduzieren.
- Lindert Hämorrhoiden-Schmerzen.

ANWENDUNG

- Täglich bis zu 3 Kapseln einnehmen.
- 10 bis 20 Tropfen in Flüssigkeit gelöst täglich einnehmen.
- Salbe in kleinen Mengen auf Hämorrhoiden auftragen, bis die Entzündung abklingt.

PERSÖNLICHE EMPFEHLUNG

Diese Heilpflanze ist besonders nützlich für Menschen, die den ganzen Tag auf den Beinen sind, wie Verkäuferinnen, Lehrer oder Ärztinnen, und dadurch nachts unter geschwollenen Beinen leiden.

Maitake *(Grifola frondosa)*

FAKTEN

Dieser Pilz war im alten Japan so begehrt, dass er in Silber aufgewogen wurde. Maitake enthält *Beta-1,6-Glucan*, ein starkes Immunstimulans. Maitake regt die Produktion von *T-Zellen* an, die den Körper gegen Viren und Krebs verteidigen. Japanische Studien belegen, dass Maitake-Extrakt bei Mäusen das Wachstum von Brusttumoren und Hautkrebs hemmen kann. In Japan und den USA wird Maitake ergänzend zu anderen Therapien bei Krebs und Infektionskrankheiten wie HIV eingesetzt. Wird Maitake begleitend zur Chemotherapie verabreicht, verbessert das nicht nur die Wirksamkeit der Behandlung, sondern verringert außerdem Nebenwirkungen wie Haarausfall und Übelkeit.

Eine kleine, in New York durchgeführte Studie belegt, das Maitake eine leichte Senkung erhöhten Blutdrucks bewirken kann. Japanische Forscher sagen, dass Maitake auch zu hohe Cholesterin- und Triglyzeridwerte senkt und somit Herzkrankheiten und Schlaganfällen vorbeugt. Tierversuche deuten darauf hin, dass Maitake bei Diabetikern den Blutzuckerspiegel senken kann, was zur Vermeidung der sonst bei Diabetes auftretenden Langzeitfolgen wie Erblindung und Nervenschädigungen beiträgt. Maitake ist als der »tanzende Pilz« bekannt, weil die Form seiner Fruchtkörper an flatternde Schmetterlinge erinnert.

MÖGLICHER NUTZEN

- Stimuliert das Immunsystem.
- Hemmt das Wachstum von Krebstumoren.
- Beugt Herzkrankheiten und Diabetes vor.

ANWENDUNG

- Zur allgemeinen Stärkung der Abwehrkräfte täglich 100 mg des standardisierten Extraktes einnehmen. Sollte bei Ihnen Krebs oder eine andere Erkrankung bestehen, befragen Sie vor der Einnahme Ihren behandelnden Arzt.

Mandel *(Prunus amygdalus)*

FAKTEN

Wenn Sie feststellen, dass kommerzielle Seifenprodukte Ihre Gesichtshaut zu sehr austrocknen, sollten Sie es einmal mit Seife und Gesichtsreinigern auf Mandelbasis aus dem Reformhaus versuchen. Die Kerne der Mandelpflanze liefern eine der besten Reinigungssubstanzen, die Mutter Natur uns zu bieten hat. Er übt außerdem eine sehr entspannende und pflegende Wirkung auf die Haut aus. Zudem zeigt eine neuere Studie, dass Mandelöl möglicherweise zur Verhütung von Herzkrankheiten beiträgt. Am Health Research and Studies Center in Los Altos, Kalifornien, konnte man nachweisen, dass Mandelöl bei Menschen, die es anstelle gesättigter Fette verwenden, den Cholesteringehalt im Blut senkt. Dieser Studie zufolge senkt Mandelöl den Cholesterinspiegel noch wirkungsvoller als Olivenöl! Es sind aber noch weitere Studien erforderlich, um zu klären, ob Mandelöl fester Bestandteil einer für das Herz besonders gesunden Ernährung sein sollte.

MÖGLICHER NUTZEN

- Aus Mandeln hergestellte Hautreiniger helfen, überschüssiges Fett und Schmutz von der Haut zu entfernen.
- Mandelbutter und -öl können die Haut befeuchten und geschmeidiger machen.
- Mandelöl ist offenbar in der Lage, den Cholesterinspiegel zu senken.

ANWENDUNG

- Eine Hand voll Mandelpulver ergibt einen guten Gesichtsreiniger.
- Reiben Sie Mandelöl auf raue Haut an Händen und Füßen.

Mariendistel *(Silybum marianum)*

FAKTEN

In Europa erfreut sich die Mariendistel als Lebertonikum großer Beliebtheit. Die Leber ist das zweitgrößte Organ und wird oft als die »Chemiefabrik« unseres Körpers bezeichnet. Für die Erhaltung einer guten Gesundheit spielt die Leber eine entscheidende Rolle. Sie produziert Gallenflüssigkeit, die zum Aufspalten von Fetten benötigt wird.

Sie entgiftet toxische Substanzen, die in unseren Blutkreislauf eindringen, beispielsweise Alkohol, Nikotin und Umweltgifte wie Kohlenmonoxid, indem sie sie in für den Körper harmlosere Substanzen aufspaltet. Außerdem werden in der Leber die Vitamine A, D, E und K gespeichert.

Die Mariendistel enthält *Silymarin*, ein Flavonoid, das unmittelbar auf die Leberzellen einwirkt. Die auch als Vitamin P bekannten *Flavonoide* sind pflanzliche Substanzen, die mit dem Vitamin C zusammenwirken und viele gesundheitliche Vorteile aufweisen. Zahlreiche europäische Studien belegen, dass Mariendistel-Präparate die Leberfunktionen verbessern und die Bildung neuer Leberzellen anregen. Auch das Vorkommen von *Glutathion* im Körper wird erhöht. Hierbei handelt es sich um ein besonders wirkungsvolles Antioxidans, dessen höchste Konzentration sich in der Leber findet. Die Gabe von Mariendistel hat sich außerdem als wirksame Therapie bei Vergiftungen mit Amanita-Pilzen erwiesen, deren Gift die Leber zerstört. Die Behandlung funktioniert aber nur, wenn sie bereits kurze Zeit nach dem Verzehr der Giftpilze einsetzt. Silymarin ist außerdem zur Behandlung von Zirrhose und Hepatitis eingesetzt worden.

MÖGLICHER NUTZEN

- Verjüngt die Leber.
- Steigert die Gallenproduktion, was für die Aufspaltung von Fetten wesentlich ist.
- Kann bei Pilzvergiftungen helfen.

ANWENDUNG

Bis zu 3-mal täglich 1 140-mg-Kapsel einnehmen. (Der Silymaringehalt sollte 70 Prozent betragen.)

PERSÖNLICHE EMPFEHLUNG

Diese Heilpflanze kann segensreich für Menschen sein, die an Hepatitis oder Leberentzündung leiden. Auch bei Leberzirrhose, die oft durch Alkoholmissbrauch verursacht wird, kann Mariendistel sich günstig auswirken. Ich empfehle sie außerdem allen, die rauchen oder beruflich Giftstoffen ausgesetzt sind. Überdies ist Mariendistel für Personen von Nutzen, die Anzeichen für eine eingeschränkte Leberfunktion aufweisen, wie Schuppenflechte und chronische Hefepilzinfektionen. Ich selbst nehme zur allgemeinen Stärkung meiner Gesundheit ein Multivitamin- und Mineralien-Präparat, das auch Mariendistel enthält.

Meerträubchen *(Ephedra, Ephedra sinica)*

FAKTEN

Diese Heilpflanze ist in China als *Ma Huang* bekannt. Sie wird in der Mongolei angebaut und seit über viertausend Jahren zur Behandlung von Asthma und Infektionen der oberen Atemwege genutzt. Sie enthält zwei Alkaloide, *Ephedrin* und *Pseudoephedrin*, die heute in vielen frei verkäuflichen Grippe- und Allergiemitteln enthalten sind. Ephedrin wird auch in Schlankheitsmitteln eingesetzt, weil es den Appetit dämpft und gleichzeitig den Stoffwechsel anregt. Bestimmte Produkte mit hohem Ephedringehalt sind als »natürliche Energiespender« angepriesen worden. Diese Mittel sind aber gefährlich und von ihrem Gebrauch ist dringend abzuraten. Durch Missbrauch von Ephedrin ist es sogar zu Todesfällen gekommen, weswegen Ephedrin-Produkte in den amerikanischen Bundesstaaten Florida und New York verboten sind. Die amerikanische Gesundheitsbehörde FDA warnt davor, in einem Zeitraum von vierundzwanzig Stunden mehr als 24 mg Ephedrin einzunehmen, und empfiehlt, die Einnahmedauer insgesamt auf sieben Tage zu begrenzen. Eine übermäßige Einnahme von Ephedra kann den Blutdruck erhöhen und zu einer ungesunden Belastung des Herzens führen. Besonders gefährlich ist dies für Menschen mit bereits vorgeschädigtem Herzen. Wird Ephedra aber korrekt und maßvoll angewendet, ist sein Gebrauch für die meisten Menschen unbedenklich, wie die jahrtausendelange Erfahrung zeigt. Mit anderen Worten, wenn Sie sich eine Erkältung zugezogen haben, ist es völlig in Ordnung, ein oder zwei Tassen Ephedra-Tee zu trinken. Missbrauch ist dagegen, wie bei vielen anderen Arzneien, dumm und schädlich.

Die amerikanische Ephedra wurde von den frühen Pionieren und mormonischen Siedlern entdeckt und, unter anderem unter der Bezeichnung *Mormonentee* und *Squawtee*, zur Behandlung von Asthma eingesetzt. Sie hilft auch bei Kopfschmerzen, Fieber und Heuschnupfen.

MÖGLICHER NUTZEN

■ Schleimhautabschwellende, lindernde Wirkung bei verstopfter Nase, tränenden Augen und anderen Erkältungs- und Allergiesymptomen.

■ Kann bei Kopfschmerz helfen.

■ Stimulans, dessen Wirkung bis zu 24 Stunden anhält.

■ Regt den Stoffwechsel an.

ANWENDUNG

■ Zur Linderung von Erkältungs- oder Allergiesymptomen eine Tasse Ephedra-Tee trinken. Nicht länger als sieben Tage in Folge anwenden. Den Tee nicht vor dem Schlafengehen trinken, da er sonst die Nachtruhe beeinträchtigen könnte.

■ Täglich bis zu 2 Kapseln einnehmen; eine Tagesdosis von 24 mg nicht überschreiten. Nicht länger als eine Woche einnehmen.

! VORSICHT

Bei erhöhtem Blutdruck, Herzerkrankungen, Diabetes oder Schilddrüsenerkrankungen Ephedra nicht oder ausschließlich unter ärztlicher

Aufsicht anwenden. Empfohlene Dosis auf keinen Fall überschreiten. Schwangere oder stillende Frauen sollten unbedingt ihren Arzt befragen, ehe sie zu Ephedra-Arzneien greifen.

Möhre *(Daucus carota)*

FAKTEN

War Bugs Bunny ein früher Anhänger der vorbeugenden Medizin? Seine Lieblingsspeise waren Möhren, eine reiche *Karotinoid*-Quelle. Diese Pflanzenbestandteile werden gegenwärtig auf ihre Krebs hemmende Wirkung untersucht. Ein in Möhren reichlich enthaltenes Karotinoid, das *Alphakarotin*, hemmte in Tierversuchen das Wachstum von Krebstumoren. Ein anderer Möhren-Inhaltsstoff, das Beta-Karotin, reduziert offenbar sowohl das Krebsrisiko als auch die Anfälligkeit für koronare Herzerkrankungen. Möhren gehören zur Familie der Umbelliferae-Gewächse (zusammen mit Sellerie und Pastinaken), deren mögliche Gesundheitswirkung gegenwärtig vom National Cancer Institute erforscht wird. Zahlreiche Studien auf der ganzen Welt bestätigen, dass Menschen, die viele Möhren und andere karotinhaltige Nahrungsmittel essen, ein deutlich reduziertes Risiko aufweisen, an bestimmten Krebsformen zu erkranken. Einige Studien zeigen sogar, dass Menschen, die besonders krebserregenden Faktoren ausgesetzt sind, etwa durch Tabakkonsum oder UV-Strahlung, ihr Erkrankungsrisiko merklich reduzieren können, wenn sie mehr Karotin zu sich nehmen.

Möhren enthalten *Kalziumpektat*, einen löslichen Faserstoff, der den Cholesteringehalt des Blutes senkt. Bei Menschen mit erhöhtem Cholesterinspiegel kann der Verzehr von zwei Möhren täglich den Cholesteringehalt des Blutes um 20 Prozent senken!

Die empfohlene tägliche Menge für Karotinoide liegt bei 5 000 IE, doch Krebsexperten raten, dass man, wenn man sein Krebsrisiko spürbar senken möchte, täglich ungefähr 12 500 IE konsumieren sollte. Das ist nicht schwierig, enthält doch bereits eine geriebene rohe Möhre 13 500 IE Karotinoide.

Karotinoide sind außerdem sehr hilfreich für die Augen. Beta-Karotin wird für die Bildung des Sehpurpurs in den Augen benötigt. Es wirkt damit gegen Nachtblindheit und Sehschwäche. Möhren sind auch ein gutes Mittel gegen Durchfall, und können bei Blähungen und Sodbrennen helfen.

MÖGLICHER NUTZEN

■ Fördert die Gesundheit der Augen.
■ Kann Krebserkrankungen vorbeugen.
■ Senkt den Cholesterinspiegel.
■ Hilft bei gestörter Verdauung.
■ Kann bei Durchfall helfen.

ANWENDUNG

Trinken Sie täglich eine bis zwei Tassen Möhrensaft, den Sie in einem automatischen Entsafter selbst frisch herstellen, aber auch fix und fertig kaufen können.

PERSÖNLICHE EMPFEHLUNG

Bei Möhren gilt: je frischer, desto besser. Vom Augenblick der Ernte an verliert das Karotin an Wirksamkeit. Kaufen Sie nach Möglichkeit lose Möhren mit Kraut und meiden Sie das in Plastiksäcken verpackte Zeug. Verwenden Sie sie so schnell wie möglich.

Falls Sie Möhren nicht mögen, gibt es jetzt neue Nahrungsergänzungsmittel, die eine Mischung von aus Gemüsepflanzen gewonnenen Karotinoiden enthalten. Karotinoid-Kapseln enthalten zwar nicht die pflanzlichen Faserstoffe roher Möhren, stellen aber für Menschen, die dieses Gemüse nicht mögen, einen einfachen Weg dar, dem Körper Karotinoide zuzuführen. Ich persönlich halte frische Möhren aber weiterhin für die bessere Wahl!

Mönchspfeffer *(Vitex agnus castus, Verbenaceae)*

FAKTEN

In der ersten Ausgabe der *Kräuterbibel* schrieb ich, der Mönchspfeffer oder Vitex sei als Heilpflanze im Kommen, habe sich aber noch keinen Platz unter den Top 100 verdient. Das ist inzwischen anders. Mönchspfeffer ist in Europa inzwischen äußerst populär geworden, wo er zur Behandlung des prämenstruellen Syndroms (PMS) sowie unangenehmer Begleitsymptome der Menopause eingesetzt wird. In Deutschland wurde er von der Kommission E geprüft und zur Behandlung von Menopausen-Beschwerden zugelassen. Seit Jahrhunderten steht diese Pflanze in dem Ruf, Hormonschwankungen auszugleichen. Einst wurde sie als Kur gegen übermäßige sexuelle Begierde empfohlen. Heute setzen europäische Herbalisten sie zur Behandlung von Fibromen (gutartigen Bindegewebsgeschwulsten) und anderen Frauenleiden ein.

MÖGLICHER NUTZEN

- Lindert PMS-Beschwerden.
- Kann in Kombination mit anderen Heilkräutern Menopausen-Beschwerden lindern.

ANWENDUNG

- Bis zu 3-mal täglich 1 Kapsel einnehmen.
- Täglich 20 bis 30 Tropfen des Extraktes in Flüssigkeit gelöst einnehmen.

Moosbeere *(Vaccinium macrocarpon)*

FAKTEN

Amerikaner essen ungefähr 117 Millionen Pfund Moosbeerensauce im Jahr, das meiste davon im November und Dezember. Doch Sie sollten nicht bis Thanksgiving warten! Die Moosbeere gehört zu den besten Waffen der Natur gegen Blasenentzündungen und Harnwegs-infekte. Seit Jahren raten Ärzte ihren Patienten dazu, Moosbeerensaft zu trinken, um Infektionen im Bereich der Harnwege vorzubeugen. In der *U.S. Pharmacopeia*, der amtlichen Medikamentenliste der USA, wird die Moosbeere als wirkungsvolles Heilmittel für diese Erkrankungen aufgeführt. Eine Zeitlang glaubten die Ärzte, durch Moosbeere würde der Urin gesäuert, was dann eine Abtötung der für die Infektionen verantwortlichen Bakterien zur Folge hätte. Kürzlich lieferte Dr. Anthony Sabota von der Youngtown State University in Ohio jedoch eine andere mögliche Erklärung. Seine Studien deuten darauf hin, dass die Moosbeeren-Wirkstoffe die Bakterien daran hin-dern, sich an der Blasenwand festzusetzen. So werden die poten-ziellen Störenfriede mit dem Urin aus dem Körper gespült, ehe sie Schaden anrichten können. 1994 wurde im *Journal of the American Medical Association* eine Studie veröffentlicht, wonach ältere Frauen, die regelmäßig Moosbeerensaft-Cocktail tranken – von der Art, wie er im Supermarkt erhältlich ist –, deutlich weniger Infektionen aus-lösende Bakterien und Eiter im Urin aufwiesen als andere. Ähnlich wie Blaubeeren und Heidelbeeren enthalten Moosbeeren Antho-cyanidine, natürliche Antibiotika. Wie Erdbeeren und Weintrauben enthalten sie darüber hinaus Ellaginsäure, ein natürliches Antio-xidans, das die schädliche Wirkung der freien Radikalen neutralisiert. Nordamerikanische Indianer verwendeten getrocknete ganze Moos-beeren zur Desinfektion von Wunden. Leider sind die im Handel erhältlichen Moosbeeren-Fruchtsaftgetränke oft sehr zucker- und kalorienreich. In Reformhäusern wird Moosbeerenextrakt in Kapsel-form angeboten. Das ist nicht nur wirksamer, sondern obendrein weniger kalorienhaltig.

MÖGLICHER NUTZEN
Beugt der Ausbreitung bakterieller Infektionen im Harnsystem vor.

ANWENDUNG
Täglich bis zu 3 Kapseln einnehmen.

Wenn Sie glauben, sich eine Harnwegsinfektion zugezogen zu haben, sollten Sie unverzüglich einen Arzt aufsuchen. Unbehandelt kann eine solche Infektion ernste Komplikationen zur Folge haben.

PERSÖNLICHE EMPFEHLUNG

Zwar bieten auch die in Supermärkten angebotenen Moosbeerensaft-Getränke eine schützende Wirkung gegen Infektionen, sie sind aber industriell hergestellt und stark gezuckert. Das ist gewiss nicht die Art von Saft, die ich Ihnen bedenkenlos empfehlen kann. Suchen Sie in Feinkostgeschäften, Bioläden oder Reformhäusern nach ungezuckerten, möglichst wenig industriell bearbeiteten Säften. Echter Moosbeerensaft ist sehr herb, aber dafür auch sehr wirksam. In manchen Reformhäusern gibt es ein naturbelassenes Mischgetränk aus Apfel- und Moosbeerensaft, das empfehlenswert ist, sofern es keinen Zucker enthält.

Muira Puama *(Ptychopetalum olacoides)*

FAKTEN

Diese auch als »Potenzholz« bekannte Pflanze erlangt neuerdings große, allerdings ein wenig schillernde Popularität als das brandheiße neue Aphrodisiakum aus Brasilien. Sie steht in dem Ruf, die Libido zu stimulieren und die sexuellen Funktionen zu verbessern. Auch wenn diese Behauptung bislang durch keine wissenschaftliche Studie belegt ist, ranken sich um Muira Puama die wildesten Legenden. Die Pflanze wird auch als Mittel gegen Erschöpfung angewendet.

MÖGLICHER NUTZEN

Steigert das sexuelle Verlangen und die Potenz.

ANWENDUNG

- Täglich eine Tasse Tee trinken.
- 1 bis 3 Kapseln entsprechend den Packungsvorschriften einnehmen.

Mutterkraut *(Chrysanthemum parthenium)*

FAKTEN

Der Legende zufolge rettete dieses Kraut das Leben von jemandem, der das Pech hatte, aus dem Pantheon zu fallen, dem berühmten Tempel im alten Griechenland. Seither wenden Herbalisten das Mutterkraut gegen eine Vielzahl von Beschwerden an. Sein englischer Name »Feverfew« weist darauf hin, dass man es als fiebersenkendes Mittel einsetzte. Der griechische Pflanzenheilkundige Dioskurides soll diese Pflanze zur Behandlung von Arthritis benutzt haben. Culpeper empfahl Frauen bereits 1649 Mutterkraut als »allgemeines Stärkungsmittel für die Gebärmutter« und bezeichnete es außerdem als »sehr wirksam gegen alle Arten von Kopfschmerzen«. 1772 schrieb John Hill, ein weiterer berühmter Herbalist, dass »diese Heilpflanze gegen schlimmste Kopfschmerzen besser hilft als jedes andere bekannte Mittel«.

Bis zum Jahr 1978 war das Mutterkraut beinahe vergessen. Doch dann berichtete eine englische Zeitung über eine Frau, die sich mit Mutterkrautblättern von Migräne kuriert hatte. Der Artikel erregte die Aufmerksamkeit ernsthafter medizinischer Forscher. Sie beschlossen, dieses Phänomen genauer zu untersuchen. 1985 veröffentlichte die angesehene englische Medizin-Zeitschrift *Lancet* einen Bericht, wonach Extrakte aus Mutterkraut die Freisetzung zweier Entzündungsstoffe hemmen können – des *Serotonins* aus den Blutplättchen und des *Prostaglandins* aus den weißen Blutkörperchen. Es wird vermutet, dass diese beiden Stoffe zur Entstehung von Migräneanfällen beitragen und möglicherweise sogar eine Rolle bei Arthritis deformans spielen. 1988 berichtete *Lancet* außerdem, dass eine sorgfältig angelegte Studie ergeben habe, was Pflanzenheilkundige schon seit Jahrhunderten wussten: Mutterkraut kann Migränattacken vorbeugen oder sie abmildern. Der wichtigste Wirkstoff des Mutterkrautes ist das *Parthenolid*, das die Freisetzung Entzündungen auslösender Substanzen im Körper hemmt. Außerdem reduziert es die Ausschüttung von *Serotonin* und *Histamin*, zweier natürlich im Körper auftretenden Substanzen, die, wenn sie im Übermaß freigesetzt werden, Kopfschmerzen und andere Beschwerden auslösen können. Wegen der entzündungshemmenden Wirkung des Mutterkrautes werden gegenwärtig auch seine Einsatzmöglichkeiten in der Rheumatherapie erforscht.

MÖGLICHER NUTZEN

■ Kann Migränepatienten Erleichterung verschaffen, indem es die Häufigkeit der Anfälle reduziert.

■ Möglicherweise reduziert es die Heftigkeit der Migränesymptome wie Übelkeit, Erbrechen und Kopfschmerz.

ANWENDUNG

Täglich 1 auf 0,2 Prozent Parthenolidgehalt standardisierte 125-mg-Kapsel einnehmen.

PERSÖNLICHE EMPFEHLUNG

Es mag mehrere Monate dauern, bis Migränepatienten Linderung verspüren, aber das Warten kann sich durchaus lohnen. Bei vielen Menschen wirkt Mutterkraut offenbar gut als vorbeugendes Mittel gegen Migräneanfälle. Manche Herbalisten empfehlen, eine zusätzliche Dosis einzunehmen, wenn sich ein Anfall ankündigt.

⚠ VORSICHT

Mutterkraut kann die Blutgerinnung beeinflussen; wenn Sie mit Antikoagulantien behandelt werden, ist daher eine sorgfältige ärztliche Kontrolle erforderlich, falls Sie Mutterkraut zusätzlich einnehmen. Schwangere oder stillende Frauen sollten Mutterkraut nicht anwenden. Das Kauen ganzer Mutterkrautblätter kann Geschwüre im Mund auslösen.

Nachtkerze *(Oenothera biennis)*

FAKTEN

Die Nachtkerze ist eine amerikanische Pflanze, die im siebzehnten Jahrhundert nach Europa gelangte. Einst als »königliches Allheilmittel« gepriesen, wurde sie gegen zahlreiche Beschwerden verordnet.

Die Indianer benutzten sie als Schmerzmittel und zur Behandlung von Asthma.

Nachtkerzenöl ist ein sehr wirksames Mittel bei gutartigen Zysten in der weiblichen Brust. Frauen berichten, dass Nachtkerzenöl die Schmerzen und Spannungen lindert, die mit dieser Erkrankung einhergehen. Es wirkt besonders gut, wenn es mit einer täglichen Gabe von 400 IE Vitamin E kombiniert wird.

Kürzlich wurde bekannt, dass Gamma-Linolensäure (GLA), eine im Nachtkerzenöl enthaltene Fettsäure, sich erfolgreich zur Behandlung von Arthritis deformans einsetzen lässt. Bei einer Doppelblindstudie mit sechsundfünfzig männlichen und weiblichen Rheumapatienten erhielt die eine Hälfte der Patienten GLA-Kapseln, die andere ein Placebo aus Sonnenblumenöl, jeweils zusätzlich zu ihrer normalen Medikation. Nach sechs Monaten zeigte sich bei den Patienten, die GLA einnahmen, eine wissenschaftlich signifikante Abnahme der Schwellungen, Gelenkschmerzen und Steifigkeit. Bei den Patienten, die Sonnenblumenöl erhalten hatten, blieb der Zustand unverändert oder verschlechterte sich weiter. In den folgenden sechs Monaten erhielten nun alle Patienten GLA. Nach Ablauf eines Jahres zeigte sich bei 50 Prozent der Patienten eine signifikante Besserung ihres Zustandes. Da Arthritis deformans eine schwer zu behandelnde degenerative Erkrankung ist, sind diese Ergebnisse äußerst eindrucksvoll.

Andere Studien zeigen, dass Nachtkerzenöl den Cholesterinspiegel senken kann. Einer kanadischen Studie zufolge sank bei Patienten, die täglich 4 Gramm des Nachtkerzenölproduktes Efamol einnahmen, der Cholesteringehalt des Blutes innerhalb von drei Monaten um 31,5 Prozent. Auch eine blutdrucksenkende Wirkung des Nachtkerzenöls konnte wissenschaftlich belegt werden. Zudem ist diese Heilpflanze ein altbewährtes Mittel gegen Kopfschorf bei Säuglingen. Und eine 1987 im *British Journal of Dermatology* veröffentlichte Studie gelangte zu dem Ergebnis, dass Ekzem-Patienten durch die Behandlung mit Nachtkerzenöl eine deutliche Besserung erfuhren, sodass sie weniger Steroide einnehmen mussten.

MÖGLICHER NUTZEN

- Bessert die Symptome der Arthritis deformans.
- Empfehlenswert bei prämenstruellen Brustschmerzen und gutartigen Brustzysten.
- Hilft bei Ängstlichkeit.
- Hilft durch Senkung des Blutdrucks und des Cholesterinspiegels, Herzkrankheiten und Schlaganfällen vorzubeugen.
- Gut für eine gesunde Haut.

ANWENDUNG

Täglich bis zu 3 250-mg-Kapseln einnehmen.

☤ VORSICHT

Patienten, die phenothiazinhaltige Medikamente einnehmen, sollten Nachtkerzenöl nur unter ärztlicher Aufsicht anwenden.

Neem *(Azadirachta indica)*

FAKTEN

Im Ayurveda ist Neem, was Aspirin für die westliche Medizin ist. Neem gilt als Wundermedizin für viele verbreitete Beschwerden, von Fieber über Kopfschmerzen bis zu Hautreizungen und Pilzinfektionen. Kein Wunder, dass es auf Sanskrit als »Kur für alle Leiden« bezeichnet wird. Seit 4500 Jahren sind verschiedene Teile des Neem-Baumes (auch: Niem-Baum) wichtiger Rohstoff für die ayurvedische Medizin. Neem-Präparate zur äußeren Anwendung werden gegen Psoriasis, Scherpilzflechte, Fußpilz und Warzen eingesetzt. Heute ist Neem Inhaltsstoff zahlreicher Haut- und Haarpflegeprodukte. Jahrhundertelang wurden Neem-Zweige in Indien zum Zähneputzen benutzt. Seine natürlichen antiseptischen und entzündungshemmenden Bestandteile machen Neem zu einer ausgezeichneten Grundlage für Zahnpasta und Mundwasser; viele kommerzielle Zahnpflegeprodukte enthalten heute Neem.

Innerlich angewendet, wirkt Neem als natürlicher Entzündungshemmer, der Fieber senkt, Kopfschmerzen und Ohrenschmerzen lindert. Neem wirkt auch gegen Viren und ist zur Behandlung von Pockeninfektionen eingesetzt worden.

Neem ist zudem ein natürliches Insektizid. Neem-Produkte für den Garten erhalten Sie im entsprechenden Fachhandel.

MÖGLICHER NUTZEN

- Kann Hautleiden lindern und heilen.
- Beugt Zahnfleischerkrankungen vor.
- Besitzt eine natürliche entzündungshemmende Wirkung.

ANWENDUNG

Im Westen sind überwiegend Neem-Produkte zur äußeren Anwendung im Handel. Tragen Sie Neem-Hautlotion bis zu 3-mal täglich auf die betroffenen Hautpartien auf. Zahnpflegeprodukte entsprechend den Packungsvorschriften anwenden.

Olivenblattextrakt *(Olea europaea)*

FAKTEN

Der Olivenzweig mag ein Friedenszeichen sein, doch der Extrakt aus den Olivenblättern ist ein machtvoller Kämpfer gegen Krankheiten. Olivenblätter enthalten *Oleuropeinsäure*, einen natürlichen Mikrobenbekämpfer, der gegen viele Viren, Bakterien und Pilze wirksam ist. Ärzte berichten von zahlreichen Erkrankungen, die mit Olivenblattextrakt erfolgreich behandelt werden konnten. Der Arzt James R. Privatera, der Olivenblattextrakt in seiner Praxis regelmäßig verordnet, berichtet von einer besonders guten Wirkung bei Patienten, die an schwer zu behandelnden Virusinfektionen leiden, etwa der Epstein-Barr-Krankheit, dem chronischen Erschöpfungssyndrom oder Herpes. Sogar bei Aids-Patienten wurde eine Linderung der Symptome beobachtet. Offenkundig stimuliert der Extrakt unser Immunsystem, wodurch der

Körper in die Lage versetzt wird, Infektionen wirkungsvoller zu bekämpfen. Olivenblattextrakt ist kein Allheilmittel, kann aber helfen, Erschöpfung, Schmerzen und andere die Lebensqualität beeinträchtigenden Symptome zu lindern. Auf zwei unterschiedliche Weisen hilft das Extrakt, Viren zu vernichten: Erstens behindert es die Fähigkeit des Virus, sich zu vermehren, sodass seine Ausbreitung blockiert wird. Zweitens stimuliert es das Immunsystem dazu, mehr Abwehrzellen zu produzieren. Besonders hilfreich scheint Olivenblattextrakt für Patienten zu sein, die eine schwere chronische Krankheit durchmachen und einen kräftigen Schub von außen benötigen, um zu gesunden. In Verbindung mit einer gesunden Lebensweise kann Olivenblattextrakt die Belastung des Körpers durch Viren reduzieren und ein geschwächtes Immunsystem wieder in Schwung bringen.

Auch für den banalen Schnupfen und fiebrige Erkältungen, die sich nicht mit Antibiotika behandeln lassen, ist Olivenblattextrakt exzellent geeignet, denn hierbei gilt es, der Krankheit ihren Lauf zu lassen und lediglich mit natürlichen Immunstimulanzien wie Olivenblattextrakt, Holunderbeerenextrakt und viel heißer Hühnersuppe den Heilungsprozess etwas zu beschleunigen.

Ähnlich wie Olivenöl ist auch Olivenblattextrakt gut für das Herz. Tierversuche belegen, dass es einen erhöhten Blutdruck und Cholesterinspiegel senken kann.

MÖGLICHER NUTZEN

- Schützt gegen chronische Virusinfektionen.
- Hilft bei Hefepilzinfektionen.

ANWENDUNG

Liegt bei Ihnen eine akute Erkältung, ein grippaler Infekt oder eine andere Virusinfektion vor, nehmen Sie alle vier Stunden 3 500-mg-Tabletten. Falls das Fieber aber länger als 24 Stunden anhält oder wenn sich ungewöhnliche Symptome einstellen, sollten Sie auf jeden Fall sofort einen Arzt hinzuziehen. Wenn Sie geschwächt oder in Gefahr sind, sich mit Erkältung oder Grippe anzustecken, nehmen Sie zur Stärkung Ihres Immunsystems täglich 1 500-mg-Tablette.

Oregano *(Oreganum vulgare)*

FAKTEN

Oregano ist ein immergrünes Gewächs aus der Familie der Minzen und stammt aus dem Mittelmeerraum. Er wird oft mit dem milderen, süßeren Majoran verwechselt. In der Antike war Oregano bei Griechen und Römern als Gewürz ebenso wie als Heilpflanze geschätzt. Man glaubt sogar, dass Oregano schon in der Steinzeit als Heilkraut verwendet wurde! Die alten Griechen verwendeten zerdrückte Oreganoblätter zum Auftragen auf Wunden und schmerzende Gelenke. Griechische Heiler verordneten ihn bei Parasitenbefall und anderen Infektionen. Die Römer machten Oregano in ganz Europa populär und verwendeten Oreganoöl zur Desinfektion von Krankenzimmern. Auch wenn die Römer noch nichts von Krankheitskeimen wussten, war ihnen doch klar, dass Krankheiten oft durch den Kontakt mit Kranken übertragen wurden.

Moderne Herbalisten haben Oreganoöl nun als Arznei zur Behandlung von Pilzinfektionen, Warzen, Psoriasis und sogar der gewöhnlichen Erkältung wiederentdeckt. Oreganoöl enthält *Carvacol* und *Thymol*, zwei natürliche antiseptische Substanzen. Es besitzt außerdem eine entzündungshemmende Wirkung, die das Abheilen von Hautwunden und Muskelzerrungen fördert.

MÖGLICHER NUTZEN

- Natürliches Desinfektionsmittel.
- Kann bei Schnupfen und grippalen Infekten helfen.
- Fördert möglicherweise die Heilung von Hautverletzungen.

ANWENDUNG

- Bei einer akuten Infektion nehmen Sie für maximal zwei Wochen bis zu 6 Oreganoöl-Kapseln täglich ein.
- 5 bis 10 Oreganotropfen in Flüssigkeit lösen. Davon bis zu zwei Tassen täglich trinken.
- Ein paar Tropfen des Öls auf Warzen oder Hautwunden auftragen. Bis zum Abheilen täglich anwenden.

Kaufen Sie nur Erzeugnisse aus echtem Oregano (*Oregano vulgare*).
Bei dem Gewürz, das im Supermarkt als Oregano verkauft wird, handelt es sich oft um eine Form des Majoran. Das schmeckt zwar prima in Tomatensauce oder auf der Pizza, besitzt aber nicht die Heilwirkung von echtem Oregano.

Osha *(Ligusticum porteri)*

FAKTEN
Diese Heilpflanze wurde von den Indianern in den westlichen Vereinigten Staaten traditionell zur Behandlung von Erkältungen und Infektionen der oberen Atemwege verwendet. Osha wird eine die Abwehrkräfte stärkende Wirkung zugeschrieben, die es dem Körper ermöglicht, besser mit Virusinfektionen fertig zu werden. Wenn Sie ein pflanzliches Präparat zur Stärkung der Immunabwehr kaufen, sollten Sie darauf achten, dass es neben Echinacea, Astragalus und Lomatuum-Wurzel auch Osha enthält.

MÖGLICHER NUTZEN
Stärkt möglicherweise das Immunsystem.

ANWENDUNG
- Nehmen Sie bis zu 3-mal täglich 1 Kapsel.
- Bis 3-mal täglich 20 bis 30 Tropfen in Flüssigkeit gelöst einnehmen.

Papaya *(Carica papaya)*

FAKTEN
Wenn Sie keinen Tag überstehen, ohne einen Säureblocker zu schlucken, ist Papaya genau das Richtige für Sie. Papaya enthält *Papain*,

eine chemisch dem *Pepsin* ähnelnde Substanz, jenem Enzym, das für die Eiweißverdauung benötigt wird. Papaya ist eine sichere und natürliche Verdauungshilfe. Ich weiß, wie leicht es ist, einen der synthetischen Säureblocker zu kaufen, aber Papaya ist eine weitaus empfehlenswertere Alternative. Wenn Sie zu viele Säureblocker einnehmen, droht das Risiko eines Umkehreffektes. Ihr Körper reagiert dann auf die Medikamente durch eine noch stärkere Magensäureproduktion, wodurch Ihre Magenbeschwerden sich weiter verschlimmern werden. Bei Papayasaft oder -tabletten ist ein solcher Umkehreffekt nicht zu befürchten. Außerdem schmeckt diese auf Hawaii sehr beliebte Frucht absolut köstlich.

MÖGLICHER NUTZEN
- Erleichtert die Aufspaltung und Verdauung von Eiweiß.
- Hilfreich bei Magenbeschwerden.

ANWENDUNG
Trinken Sie Papayasaft oder kauen Sie nach den Mahlzeiten täglich 1 bis 2 Tabletten zur Linderung der Beschwerden.

PERSÖNLICHE EMPFEHLUNG
Papaya ist in Form sehr wohlschmeckender Kautabletten erhältlich. Getrocknete Papayascheiben sind ebenfalls eine ausgezeichnete Möglichkeit, die wohltuende Wirkung dieser Frucht zu genießen.

Passionsblume *(Passiflora incarnata)*

FAKTEN
Diese Pflanze ist einer der besten natürlichen Tranquilizer. Sie lindert Muskelverspannungen und andere Symptome extremer Nervosität und Besorgnis. Besonders wirksam ist sie gegen nervöse Schlafstörungen, wenn Sie nachts sorgenvolle Gedanken wälzen, die Sie bis in die frühen Morgenstunden nicht schlafen lassen. Seit dem Trypto-

phan-Skandal, als eine kontaminierte Charge dieser essenziellen Aminosäure mit mehreren Todesfällen in Verbindung gebracht wurde, ist die Passionsblume als sichere, natürliche Alternative zu synthetischen Schlafmitteln sehr populär geworden. Herbalisten empfehlen die Passionsblume ihren Patienten oft in Zeiten extremer emotionaler Belastungen.

MÖGLICHER NUTZEN
- Beruhigt die Nerven.
- Kann durch nervöse Anspannung verursachte Kopfschmerzen lindern.
- Gut gegen nervöse Muskelverspannungen und -verkrampfungen.

ANWENDUNG
- Täglich 15 bis 60 Tropfen nach Bedarf in Flüssigkeit gelöst einnehmen.

! VORSICHT
Bei manchen Menschen führt diese Pflanzenarznei zu Schläfrigkeit und sollte daher nicht vor dem Autofahren oder der Bedienung von Maschinen eingenommen werden. Nicht während der Schwangerschaft anwenden.

Pau d'Arco *(Tabecuia impetiginosa)*

FAKTEN
Die Rinde dieses brasilianischen Baumes hat zahlreiche positive Wirkungen auf die Gesundheit. Sie ist ein altbewährtes Mittel gegen Candida, Fußpilz und andere lästige Pilzinfektionen. Forschungen in Südamerika und den USA belegen, dass *Lapachol*, ein Extrakt aus der Rinde, Substanzen enthält, die gegen bestimmte Krebsformen wirken. Lapachol wird aber nicht für die Krebstherapie empfohlen, weil vom National Cancer Institute durchgeführte Tests an Menschen ergaben,

dass sich bei hoher Dosierung viele unerwünschte Nebenwirkungen einstellen. 1974 stellte sich bei einer an der Naval School of Health Sciences in Bethesda, Maryland, durchgeführten Studie heraus, dass Lapachol recht gut gegen Parasiteninfektionen hilft. Pau d'Arco senkt offenbar den Blutzuckerspiegel, was Diabeteserkrankungen vorbeugen könnte. Und obendrein soll diese Heilpflanze auch noch gut für die Verdauung sein.

MÖGLICHER NUTZEN

- Hilft bei Pilzinfektionen.
- Hilft bei Parasiteninfektionen.
- Fördert eine gute Verdauung.
- Senkt den Blutzuckerspiegel.

ANWENDUNG

- Täglich bis zu 3 Kapseln einnehmen.
- Bis zu 3-mal täglich 25-40 Tropfen des Extraktes in Flüssigkeit gelöst einnehmen.
- Bis zu 3-mal täglich eine Tasse Tee trinken.

Petersilie *(Petroselinum sativum)*

FAKTEN

Nach dem Abendessen pflegte meine Großmutter sich stets eine Tasse Petersilientee aufzubrühen. Sie nahm zwei oder drei Petersilienbüschel, tauchte sie für ein paar Minuten in heißes Wasser und trank den Tee dann langsam. Wenn ich sie fragte, warum sie das tue, zuckte sie die Achseln und antwortete, ihre Großmutter hätte es ihr empfohlen. Und ihre Großmutter wusste ganz offensichtlich, was sie tat. Petersilie wirkt auf natürliche Weise entkrampfend und entspannend: mit anderen Worten, sie reguliert auf wunderbare Weise die Verdauung. Sie wirkt gegen Blähungen und ist ein natürliches Diuretikum. Auch ist sie ein guter Schleimlöser, der bei Husten und Asthma Hilfe bringt.

Auch wenn Petersilie oft nur als Garnierung dient, sollten Sie sie nicht auf dem Teller liegen lassen! Petersilie gehört zur Pflanzenfamilie der Doldengewächse, die hoch wirksame Krebshemmer enthalten.

In früheren Zeiten verwendeten Herbalisten Petersilienöl zur Regulierung der Menstruation und um eine Abtreibung einzuleiten. Wenn man es in die Kopfhaut einmassiert, soll Petersilienöl angeblich das Wachstum der Haare anregen.

MÖGLICHER NUTZEN

- Beruhigt den Magen nach einer Mahlzeit.
- Wirkt bei Husten und Erkältung schleimlösend.
- Schützt gegen Krebs.

ANWENDUNG

Roh verzehren oder die Stiele und Blätter in heißes Wasser tauchen. Täglich trinken.

⚱ VORSICHT

Während der Schwangerschaft sollte Petersiliensaft oder -öl nicht verwendet werden.

PERSÖNLICHE EMPFEHLUNG

Petersilie ist eine wunderbare Quelle für Chlorophyll, das für natürlichen frischen Atem sorgt. Probieren Sie es aus, wenn Sie Zwiebeln oder Knoblauch gegessen haben.

Pfefferminze *(Mentha piperita)*

FAKTEN

Pfefferminze ist eines der ältesten und wohlschmeckendsten Hausmittel bei Magen-Darm-Beschwerden. Studien belegen, dass die Pfefferminze die Verweildauer von Speisen im Magen verkürzt, indem sie die Magenschleimhaut stimuliert. Sie entspannt außerdem die Magenmuskulatur und fördert das Aufstoßen. Pfefferminze wirkt ausgezeichnet bei Sodbrennen und Magenschmerzen und auch bei Übelkeit und Erbrechen. Migränekopfschmerzen, die häufig mit Übelkeit einhergehen, lassen sich oft durch Pfefferminze lindern. Diese Heilpflanze entspannt den Körper und kann helfen, quälenden Hustenreiz zu beruhigen.

MÖGLICHER NUTZEN

- Gut gegen Krämpfe und Magenschmerzen.
- Sorgt bei Blähungen für Abhilfe.
- Fördert die Verdauung.
- Kann die bei Migränekopfschmerzen typische Übelkeit lindern.
- Hilft bei Schlaflosigkeit.

ANWENDUNG
Täglich eine Tasse Tee trinken.

PERSÖNLICHE EMPFEHLUNG
Pfefferminztee ist ein guter Ersatz für die gewohnte Tasse Kaffee oder Schwarztee – und er schmeckt obendrein besser. Versuchen Sie es bei Kopfschmerzen einmal mit einer starken Tasse Pfefferminztee und legen Sie sich anschließend 15 bis 20 Minuten hin. Meines Erachtens wirkt das besser als Aspirin oder Acetaminophen.

Angesichts ihrer vielen positiven Wirkungen sollte die Pfefferminze in keiner Hausapotheke fehlen! Pfefferminzextrakt wird seit Jahrhunderten bei Säuglingskoliken und für ältere Kinder verwendet. Sprechen Sie aber dennoch auf jeden Fall erst mit Ihrem Kinderarzt, ehe Sie Ihrem Kind diese oder eine andere Pflanzenarznei verabreichen.

In vielen Restaurants wird den Gästen nach einem mehrgängigen Menü Pfefferminzkonfekt zur Förderung der Verdauung gereicht. Und in guten Hotels legt Ihnen der Zimmerservice Pfefferminzkonfekt aufs Kopfkissen, denn dann ist eine gute Nachtruhe garantiert.

Psyllium *(Flohsamen, Plantago psyllium)*

FAKTEN

Ein führender Frühstücksflocken-Hersteller entdeckte unlängst, was Herbalisten schon seit Jahrzehnten wissen: Die Samen der Psylliumpflanze liefern eine der hochwertigsten diätetisch nutzbaren Pflanzenfasern. Seit Jahrhunderten wird Psyllium eingesetzt, um Magengeschwüre, Kolitis und Verstopfung zu behandeln. Wir wissen heute, dass die Psylliumsamen helfen, den Körper von überschüssigem Cholesterin zu befreien, weswegen sie mittlerweile zur Vorbeugung von Herzkrankheiten angepriesen werden. Möglicherweise bewirken sie auch einen Anstieg des »guten« HDL-Cholesterins im Blut.

MÖGLICHER NUTZEN

■ Ein ausgezeichnetes Abführmittel, das bei Hämorrhoiden-Beschwerden Linderung bringt.

■ Wirkt möglicherweise vorbeugend gegen Herzkrankheiten.

ANWENDUNG

1 Teelöffel der Samen oder des Pulvers in 1 Tasse Flüssigkeit geben und 2- bis 3-mal täglich trinken.

❗ VORSICHT

Bei empfindlichen Menschen kann Psyllium allergische Reaktionen auslösen. Wenn Sie auf viele andere Substanzen stark allergisch reagieren, empfehle ich, Psyllium zu meiden oder sich vor der Anwendung zumindest mit Ihrem behandelnden Arzt zu beraten. Wenn Sie Psyllium in Ihre tägliche Ernährung aufnehmen wollen, sollten Sie mit kleinen Mengen beginnen, damit Ihr Körper Gelegenheit erhält, sich an die erhöhten Fasermengen zu gewöhnen. Seien Sie geduldig. Diese Gewöhnung kann zwei oder drei Wochen dauern. Wenn Sie mit einer zu großen Menge beginnen, kann das zu Blähungen und Magenbeschwerden führen. Um die Wirksamkeit des Psyllium zu unterstützen, sollten Sie über den Tag verteilt täglich acht bis zehn Gläser Wasser trinken. Falls sich allergische Symptome einstellen, setzen Sie die

Einnahme ab. Wenn Sie Psyllium zur Behandlung eines Magenge-
schwürs oder einer Kolitis einsetzen wollen, sollten Sie unbedingt
vorher ärztlichen Rat einholen.

Pygeum *(Pygeum africanum)*

FAKTEN

Als ich vor zehn Jahren die erste Ausgabe meiner *Kräuterbibel*
schrieb, galt es noch als unschicklich, öffentlich über Prostatabeschwerden zu sprechen. Wie sich die Dinge in zehn Jahren verän-
dern können! Inzwischen kommen die »Baby Boomer« ins mittlere
Alter und mit der gleichen Offenheit und Aufrichtigkeit, mit der diese Generation einstige Tabuthemen wie Sex und Menopause diskutiert hat, nimmt sie sich nun auch der Frage der Prostatagesundheit
an. Kürzlich beugte sich auf einer Dinnerparty ein Mann zu mir
herüber und sagte, nicht etwa flüsternd, sondern in vernehmlicher
Lautstärke: »Also, Earl, jetzt verraten Sie mir mal, was ich für meine
Prostata einnehmen soll!« Und niemand schien sich darüber zu
wundern...

Die Prostata ist eine kleine, walnussförmige Drüse und umgibt die
unterhalb der Blase liegende Urethra. Etwa ab dem vierzigsten
Lebensjahr bewirken hormonelle Veränderungen, dass die Prostata
sich vergrößert. Obwohl diese gutartige Prostatavergrößerung in der
Regel relativ harmlos ist, kann sie doch unangenehme Beschwerden
verursachen, die von häufigem Harndrang bis zu der Unfähigkeit reichen, die Blase vollständig zu entleeren.

Seit Jahrhunderten verwenden traditionelle afrikanische Heiler
die Rinde des *Pygeum-Baumes*, um Prostataprobleme zu behandeln.
1966 erwarb Dr. Jacques Debat das erste Patent auf ein Pygeum-
Extrakt und führte diese Arznei in Europa ein, wo sie heute routinemäßig bei vergrößerter Prostata verordnet wird, oft zusammen mit
Extrakten aus anderen Heilpflanzen, zum Beispiel aus der Brennnesselwurzel und aus Sägepalmenfrüchten.

Pygeum-Rinde enthält *Phytosterole*, steroidähnliche Substanzen, die als natürliche Entzündungshemmer wirken. Sie enthält auch noch weitere Chemikalien, die die Produktion von Testosteron hemmen, das nicht nur die Prostatavergrößerung hervorruft, sondern auch das Risiko für Prostatakrebs erhöht, einer Erkrankung, die mit der gutartigen Prostatavergrößerung nicht in Zusammenhang steht.

Pygeum ist inzwischen so beliebt, dass *Herbalgram*, eine Zeitschrift für Heilpflanzen, kürzlich warnte, die Pygeum-Rinde werde im Übermaß abgeerntet, was nicht nur zu einer Verknappung des Pygeum-Angebots, sondern unter Umständen sogar zu einer völligen Ausrottung der Pflanze führen könne.

MÖGLICHER NUTZEN
Zusammen mit anderen Heilpflanzen gut zur Behandlung der gutartigen Prostatavergrößerung einsetzbar.

ANWENDUNG
Ich empfehle ein Kombinationspräparat, das Pygeum, Sägepalmenfrüchte, Brennnesseln, Beta-Sitosterol, Zink, Lycopen und Soja-Isoflavone enthält. Nehmen Sie davon täglich 4 Tabletten.

Reishi *(Ganoderma lucidum)*

FAKTEN
In China ist der Reishi-Pilz so angesehen, dass man ihn »die Medizin der Könige« nannte. Dieser wohlschmeckende Pilz wird in der asiatischen Küche sehr geschätzt und ist für seine das Herz schützende Wirkung bekannt. Reishi kann erhöhte Cholesterinwerte und einen hohen Blutdruck senken, zwei nur zu gut bekannte Risikofaktoren für Herzinfarkt und Schlaganfall. In jüngster Zeit wurde auch die mögliche Krebs hemmende Wirkung des Reishi untersucht. Er enthält eine Substanz namens *Beta-D-Glucan*, die die Produktion von krebsbekämpfenden Immunzellen stimulieren kann. Zwar gibt es anekdoti-

sche Berichte über den erfolgreichen Einsatz von Reishi-Extrakt in der Krebsbehandlung, doch liegen bislang keine Ergebnisse klinischer Studien vor.

Es existieren aber Studien, die eine starke antihistaminische Wirkung dieses Pilzes belegen, sodass er bei Allergien eingesetzt werden kann. Auch wirkt er entzündungshemmend und entspannend, was ihn gut bei Muskelzerrungen und arthritischen Schmerzen einsetzbar macht.

In Japan ist Reishi ein beliebtes Mittel bei stressbedingten Beschwerden. Seit Jahrhunderten verordnen asiatische Heiler ihn bei nervöser Unruhe und Schlaflosigkeit.

MÖGLICHER NUTZEN
- Verbessert möglicherweise die Immunfunktionen.
- Kann bei arthritischen Schmerzen helfen.

ANWENDUNG
Bis zu 3-mal täglich 1 Kapsel einnehmen.

Ringelblume *(Calendula officinalis)*

FAKTEN
Die Ringelblume ist nicht nur sehr schön, sondern auch ein wichtiger Bestandteil der Kräuterapotheke. Traditionelle Kräuterheiler zerdrücken Ringelblumenblüten in Öl und streichen es auf Schnittwunden, Verbrennungen und andere Hautverletzungen. Für uns heutige Kräuterliebhaber, die wir es bevorzugen, unsere Waren im Reformhaus oder Bioladen einzukaufen, gibt es ausgezeichnete auf Ringelblumenbasis hergestellte Hautpflegeprodukte, die unter dem botanischen Namen *Calendula* verkauft werden und bei leichten Hautirritationen Linderung bringen. Calendula wird auch für Gesichtsreiniger auf Pflanzenbasis verwendet.

Die Ringelblume ist eine ausgezeichnete *Lutein*-Quelle. Dieser Stoff aus der Familie der Karotinoide ist in mehreren bahnbrechenden wissenschaftlichen Studien erforscht worden. Lutein ist eines der beiden Karotinoide (*Zeaxanthin* ist das andere), die im Bereich der Makula im menschlichen Auge vorkommen. Die Makula wird auch »gelber Fleck« genannt. Es handelt sich um eine kleine Mulde, die für den Bereich des schärfsten Sehens zuständig ist, den man für konzentrierte Aktivitäten wie Schreiben, Nähen, Autofahren und zum Unterscheiden von Farben benötigt. Makula-Degeneration, die allmähliche Zerstörung der Makula, ist bei Menschen über vierzig die häufigste Ursache für Erblindung. Bislang gibt es keine Heilung oder effektive Behandlungsmöglichkeit für diese Erkrankung, aber es gibt einige Beweise dafür, dass Lutein eine vorbeugende Wirkung besitzt. In einer von der Harvard University durchgeführten Studie ergab sich, dass bei Menschen, die reichlich Spinat und Grünkohl aßen, das Risiko, an altersbedingter Makula-Degeneration zu erkranken, deutlich reduziert war. Da diese dunkelgrünen Blattgemüse ausgezeichnete Quellen für Lutein und Zeaxhantin darstellen, schlossen die Forscher daraus, dass diese Karotinide möglicherweise vor Makula-Degeneration schützen.

Neuerdings werden mehrere aus Ringelblumen gewonnene pflanzliche Nahrungsergänzungsmittel auf Lutein-Basis als Schutz für die Augen angepriesen. Da die Entwicklung einer Makula-Degeneration Jahre dauern kann, muss die Zeit erst noch erweisen, ob diese Produkte tatsächlich wirksam sind. Es besteht aber wenig Grund, an dieser Wirksamkeit zu zweifeln.

MÖGLICHER NUTZEN
■ Bei äußerer Anwendung lindernd bei Hautreizungen; fördert die Heilung der Haut.
■ Die innere Anwendung beugt möglicherweise der Makula-Degeneration vor.

ANWENDUNG
■ Calendula-Hautpflegeprodukte unmittelbar auf die betroffenen Hautpartien auftragen.
■ 6 bis 20 mg Lutein täglich in Kapselform einnehmen.

Menschen mit heller Iris sind besonders anfällig für die Makula-Degeneration, wobei deren Fortschreiten durch starke Sonneneinstrahlung beschleunigt werden kann. Tragen Sie daher eine Sonnenbrille, die UVA- und UVB-Strahlen abblockt.

Rosmarin *(Rosmarinus officinalis)*

FAKTEN

In der ersten Ausgabe der *Kräuterbibel* war Rosmarin noch im Kapitel »Traditionelle Heilkräuter« aufgeführt. Aufgrund neuer wissenschaftlicher Entdeckungen hat es Rosmarin jetzt aber – zusammen mit ein paar anderen »Oldtimern« – in die Liste der Top 100 geschafft.

Seit Jahrtausenden wird Rosmarin zum Kochen verwendet und in der traditionellen Heilkunst als »Gedächtniskraut« gerühmt. Im antiken Griechenland trugen Schüler Rosmarinzweige im Haar, weil sie glaubten, dass dies ihr Gedächtnis schärfe.

In moderneren Zeiten ist Rosmarin als natürliches Konservierungsmittel benutzt worden, das Fett vor dem Ranzigwerden schützen sollte. Rosmarin enthält *Carnosinsäure*, die bewirkt, dass Nahrungsmittel weniger schnell verderben, indem sie den Oxidationsprozess hemmt. Im menschlichen Körper entstehen durch Oxidation so genannte »freie Radikale«, hoch aktive Substanzen, die gesunde Zellen schädigen können. Durch freie Radikale hervorgerufene chronische Schäden sind eine der Hauptursachen für Krebs, Herzerkrankungen, Makula-Degeneration und vorzeitiges Altern. Freie Radikale spielen vermutlich auch bei der langsam, aber stetig fortschreitenden Zerstörung von Hirngewebe eine Rolle, die zu normalen altersbedingten Gedächtnisproblemen (»Wo habe ich nur wieder meinen Autoschlüssel hingelegt?«), jedoch auch zu der weitaus ernsteren Alzheimerschen Krankheit führen kann.

Die Gesundheitswirkung des Rosmarin zeigte sich in einer Studie der Pennsylvania State University, die folgerichtig den Namen »Rosmarin-Studie« erhielt. Die Wissenschaftler fanden heraus, dass Ratten, deren Futter ein starkes Karzinogen enthielt, durch eine zusätzliche Beigabe von getrocknetem Rosmarin vor Krebs geschützt wurden. Die Ratten erhielten ein kanzerogenes Mittel, das sich an Brustzellen bindet und in diesen die Bildung von Krebs auslöst. Die Studie belegt, dass sich bei mit Rosmarin gefütterten Ratten das Karzinogen mit weitaus geringerer Wahrscheinlichkeit an Brustzellen andockte als bei anderen Ratten. Die Wissenschaftler vermuten, dass Rosmarin beim Menschen eine vergleichbare Wirkung haben könnte.

Möglicherweise gibt es auch für den Ruf des Rosmarin als Gehirn-Stärkungsmittel eine wissenschaftliche Erklärung. Rosmarin enthält so genannte *Acetylcholin-Esterase-Hemmer*, die die Aufspaltung der im Gehirn erzeugten Substanz *Acetylcholin* verhindern. Acetylcholin-Mangel spielt offenbar bei der Alzheimer-Krankheit und anderen Gedächtnisstörungen eine Rolle.

MÖGLICHER NUTZEN

- Schützt vor schädlichen freien Radikalen.
- Senkt möglicherweise das Brustkrebsrisiko.
- Kann vielleicht die Gedächtnisleistung verbessern.

ANWENDUNG

Täglich 2 standardisierte 500-mg-Rosmarin-Kapseln einnehmen.

PERSÖNLICHE EMPFEHLUNG

Geben Sie beim Kochen stets einen frischen Rosmarinzweig hinzu!

SHAKESPEARE ZUM THEMA HEILKRÄUTER

Rosmarin wird in der Volksheilkunde traditionell angewendet, um das Gedächtnis zu fördern. In *Hamlet* ließ Shakespeare Ophelia sagen: »Das ist Rosmarin, das ist zur Erinnerung; ich bitte dich, Geliebter, gedenke mein.«

Rosskastanie *(Aesculus hippocastum)*

FAKTEN

Traditionell wurde die Rosskastanie angewendet, um Fieber zu senken und Erkältungsbeschwerden zu lindern, aber neuerdings wird in Europa auch ihr Potenzial gegen Hämorrhoiden-Beschwerden und gegen Schwellungen bei Krampfadern wiederentdeckt. In Deutschland ist ein Rosskastanienextrakt zur Behandlung von schlechter Durchblutung in den Beinen, Wadenkrämpfen, geschwollenen und »schweren« Beinen zugelassen. In einem kürzlich in den *Archives of Dermatology* (1998) erschienenen Artikel wurden 13 Studien analysiert, in denen der Einsatz der Rosskastanie bei chronischer Veneninsuffizienz getestet wurde, einem Leiden, das durch geschwollene Beine und durch Schmerzen und rasche Ermüdung bei längerem Stehen oder Gehen gekennzeichnet ist. Bei den meisten Studien zeigte sich, dass die Rosskastanie diese Symptome besser zu lindern vermag als ein Placebo und sogar ebenso gut wie ein verschreibungspflichtiges Medikament, das eine Mischung von Flavonoiden enthält. Im Durchschnitt stellen sich nach drei Wochen positive Resultate ein.

Rosskastanienextrakt wird auch als Sonnenschutz verwendet. Und in der Volksheilkunde wird behauptet, man könne sich vor Arthritis schützen oder sich sogar davon befreien, indem man eine Rosskastanie in der Hosentasche trägt.

MÖGLICHER NUTZEN

- Ein Vagotonikum, das die Adern stärkt.
- Lindert die Beschwerden bei Krampfadern.
- Wirkt schweißtreibend und fiebersenkend.

ANWENDUNG

- Täglich 10 bis 15 Tropfen oder eine Tablette entsprechend den Packungsvorschriften einnehmen. (Verwenden Sie ein Produkt, das auf 50 mg des Rosskastanien-Wirkstoffes Aescin standardisiert ist.)

■ Rosskastanienprodukte zur äußeren Anwendung sind in großer Zahl erhältlich. Entsprechend der Packungsvorschrift anwenden. Behutsam und schonend auftragen.

! VORSICHT

Die Früchte der Rosskastanie können toxisch wirken. Stellen Sie deshalb auf keinen Fall eigene Zubereitungen her, sondern greifen Sie auf die im Handel erhältlichen Fertigprodukte zurück.

Rot fermentierter Reis *(Monascus purpureus)*

FAKTEN

Rot fermentierter Reis, das »neue« Mittel gegen zu hohe Cholesterinwerte, ist in Wahrheit eine uralte, in China schon seit etwa 800 n. Chr. bekannte Arznei! Chinesische Köche benutzen rot fermentierten Reis als Farbstoff, der Pekingenten und Schweinefleisch die charakteristische rote Farbe verleiht. Er wird auch benutzt, um Nahrungsmittel zu konservieren und Reiswein zu fermentieren. Während die Wirkung vieler Naturheilmittel lediglich anekdotisch belegt ist, existieren zum rot fermentierten Reis solide wissenschaftliche Forschungsergebnisse. Mehrere sorgfältig ausgeführte, Placebo-kontrollierte Doppelblindstudien mit tausenden von Patienten haben den Nachweis erbracht, dass rot fermentierter Reis bei Menschen mit zu hohem Cholesterinspiegel (über 230 mg/dl) eine Senkung der Cholesterinwerte um bis zu 15 Prozent bewirken kann. Er senkt nicht nur das schädliche LDL-Cholesterin, sondern auch die Triglyzeridwerte. Am besten wirkte rot fermentierter Reis aber in Verbindung mit einer fettarmen Diät und einem körperlichen Bewegungsprogramm. In den USA wird rot fermentierter Reis unter der Bezeichnung *Cholestin* angeboten und eroberte den Markt im Sturm. Obwohl er freiverkäuflich ist, handelt es sich aber doch um eine hoch wirksame Arznei, die nicht von allen Menschen gefahrlos angewendet werden kann. Es besteht eine wenn auch nur geringe Möglichkeit schädlicher Nebenwirkungen.

Insbesondere Menschen mit Leberproblemen, starke Trinker (die täglich mehr als drei Drinks konsumieren), schwangere oder stillende Frauen, Transplantationspatienten und Schwerkranke sollten rot fermentierten Reis meiden (es sei denn, die Einnahme erfolgt unter ärztlicher Aufsicht).

MÖGLICHER NUTZEN
Kann durch Normalisierung erhöhter Blutfettwerte Herzinfarkten und Schlaganfällen vorbeugen.

ANWENDUNG
2-mal täglich 2 600-mg-Kapseln einnehmen.

PERSÖNLICHE EMPFEHLUNG
Bei vielen Menschen wirkt rot fermentierter Reis zur Senkung der Blutfettwerte ebenso gut wie verschreibungspflichtige Medikamente, er hat aber viel weniger Nebenwirkungen. Um den Effekt noch zu verstärken, können Sie den rot fermentierten Reis mit anderen pflanzlichen Cholesterinsenkern kombinieren. Ich nehme 2-mal täglich eine Kombination aus Rot-fermentiertem-Reis-Extrakt, Guggulipid, Inositol-Hexanicotinat, Vitamin B_8, Folat und Soja-Isolaten, um meine Cholesterinwerte zu normalisieren.

Roter Klee *(Trifolium pratense)*

FAKTEN
Traditionell wurden die Blüten dieser Pflanze im Frühling als Tonikum genommen, um gute Gesundheit und Gemütsruhe zu fördern. Roter Klee enthält kleine Mengen Quarz, Cholin, Kalzium und Lecithin – Stoffe, die für das Funktionieren unseres Körpers unverzichtbar sind. Er wirkt entspannend auf die Muskulatur und ist außerdem ein guter Schleimlöser.

In Verbindung mit anderen Heilpflanzen wird Roter Klee zur Vorbeugung und auch zur Behandlung von Krebs eingesetzt. Er weist einen hohen Gehalt an Phytoöstrogenen auf, schwach östrogenähnlichen Stoffen, die die Wirkung stärkerer Östrogene im Körper blockieren können, indem sie mit ihnen um die Besetzung der Zellrezeptoren konkurrieren. Da echte Östrogene das Wachstum von östrogenempfindlichen Krebszellen stimulieren können – von Brustkrebs etwa –, hemmen schwächere Pflanzenöstrogene möglicherweise die Ausbreitung einer Krebserkrankung, weil sie das echte Östrogen von den dafür empfänglichen Zellen fernhalten. In den vierziger Jahren erlangte der Rote Klee einen etwas zwielichtigen Ruf, weil er in dem Antikrebsmittel des Pflanzenheilers Harry Hoxsey enthalten war, das dieser die »Roter-Klee-Formel« nannte. Hoxsey betrieb eine Kette von Krebskliniken, deren Methoden von der American Medical Association heftig angegriffen wurden. Zur damaligen Zeit galten Operation und Bestrahlung als einzige offiziell anerkannte Krebsbehandlungen. Obwohl das medizinische Establishment Hoxsey als Quacksalber brandmarkte, wissen wir heute, dass viele der Heilpflanzen, die er seiner Formel beimischte, tatsächlich über Antitumoreigenschaften verfügen. Die moderne Wissenschaft erkennt auch die Wirksamkeit anderer Heilpflanzen in der Krebstherapie an, etwa die des Tropischen Immergrüns gegen Leukämie und des Pacific Hew gegen Gebärmutter- und Prostatakrebs. Auch wenn Hoxseys Formel gewiss kein Allheilmittel gegen Krebs darstellte, war er doch ein Pionier darin, Methoden aus der Volksheilkunde in die moderne Krebstherapie einzubeziehen.

Roter Klee wird auch gegen Beschwerden in der Menopause eingesetzt. Wenn der Körper weniger Östrogene produziert, können die schwächeren Pflanzenöstrogene bei Hitzewallungen und den anderen durch Östrogenmangel hervorgerufenen Symptomen Linderung bringen. Die *Isoflavone*, eine bestimmte Form von Phytoöstrogenen, wirkend offenbar stärkend auf die Knochen und können, indem sie Kalziumverluste verhindern, der Osteoporose vorbeugen.

MÖGLICHER NUTZEN
- Wirkt vorbeugend gegen Krebs.
- Kann Menopausen-Beschwerden lindern.

- Gut bei Entzündungen der Haut.
- Entspannt den Körper.

ANWENDUNG

- Täglich bis zu 3 Kapseln einnehmen.
- Täglich 10 bis 30 Tropfen des Extraktes in warmer Flüssigkeit gelöst einnehmen.

! VORSICHT

Bevor Sie diese oder eine andere Heilpflanze einsetzen, um Tumore oder Krebs zu behandeln, sollten Sie auf jeden Fall einen Arzt zu Rate ziehen. Krebsbehandlungen sollten grundsätzlich nur unter ärztlicher Aufsicht durchgeführt werden.

Sägepalmenfrucht *(Serenoa serrulata)*

FAKTEN

Ein Freund erzählte mir vor kurzem, er habe im Sprechzimmer seines Urologen eine Flasche mit Sägepalmenfrucht-Kapseln auf dem Schreibtisch stehen sehen. Wie sich die Zeiten ändern! Noch vor einem Jahrzehnt hätte kein Urologe, der etwas auf sich hielt, seinen Patienten diese oder irgendeine andere Heilpflanze empfohlen. Heute dagegen raten viele Urologe ihren männlichen Patienten zur Einnahme von Sägepalmenfrucht-Extrakt.

Sägepalmenfrucht wird bei gutartiger Prostatavergrößerung angewendet. Dieses Leiden ist zwar im Allgemeinen harmlos, doch oft äußerst lästig, vor allem wegen des – besonders nachts auftretendem – häufigen Harndranges und erschwerten Wasserlassens. Das kann für die Betroffenen ebenso erschöpfend wie frustrierend sein. Studien belegen, dass der Sägepalmenfrucht-Extrakt besonders wirksam die Probleme beim Wasserlassen lindert, die die Prostatavergrößerung nach sich zieht. Synthetische Medikamente wirken zwar ebenfalls gut, haben aber zahlreiche unangenehme Nebenwirkungen, etwa plötzlichen Blutdruckabfall, der zu Schwächegefühlen führt. Zwar bewirkt die Sägepalmenfrucht keine Verkleinerung der Prostata, die Probleme beim Urinieren werden aber wirkungsvoll gelindert.

Neuerdings wird außerdem erforscht, ob Sägepalmenfrucht sich zur Behandlung von Brustspannungen während Menstruation und Stillzeit und anderen Frauenbeschwerden, etwa weiblichem Haarausfall, einsetzen lässt.

MÖGLICHER NUTZEN
Lindert die bei gutartiger Prostatavergrößerung auftretenden Beschwerden beim Urinieren.

ANWENDUNG
Täglich 2 160-mg-Kapseln einnehmen. (Verwenden Sie ein Präparat, das auf einen 85- bis 95-prozentigen Gehalt an Fettsäuren und Sterolen standardisiert ist.)

PERSÖNLICHE EMPFEHLUNG
Jeder Mann, der Schmerzen oder Schwellungen an der Prostata verspürt, Schwierigkeiten beim Urinieren oder Blut im Urin hat, sollte sich ärztlich untersuchen lassen. Manche Ärzte warnen, dass die Sägepalmenfrucht die Symptome eines Prostatakrebses verdecken könnte, da der Extrakt die Konzentration von PSA (Prostata-spezifischen Antigenen) künstlich absenkt. Erhöhte PSA-Werte können ein Indikator für eine Krebserkrankung der Prostata sein. Daher sollten Sie sich ärztlich untersuchen lassen, ehe Sie mit der Einnahme des Extraktes beginnen.

Sarsaparilla *(Smilax officinalis)*

FAKTEN
Seit dieses Kraut im siebzehnten Jahrhundert von spanischen Händlern aus der Neuen Welt nach Europa eingeführt wurde, umgibt es eine Aura des Geheimnisvollen. Ursprünglich wurde Sarsaparilla zur

Behandlung der Syphilis eingesetzt, aber schon bald erwarb es sich den Ruf eines starken Potenzmittels. Manche Herbalisten behaupten, dass seine steroidartigen Inhaltsstoffe, die Saponin-Glykoside, tatsächlich männliche Hormone enthalten. Dies ist jedoch nie wissenschaftlich bewiesen worden, auch wenn diese Substanzen offenbar tatsächlich den menschlichen Stoffwechsel anregen. Früher priesen Kräuterheiler, die glaubten, dass Toxine über die Körpersekrete ausgeschieden werden, Sarsaparilla wegen seiner harn- und schweißtreibenden Wirkung als Blutreiniger. Zumindest bedeuten diese Eigenschaften aber, dass es den Körper abkühlen und Fieber senken kann.

In jüngster Zeit hat man Sarsaparilla auch als »Pflanze für den Mann« vermarktet, da es angeblich in ganz ähnlicher Weise wie die Steroide den Aufbau von Muskelmasse fördern könne. Und schon um die Jahrhundertwende wurden mit diesem Kraut grandiose Versprechungen verknüpft. Es wurde als Allheilmittel für praktisch alle bekannten Leiden gepriesen. Da es an soliden Forschungsergebnissen zu Sarsaparilla mangelt, ist es in diesem Fall schwierig, Fakten von Fiktion zu trennen. Wir wissen lediglich, dass diese Pflanze im Lauf der Jahrhunderte von den Menschen ganz unterschiedlicher Kulturen auf oft überraschend ähnliche Weise angewendet worden ist. Die Europäer, aber auch die Chinesen, verwendeten Sarsaparilla als Entzündungshemmer bei Rheuma und Osteoarthritis sowie zur Behandlung von Harnwegsbeschwerden. Die Indianer setzten die Pflanze gleichfalls bei Harnwegserkrankungen, bei Arthritis und außerdem als Verjüngungstonikum ein. Bis zum Jahr 1950 wurde Sarsaparilla in der *U.S. Pharmacopeia* als Mittel bei sekundärer Syphilis geführt. Auch heute noch benutzen viele Menschen es als Tonikum.

MÖGLICHER NUTZEN

- Gutes Diuretikum – wirkt harn- und schweißtreibend.
- Hilfreich bei Harnwegsbeschwerden.
- Kann Schwellungen und Schmerzen bei Arthritis positiv beeinflussen.
- Steigert möglicherweise das körperliche Leistungsvermögen.

■ Bis zu 3-mal täglich 1 Kapsel einnehmen.

■ Täglich 10 bis 30 Tropfen des Extraktes in Flüssigkeit gelöst einnehmen. Bei Fieber in warmer Flüssigkeit einnehmen.

Sellerie *(Apium graveolens)*

FAKTEN

Möglicherweise ist Sellerie für Sie nichts weiter als ein knackiges Gemüse, das Sie in den Salat schneiden. Doch Wurzel, Blätter und Samen dieser Pflanze haben zahlreiche gesundheitliche Vorzüge. Wissenschaftler der University of Chicago haben im Sellerie *3-Butylphthalid* nachgewiesen, das in Tierversuchen blutdrucksenkend wirkte. Chinesische Heiler verwenden Sellerie seit Jahrhunderten als Mittel gegen zu hohen Blutdruck. Selleriesaft und der Extrakt aus Selleriesamen sind ausgezeichnete harntreibende Mittel, die den Urinfluss in den Nieren anregen. Auf den Verdauungstrakt wirkt Sellerie beruhigend und lindert Blähungen und Magen-Darm-Beschwerden. Auch steht er in dem Ruf, gegen Rheuma und Gicht zu helfen.

MÖGLICHER NUTZEN

■ Natürliches Diuretikum (harntreibendes Mittel).

■ Wirkt möglicherweise blutdrucksenkend.

■ Ist gut für die Verdauung und regt den Appetit an.

■ Lindert möglicherweise die Beschwerden bei Gicht und Rheuma.

ANWENDUNG

■ 2- bis 3-mal täglich 1 Esslöffel Saft einnehmen.

■ 6 bis 8 Tropfen Sellerieöl in Wasser lösen und 2-mal täglich trinken.

⚑ VORSICHT

Selleriesaft und -öl sollten nicht während der Schwangerschaft angewendet werden.

Shiitake *(Lentinus edodes)*

FAKTEN
Dieser Pilz enthält das Polysaccharid *Lentinan*, das in Tierversuchen das Wachstum von Krebstumoren verlangsamte. Studien deuten darauf hin, dass Lentinan das Immunsystem stärkt. In Japan und China wird dieser Pilz zur Krebsbekämpfung eingesetzt. Shiitake senkt außerdem den Cholesterinspiegel und beugt so Herzerkrankungen vor.

MÖGLICHER NUTZEN
- Stärkt das Immunsystem.
- Senkt den Cholesterinspiegel.

ANWENDUNG
Täglich bis zu 3 Kapseln einnehmen.

⚱ VORSICHT
Ehe Sie diese oder eine andere Heilpflanze zur Behandlung einer Krebserkrankung oder eines Tumors einsetzen, sollten Sie sich unbedingt ärztlich beraten lassen.

Silberweidenrinde *(Salix alba)*

FAKTEN
Seit Jahrhunderten wird das aus dieser Rinde gewonnene Salicin als fiebersenkendes Mittel und außerdem gegen Kopfschmerzen und arthritische Beschwerden eingesetzt. Basierend auf der Erforschung des Salicins entwickelten Wissenschaftler eine synthetische Droge namens Acetylsalicylsäure – heute unter dem Namen Aspirin bekannt. Im Gegensatz zu Aspirin, das Magenreizungen verursachen kann, enthält Silberweidenrinde Tannine, die sich positiv auf den Verdauungstrakt auswirken.

MÖGLICHER NUTZEN

- Lindert Entzündungen und Fieber.
- Wirkt schmerzlindernd.
- Gut bei Neuralgien.
- Hilft bei rheumatisch und arthritisch geschwollenen Gelenken.

ANWENDUNG
Bei Bedarf alle 2 bis 3 Stunden 2 Kapseln einnehmen.

PERSÖNLICHE EMPFEHLUNG
Eine ausgezeichnete Alternative zum Aspirin.

Soja *(Glycine max)*

FAKTEN
Die Sojabohne ist ein Gemüse der Gattung Glycine und verwandt mit Klee, Erbse und Alfalfa. In China ist sie als »Fleisch ohne Knochen« bekannt und wird seit Jahrtausenden als qualitativ hochwertiger, kostengünstiger Fleischersatz verwendet. Sojabohnen lassen sich zu quarkartigem Tofu verarbeiten, zu Sojamilch vermahlen, zu einem Pulver mit hohem Proteingehalt dehydrieren und man kann daraus vegetarische Hamburger herstellen. Obgleich Soja in Asien zu den Grundnahrungsmitteln zählt, galt es im Westen lange Zeit als exotische Gesundheitskost. Das ändert sich jedoch zunehmend. Immer mehr Menschen greifen zu Sojaprodukten, nicht nur zu Tofu, sondern auch zu Sojaextrakt als Nahrungsergänzungsmittel und zu Sojagetränken. Diesen Siegeszug verdankt Soja neuen wissenschaftlichen Erkenntnissen, die klar auf geradezu wunderbare Eigenschaften dieses Lebensmittels hindeuten. Soja schützt nicht nur vor Krebs und Herzerkrankungen, sondern kann sogar gegen Menopausen-Beschwerden helfen.

Zahlreiche Studien belegen, dass Soja einen zu hohen Cholesterinspiegel senkt. 50 Gramm Sojaeiweiß täglich können den Gesamtcholesterinwert um 12 Prozent und den Anteil des schädlichen LDL-Cholesterins um 11 Prozent senken.

Noch beeindruckender ist, dass Sojabohnen offenbar das Krebsrisiko reduzieren, vor allem bei solchen Krebsformen, bei deren Entstehung Hormone eine Rolle spielen. In Ländern mit hohem Sojakonsum liegt die Sterblichkeit durch Brustkrebs und Prostatakrebs signifikant niedriger als in den Vereinigten Staaten. Sojabohnen enthalten mehrere Krebs bekämpfende Wirkstoffe, darunter *Genistein* und *Daidzein*, die bei Labortests und Tierversuchen ihre Fähigkeit unter Beweis stellten, das Wachstum von Prostatakrebszellen und Brustkrebszellen zu blockieren. Sojabohnen enthalten noch andere hormonähnliche Stoffe, die so genannten *Phytoöstrogene*, die das Wirken stärkerer Östrogene im menschlichen Körper blockieren, von denen Krebswachstum stimuliert werden kann. Zudem sind Sojabohnen eine hervorragende Quelle für Phytinsäure und Proteasehemmer, zwei andere Krebs bekämpfende Substanzen.

Die Phytoöstrogene im Soja tragen offenbar zur Linderung von Menopausen-Beschwerden bei. In Japan, wo Frauen durchschnittlich 50 Gramm Soja pro Tag verzehren, sind Hitzewallungen kein Thema und japanische Frauen leiden offenbar in der Menopause nicht in dem Maße unter Beschwerden wie westliche Frauen! Viele Amerikanerinnen, die Vorbehalte gegen eine Hormonersatztherapie mit synthetischen Hormonen haben, nutzen inzwischen Sojaprodukte als alternative Östrogenquelle. Diese Produkte werden unter den Bezeichnungen Sojaextrakt, Soja-Isolat oder Soja-Isoflavone angeboten. Manche Studien legen nahe, dass Soja dem Körper hilft, Kalzium zu speichern, wodurch der Knochenabbau nach der Menopause reduziert würde, der wiederum zu Osteoporose führen kann.

Ich empfehle daher, Soja zum festen Bestandteil der täglichen Ernährung zu machen und außerdem Soja-Isoflavone als Nahrungsergänzungsmittel einzunehmen. Ich esse mittags gerne gebratenen Tofu mit Gemüse oder genieße als Nachmittags-Snack Sojamilch mit Vanillegeschmack. Wenn Sie nicht regelmäßig Soja essen mögen, stellen die neuen Soja-Nahrungsergänzungsmittel und Sojagetränke eine gute Alternative dar, um in den Genuss seiner gesundheitlichen

Vorteile zu kommen. Ich bereite mir zum Frühstück einen »Soja-Wunder-Shake«, indem ich einen Löffel Sojapulver mit Vanille- oder Schokoladengeschmack und eine Tasse fettfreie Sojamilch mit drei Eiswürfeln in den Mixer gebe.

MÖGLICHER NUTZEN

- Ausgezeichnete fettarme Eiweißquelle.
- Senkt den Cholesterinspiegel.
- Senkt das Krebsrisiko.
- Lindert Menopausen-Beschwerden.

ANWENDUNG

Trinken Sie täglich eine Tasse Sojamilch mit 1 Löffel fettfreiem Sojapulver mit Vanille- oder Schokoladengeschmack oder nehmen Sie 2-mal täglich Soja-Isoflavone in Tablettenform ein. Vergewissern Sie sich, dass das verwendete Soja-Konzentrat Genistein und Daidzein enthält. Die übliche Dosierung beträgt 10 mg Genistein und Daidzein plus weitere Isoflavone. Frische grüne Sojabohnen werden gekocht und können dann als Gemüse verzehrt werden. Sojabohnen in der Hülse ergeben gekocht ein sehr schmackhaftes, »Eda-Mame« genanntes Gericht.

Spargel *(Asparagus officinalis)*

FAKTEN

Spargel steht überall auf der Welt in hohem Ansehen. Chinesische Apotheker bewahren die besten Spargeltriebe für ihre Familien und Freunde auf, weil sie glauben, dass der Verzehr Mitgefühl und Liebe fördert. In Indien wird die Pflanze verwendet, um die Fruchtbarkeit zu steigern, Menstruationskrämpfe zu lindern und bei stillenden Frauen die Milchproduktion anzuregen. In der westlichen Welt steht der Spargel in dem Ruf, aphrodisisch zu wirken. Solche Wirkungen sind kein bloßer Aberglaube: Spargelstangen enthalten so genannte *steroide*

Glykoside, die unmittelbar die Hormonproduktion beeinflussen. Daher ist es sehr gut möglich, dass sie auch Einfluss auf die Emotionen haben. Neben seiner ausgezeichneten harntreibenden Wirkung ist Spargel außerordentlich nährstoffreich. Er enthält viel Folsäure, die für die Bildung der roten Blutkörperchen unverzichtbar ist. Viele Kräuterheiler empfehlen Spargelwurzeln gegen Rheumatismus, was mit der entzündungshemmenden Wirkung der steroiden Glykoside zu erklären ist. Pulverisierter Spargelsamen hilft bei Reizmagen.

MÖGLICHER NUTZEN

- Stimuliert die Hormonproduktion.
- Hilft dem Körper, überschüssiges Wasser und Salz auszuscheiden.
- Hilft, auf Folsäuremangel zurückzuführende Anämie zu verhüten.
- Lindert rheumatische oder arthritische Gelenkschwellungen und -schmerzen.

ANWENDUNG

Essen Sie die jungen Triebe und Samen. Der Samen ist in Pulverform erhältlich. Nehmen Sie täglich 1 Teelöffel in Saft gelöst ein.

⚠ VORSICHT

Nicht bei Nierenentzündung verwenden, da die Urinproduktion angeregt wird.

Spirulina *(Arthrospira platenis)*

FAKTEN

Spirulina (der Name bedeutet »kleine Spirale«) ist eine einzellige Alge, die sich in Süßwasserseen und -teichen findet. Sie gehört zu den ältesten Lebensformen auf der Erde und produziert Sauerstoff, der einst die Evolution anderer Lebewesen ermöglichte. Vor mehr als fünfhundert Jahren bildete Spirulina einen wichtigen Bestandteil in der

Ernährung der Azteken. Bibelgelehrte spekulieren, dass es sich bei jenem Manna, das die Isrealiten während ihrer vierzigjährigen Wanderung durch die Wüste am Leben erhielt, um Spirulina gehandelt haben könnte. Heute wird die Alge als lebensspendendes Nahrungsmittel gepriesen, als eine exzellente Quelle für Vitamine, Mineralien und essenzielle Fettsäuren.

Spirulina enthält viel Eisen, Kalium, Kalzium, B-Vitamine und Protein. Außerdem ist es sehr reich an Chlorophyll, jenem tiefgrünen Pigment, das die Pflanzen für die Photosynthese benötigen. Chlorophyll besitzt eine ausgezeichnete entgiftende Wirkung und reinigt den Körper von Toxinen, besonders auch von Umweltgiften.

Neue Studien belegen, dass Spirulina unser Immunsystem stärkt. Japanische Wissenschaftler berichteten, ein in Spirulina nachgewiesenes Kohlehydrat könne die Ausbreitung verschiedener Viren stoppen, neben Grippe-, Masern- und Mumpsviren auch die des HIV-Virus, der für Aids verantwortlich ist. In Indien wurde eine Studie mit sechzig Patienten durchgeführt, die infolge regelmäßigen Kautabakkonsums Schädigungen der Mundschleimhaut aufwiesen, aus denen sich später Krebs entwickeln kann. Die Patienten aßen täglich ein Gramm Spirulina und konsumierten weiterhin Kautabak. Bei 45 Prozent der Patienten, die Spirulina gegessen hatten, stellte sich eine Besserung der Symptome ein, während dies in der Kontrollgruppe nur bei 7 Prozent der Fall war.

Da Spirulina ein so ausgezeichneter Nährstofflieferant ist, eignet es sich hervorragend für Menschen, die ihr Körpergewicht reduzieren müssen. Spirulina dämpft offenbar den Heißhunger auf bestimmte Nahrungsmittel, besonders auf Süßes.

MÖGLICHER NUTZEN

■ Gut bei Eisenmangel-Anämie, besonders für Vegetarier.
Ausgezeichnete Nährstoffquelle.
■ Stärkt das Immunsystem.

ANWENDUNG

Täglich bis zu 6 500-mg-Tabletten einnehmen.

Süßholz *(Glycyrrhiza globra)*

FAKTEN

Lakritze, Süßigkeiten mit Süßholzaroma, erfreuen sich seit Jahrhunderten großer Beliebtheit. Die Wurzel der Süßholzpflanze steht jedoch auch in der Naturheilkunde in hohem Ansehen. Das *Shennong Herbal*, ein vor ungefähr zweitausend Jahren in China erstelltes Verzeichnis von über 365 Heilpflanzen, ordnet Süßholz den »hochwertigen« Heilpflanzen zu, was bedeutet, dass es über einen langen Zeitraum ohne toxische Nebenwirkungen angewendet werden kann. Culpeper bezeichnete diese Heilpflanze als »ausgezeichnetes Mittel gegen Heiserkeit«.

Neue Studien zeigen, dass Glycyrrhizin, der Hauptwirkstoff der Süßholzwurzel, entzündungshemmende, Viren bekämpfende und anti-allergische Eigenschaften besitzt. Die Süßholzwurzel hilft bei Magengeschwüren, Blasen- und Nierenbeschwerden. Sie ist außerdem ein guter Schleimlöser. Wegen seiner entzündungshemmenden Eigenschaften ist Süßholz ein altbewährtes Mittel bei Arthritis: Es stimuliert die Produktion zweier Steroide, des Kortisons und des Aldosterons, die beide helfen, Entzündungen zu lindern. In Japan wird Süßholz auf mögliche Krebs hemmenden Eigenschaften untersucht. In den USA erforscht das National Cancer Institute, ob bestimmte Bestandteile der Süßholzwurzel, die so genannten Triterpenoide, das Wachstum von Krebszellen hemmen.

In Japan und China hat man Glycyrrhizin erfolgreich zur Behandlung von Hepatitis B eingesetzt, einer entzündlichen Lebererkrankung.

Süßholz enthält pflanzliche Östrogene, die sich, bei hoher Dosierung, an die Östrogenrezeptoren in den Zellen anbinden und dadurch den Bedarf des Körpers an echtem Östrogen senken. Herbalisten fügen Süßholz daher Rezepturen zur Behandlung von Menopause-Beschwerden und Menstruationsstörungen hinzu.

Bei dafür empfindlichen Menschen kann Süßholz, oder genauer das Glycyrrhizin, zu einem Blutdruckanstieg führen. Ein neues Süßholz-Präparat namens DGL, bei dem das Glycyrrhizin entfernt wurde, ist mit guter Wirksamkeit zur Behandlung von Magengeschwüren eingesetzt worden, ohne die unerwünschte Nebenwirkung eines Blutdruckanstiegs auszulösen. Es stellt eine ausgezeichnete Alternative zu den sonst bei Magenschmerzen und Sodbrennen verordneten Säureblockern dar. Da DGL keine Glycyrrhizinsäure enthält, ist aber fraglich, ob es die volle Wirksamkeit der ganzen Süßholzwurzel entfaltet.

MÖGLICHER NUTZEN
- Lindert durch Magengeschwüre verursachte Schmerzen.
- Kann Beschwerden der Menopause lindern.
- Hilft, bei Erkältung die Atemwege zu befreien.
- Wirkt lindernd bei Halsschmerzen und Heiserkeit.
- Reduziert bei Arthritis Schmerzen und Steifigkeit.
- Hemmt möglicherweise das Wachstum bestimmter Krebstumore.
- Wurde zur Behandlung von Hepatitis B eingesetzt.

ANWENDUNG
Täglich bis zu 3 Kapseln einnehmen.

❗ VORSICHT
Bei *unbehandeltem* Bluthochdruck sollten Sie Süßholz nicht anwenden. Die erhöhte Aldosteron-Produktion kann zu einem Blutdruckanstieg führen. In großen Mengen zu sich genommen, kann Süßholz dem Körper Kalium entziehen, was äußerst gefährlich ist. Lakritzkonfekt verfügt nicht über die medizinischen Vorzüge von aus der Süßholzwurzel hergestellten Arzneien, kann aber erhöhten Blutdruck verursachen. Während der Schwangerschaft sollten Lakritze und Süßholzarzneien gemieden werden.

PERSÖNLICHE EMPFEHLUNG
Frauen, die unter dem prämenstruellen Syndrom leiden, sollten Süßholz in den Tagen vor ihrer Menstruation nicht anwenden, da es Ödeme begünstigen kann.

Suma *(Pfaffia paniculata)*

FAKTEN
Von den brasilianischen Indianerstämmen, die die medizinischen Einsatzmöglichkeiten dieser Pflanze als Erste entdeckten, wird Suma als »para todo« bezeichnet, als ein Mittel, das »gut für alles« ist. Und so kann man Suma als die südamerikanische Version des Ginseng betrachten. Es wird dort als Tonikum eingesetzt. In Nordamerika verwendet man es zur Behandlung der körperlichen Erschöpfung nach schweren Virusinfektionen wie der Epstein-Barr-Krankheit und dem geheimnisvollen chronischen Müdigkeitssyndrom.

MÖGLICHER NUTZEN
- Energietonikum.
- Hilft bei Erschöpfungszuständen und chronischer Müdigkeit.

ANWENDUNG
Täglich bis zu 6 Kapseln einnehmen.

PERSÖNLICHE EMPFEHLUNG
Suma kann Menschen nach einer Grippe wieder auf die Beine helfen und ist auch sonst gut für Menschen, denen es an Energie und Ausdauer mangelt.

Teebaumöl *(Melaleuca alternifolia)*

FAKTEN
Das aus Teeblättern gewonnene Teebaumöl ist ein altbewährtes Hausmittel bei Hautproblemen wie Akne, Soor, Insektenstichen und Nagelpilzen. Laborstudien bestätigen, dass Teebaumöl gegen Hautinfektionen verursachende Mikroorganismen wirkt. Es lässt sich auch bei vaginalen Hefepilzinfektionen einsetzen. Teebaumöl ist in vielen Hautpflegeprodukten, Shampoos und sogar im Wachs von Zahnseiden ent-

halten. Man kann Teebaumöl auf Soorgeschwüre im Mund auftragen, es sollte aber möglichst nicht heruntergeschluckt werden. Auch die Heilung von Herpesbläschen wird möglicherweise gefördert.

MÖGLICHER NUTZEN

- Hilft bei Hautinfektionen.
- Wirkt äußerlich gegen Pilzerkrankungen.

ANWENDUNG

Teebaumöl unmittelbar auf die betroffenen Stellen auftragen.

! VORSICHT

Darf nicht in die Hände von Kindern gelangen – selbst in kleiner Dosis kann Teebaumöl bei Kindern toxisch wirken. Teebaumöl nicht einnehmen. Schwangere sollten es auch äußerlich nicht anwenden. In seltenen Fällen können allergische Reaktionen auftreten. Tragen Sie es zunächst versuchsweise auf eine kleine Hautstelle auf und warten Sie dann vierundzwanzig Stunden, ob sich eine allergische Reaktion einstellt. Ist das nicht der Fall, können Sie das Öl nach Bedarf einsetzen.

Teufelskralle *(Harpagophytum procumbens)*

FAKTEN

Die Wurzel dieser Pflanze ist in Afrika und Europa seit 250 Jahren beliebt. Die Teufelskralle wird vor allem als entzündungshemmende Arznei eingesetzt und als Schmerzmittel bei Arthritis und Rheuma. Neue Studien in Frankreich und Deutschland haben ergeben, dass ihre entzündungshemmende Wirkung der des Kortisons und des Phenylbutazons vergleichbar ist.

MÖGLICHER NUTZEN

Fördert durch ihre schmerzlindernde Wirkung die Beweglichkeit der Gelenke bei Arthritis und Rheuma.

Täglich bis zu 3 Kapseln einnehmen.

Nicht während der Schwangerschaft anwenden.

Traubenkernextrakt

FAKTEN

Vor zehn Jahren praktisch noch unbekannt, ist Traubenkernextrakt inzwischen zu einem der beliebtesten pflanzlichen Präparate in den USA geworden. Er enthält *Proanthocyanidine*, antioxidantisch wirkende Flavonoide, die auch im Fruchtfleisch der Weintrauben nachgewiesen wurden. Proanthocyanidine verbessern die Wirksamkeit von Vitamin C im menschlichen Körper. Traubenkernextrakt kann die Oxidation von LDL verhüten, die zur Bildung von Fettablagerungen, so genannten Plaques, in den Arterien führt. Traubenkernextrakt stärkt außerdem die empfindlichen Kapillargefäße, die kleinsten Blutgefäße unseres Körpers. Geschwächte Kapillaren erhöhen die Anfälligkeit für blaue Flecken und Krampfadern.

Was gut für das Herz ist, schützt oft gleichzeitig vor Krebs. So kann man mit Traubenkernextrakt praktischerweise gleich zwei Fliegen mit einer Klappe schlagen. Proanthocyanidine können freie Radikale abblocken, unstabile Sauerstoffmoleküle, die unter bestimmten Bedingungen vermehrt im Körper entstehen und als eine der Hauptursachen für Krebs gelten. Zudem wirkt Traubenkernextrakt entzündungshemmend und kann zur Behandlung von Arthritis und anderen entzündlichen Erkrankungen, unter anderem auch gegen Allergien eingesetzt werden.

Da Traubenkernextrakt die Wirkung von Vitamin C verstärkt, ist er auch wichtig für die Kräftigung der Knochen. Obgleich wir Vitamin C gemeinhin nicht mit dem Knochenaufbau in Verbindung bringen, ist es entscheidend für die Bildung von Kollagen, einem Bestandteil der

Knochensubstanz. Kollagen sorgt außerdem für den Aufbau des Unterhautgewebes; Kollagenverlust kann zur Faltenbildung führen. Durch seine positive Auswirkung auf das Vitamin C im Körper kann Traubenkernextrakt uns kräftigen und uns jünger aussehen lassen.

MÖGLICHER NUTZEN

- Antioxidans.
- Schützt gegen Arteriosklerose (Arterienverhärtung).
- Entzündungshemmend.
- Wirkt der Entstehung von Krebs entgegen.
- Hilft beim Aufbau von Kollagen.

ANWENDUNG

2-mal täglich bis zu 2 100-mg-Tabletten einnehmen. (Ich verwende ein Kombinationspräparat mit Extrakten aus Traubenkernen und aus grünem Tee.)

Traubensilberkerze *(Cimicifuga racemosa)*

FAKTEN

Die nordamerikanischen Indianer benutzten diese Pflanze, um rheumatische Entzündungen und Schmerzen zu lindern und verschiedene »Frauen-Beschwerden« zu behandeln. Heute wird die Traubensilberkerze als pflanzliche Alternative zur Östrogen-Ersatztherapie und als natürliches Mittel gegen PMS und Menstruationsstörungen gepriesen. Europäische Studien haben gezeigt, dass die Traubensilberkerze ebenso gut wie Östrogen hilft, die häufig mit der Menopause einhergehenden körperlichen und emotionalen Symptome zu lindern, zu denen Hitzewallungen, Schlaflosigkeit, leichte Depressionen und Reizbarkeit gehören. Die Traubensilberkerze hemmt die Ausschüttung des Hormons *Lutein* (LH), das für viele der in den Wechseljahren auftretenden unangenehmen Symptome verantwortlich ist. In Deutschland hat die Traubensilberkerze durch die Kommission E beim Bundesinstitut für Arzneimittel die Anerkennung für die Behandlung von Wechseljahrsbeschwerden, des prämenstruellen Syndroms (PMS) und von Menstruationsstörungen erhalten. Noch nicht geklärt ist, ob die Traubensilberkerze auch wie Östrogen vor Herzkrankheiten und Osteoporose schützen kann. Auch wissen wir nichts über ihre Langzeitverträglichkeit. Was wir aber wissen, ist, dass Frauen diese Heilpflanze seit Jahrhunderten benutzt haben. Immerhin gehörte um die Jahrhundertwende »Lydia Pinkhams Vegetable Compound« in Amerika zu den beliebtesten Stärkungsmitteln für Frauen und es enthielt eine ordentliche Dosis Traubensilberkerze!

Pflanzenheilkundige benutzen sie außerdem, um hartnäckigen Husten bei Asthma-, Bronchitis- oder Keuchhusten-Patienten zu behandeln.

MÖGLICHER NUTZEN

- Hilft bei Beschwerden der Wechseljahre.
- Wirkt entspannend, hilft gegen Muskelverkrampfungen.
- Entzündungshemmend bei Gelenkrheumatismus.

ANWENDUNG

- Täglich 1 40-mg-Kapsel einnehmen, bis eine Besserung der Beschwerden eintritt; maximal über einen Zeitraum von 6 Monaten anwenden.
- Täglich 10–30 Tropfen des Extraktes in Flüssigkeit gelöst einnehmen.

! VORSICHT

Bei Schwangeren darf die Traubensilberkerze erst nach dem Einsetzen der Wehen verabreicht werden, und auch dann nur unter ärztlicher Aufsicht. Nicht mit der Frauenwurzel verwechseln, die weniger gut erforscht ist und in hoher Dosis möglicherweise toxisch wirkt.

Ulmenrinde *(Ulmus fulva)*

FAKTEN

Die Rinde dieses Baumes enthält viel Pflanzenschleim, der bei rauem Hals und Reizungen der Mundschleimhaut sehr gut lindernd wirkt. Auch gegen das nach dem Erbrechen auftretende unangenehme Brennen in Hals und Speiseröhre hilft Ulmenrinde. Manche Herbalisten verwenden sie außerdem zur Linderung von Magengeschwürschmerzen.

MÖGLICHER NUTZEN

Der Pflanzenschleim lindert Beschwerden in Hals und Speiseröhre.

ANWENDUNG

Lassen Sie bis zu 3-mal täglich 1 Pastille im Mund zergehen.

Uva Ursi *(Arctostaphylos uva ursi)*

FAKTEN

Diese auch unter dem Namen *Bärentraube* bekannte Pflanze ist eine alte volksheilkundliche Arznei gegen Harnwegsinfektionen, deren Wirksamkeit bei Blasen- und Nierenerkrankungen durch die moderne Wissenschaft nachgewiesen werden konnte. Uva Ursi besitzt außerdem eine ausgezeichnete diuretische Wirkung.

MÖGLICHER NUTZEN

- Lindert bei Blasen- und Nierenentzündung auftretende Schmerzen.
- Wirksam gegen Ödeme.

ANWENDUNG

- Bis zu 3 Kapseln täglich zur Linderung der Beschwerden einnehmen.
- 1 Teelöffel der getrockneten Pflanze in $\frac{1}{4}$ Liter warmes Wasser einrühren. Täglich 1 Tasse trinken.

Weißdorn *(Crataegus oxyacantha)*

FAKTEN

Weißdornbeeren werden schon lange benutzt, um Verdauungsstörungen und Schlaflosigkeit zu behandeln. Im ausgehenden neunzehnten Jahrhundert entdeckten europäische Forscher, dass die Beeren des Weißdornstrauches auch eine das Herz stärkende Wirkung besitzen. Heute ist standardisierter Weißdornextrakt in Westeuropa ein anerkanntes Medikament zur Behandlung von Herzleiden. Weißdorn ist reich an Bioflavonoiden, Substanzen, die für die Aufnahme von Vitamin C im Körper von entscheidender Bedeutung sind und außerdem die Blutgefäße kräftigen. Das Herz profitiert von dieser Heilpflanze in vielerlei Hinsicht. Weißdorn wirkt als *Vasodilator*, was bedeutet, dass er die Durchblutung und Sauerstoffversorgung des Herzmuskels verbessert. Außerdem senkt er den Blutdruck, wodurch dem Herzen die Arbeit erleichtert wird. Zugleich kräftigt Weißdorn den Herzmuskel. Und er wirkt harntreibend, was es dem Körper erleichtert, überschüssiges Salz und Wasser auszuscheiden. Mehrere deutsche Studien belegen, dass Weißdorn bei Patienten mit Herzschwäche die Symptome lindert, die Leistungsfähigkeit verbessert und die Kurzatmigkeit reduziert. Mit anderen Worten, Weißdorn vermag ein krankes Herz zu stärken. Er wird außerdem Patienten verordnet, die noch kein Digitalis benötigen, jedoch bereits erste Anzeichen eines alternden Herzens aufweisen, das nicht mehr so kraftvoll arbeitet wie in jüngeren Jahren. In mehreren Studien konnte nachgewiesen werden, dass bei Herzpatienten, denen Weißdorn verabreicht wurde, körperliches Leistungsvermögen und Ausdauer zunahmen. Auch die Stimmung und das Schlafverhalten veränderten sich positiv. Weißdorn ist auch erfolgreich bei Angina pectoris eingesetzt worden. Doch so gut Weißdorn auch helfen mag, falls bei Ihnen eine Herzkrankheit besteht, sollte seine Einnahme – wie die jedes anderen Medikamentes – nur unter Aufsicht eines erfahrenen Arztes erfolgen, der sich in der Naturheilkunde auskennt. Setzen Sie niemals eigenmächtig die Einnahme ärztlich verordneter Medikamente ab, um auf ein Naturpräparat umzusteigen, und fügen Sie es auch nicht eigenmächtig Ihrer sonstigen Medikation hinzu. Wenn Sie andere Herzmedikamente nehmen und zusätzlich Weißdorn einnehmen möchten, muss die Dosis dieser anderen Medikamente möglicherweise entsprechen angepasst werden, was Sie auf jeden Fall mit dem behandelnden Arzt besprechen sollten.

Wie ist es mit Menschen, die vorbeugend etwas für ihr Herz tun möchten – ist Weißdorn für sie das Mittel der Wahl? Viele Herbalisten verordnen Weißdorn als Herztonikum, um ein gesundes Herz gesund zu erhalten. Obgleich Weißdorn frei verkäuflich ist und es keine Hinweise auf eine mögliche Schädlichkeit gibt, rate ich dennoch, ihn nur unter Anleitung eines erfahrenen Naturheilkundigen anzuwenden. Es besteht das – wenn auch nur geringe – Risiko, dass ein noch undiagnostiziertes Herzleiden sich verschlimmern könnte, wenn Weißdorn in falscher Dosierung eingenommen wird. Darum erscheint mir eine gewisse Vorsicht angebracht.

MÖGLICHER NUTZEN
- Verbessert die Gesundheit von Herz und Gefäßen.
- Fördert die Durchblutung.
- Kann zur Behandlung von Herzschwäche und Angina pectoris eingesetzt werden.

ANWENDUNG
Täglich bis zu 3 200-mg-Kapseln einnehmen, jeweils zu den Mahlzeiten.

Yerba Santa *(Eriodictyon californicum)*

FAKTEN
Die Indianer rauchten oder kauten dieses, wie der Name sagt, »heilige Kraut« als Therapie gegen Asthma. Von Anhängern der Pflanzenheilkunde wird es auch heute noch bei verschleimten Bronchien, Asthma und Heuschnupfen angewendet.

MÖGLICHER NUTZEN
- Lindert quälenden Hustenreiz.
- Löst in den Bronchien festsitzenden Schleim.
- Lindert allergisch bedingte Schleimhautschwellungen.

ANWENDUNG
- 1 Teelöffel des getrockneten Krautes in ¼ Liter warmes Wasser geben. Täglich 1 Tasse trinken.
- Täglich 10 bis 20 Tropfen des Extraktes in Flüssigkeit gelöst einnehmen.

Yohimbe *(Pausinystalia yohimbe)*

FAKTEN
Yohimbe wird aus der Rinde eines westafrikanischen Baumes extrahiert. Eine aus Yohimbe gewonnene Chemikalie, das *Yohimbin*, ist von der US-amerikanischen Gesundheitsbehörde FDA als verschreibungspflichtiges Medikament gegen Impotenz zugelassen. Studien belegen, dass das Medikament Yohimbin zwischen einem Drittel und der Hälfte der männlichen Patienten mit Erektionsproblemen helfen kann. Ähnlich wie Viagra steigert Yohimbin die Durchblutung des Penis. Allerdings ist Yohimbin nicht für alle Patienten geeignet. Bei manchen Männern löst es einen plötzlichen Blutdruckabfall und Angstattacken aus. Die frei verkäuflichen Yohimbeprodukte rufen keine solchen ernsten Nebeneffekte hervor, sind dafür aber möglicherweise auch weniger wirksam als Yohimbin. Yohimbe wird, oft zusammen mit Gingko biloba und 1-Arginin, Pflanzenprodukten beigemischt, die eine potenzsteigernde Wirkung ausüben sollen.

MÖGLICHER NUTZEN
Verbessert die männlichen Sexualfunktionen.

ANWENDUNG
Täglich bis zu 3 500-mg-Kapseln einnehmen.

Ich empfehle, diese Pflanzenarznei nur unter Anleitung eines Arztes oder Heilpraktikers anzuwenden.

Yucca *(Yucca liliaceae)*

FAKTEN
Seit Jahrhunderten benutzen die Indianer im amerikanischen Südwesten diese Pflanze zur Behandlung von Schmerzen und Entzündungen bei Rheuma und Arthritis.

MÖGLICHER NUTZEN
- Lindert Entzündungen.
- Lindert arthritische und rheumatische Gelenkschmerzen.

ANWENDUNG
- Täglich bis zu 3 Tabletten oder Kapseln zur Linderung der Symptome einnehmen.
- 10 bis 30 Tropfen bis zu 3-mal täglich in Flüssigkeit gelöst einnehmen.

! **VORSICHT**
Bei langdauerndem Gebrauch kann Yucca die Aufnahme von fettlöslichen Vitaminen wie A, D, E und K beeinträchtigten. Fragen Sie Ihren Arzt, ob eine ergänzende Zufuhr dieser Vitamine erforderlich ist, wenn Sie Yucca über einen längeren Zeitraum einnehmen.

Zwiebel *(Allium cepa)*

FAKTEN

Die gewöhnliche Zwiebel ist eines der ältesten und vielseitigsten Heilmittel. Lange bevor es synthetische Erkältungsmedikamente gab, verwendeten Herbalisten einen aus Zwiebelsaft und Honig hergestellten Sirup, um Schleimlösung und Schleimhautabschwellung zu bewirken. Culpeper empfiehlt die Zwiebel »zum Lösen des Hustens und zur Befreiung von hartnäckigem Schleim«. Ich habe es selbst ausprobiert und festgestellt, dass dieses Hausmittel ebenso gut wirkt wie viele der auf dem Markt befindlichen Hustensäfte, jedoch ohne deren unangenehme Nebenwirkungen wie Benommenheit oder Nervosität. Die Zwiebel fördert außerdem ausgezeichnet die Verdauung.

Eine Zwiebel pro Tag könnte Ihnen außerdem den Gang zum Herzspezialisten ersparen. Studien zeigen, dass Menschen, die täglich eine mittelgroße Zwiebel verzehren, ihren Gesamtcholesterinspiegel senken und zugleich den HDL-Anteil erhöhen. Auch konnte wissenschaftlich nachgewiesen werden, dass Zwiebeln den Blutdruck senken und der Bildung von Blutgerinnseln vorbeugen. Eine kürzlich veröffentlichte Studie des National Cancer Institute belegt, dass Menschen, die viel Zwiebeln und anderes Lauchgemüse essen, seltener an Magenkrebs erkranken als andere. Die Zwiebel enthält zahlreiche Krebs hemmende Substanzen, darunter Quercetin, das im Reagenzglas die Wirkung vieler unterschiedlicher Karzinogene zu hemmen vermag. Außerdem enthalten Zwiebeln viel Selen, ein Mineral, das, wie kürzlich nachgewiesen werden konnte, das Risiko, an Prostata-, Lungen- oder Brustkrebs zu erkranken, deutlich reduziert. Selen soll auch vor Schlaganfällen schützen. Tatsächlich liegt in denjenigen Gegenden der Erde, deren Böden den geringsten Selengehalt aufweisen, die Schlaganfallrate der Bevölkerung am höchsten.

Eine gebratene Zwiebel kann für Breipackungen bei Ohrenschmerzen verwendet werden. Die Zwiebel gilt als natürlicher Energiespender und manche Leute schwören darauf, dass eine Zwiebel pro Tag Haarausfall verhindern soll. Wenn man Zwiebelsaft auf die

Haut aufträgt, entfaltet er eine besonders heilende Wirkung. Gesalzene Zwiebeln helfen gegen lästige Warzen. Wenn man Zwiebelsaft 2- bis 3-mal täglich zwischen die Zehen reibt, kann das Fußpilz kurieren. Eine Mixtur aus 1 bis 2 Teelöffeln Zwiebelsaft und 1 Teelöffel Essig kann unansehnliche Leberflecke und Hautmale verblassen lassen.

MÖGLICHER NUTZEN

- Schützt vor Krebs.
- Gutes schleimlösendes Mittel.
- Lindert Erkältungssymptome.
- Gut für die Verdauung.
- Hilft, Herzkrankheiten und Krebs vorzubeugen.
- Wirksam gegen Pilze – gut gegen Warzen.
- Gute antiseptische Wirkung.

ANWENDUNG

- 3- bis 4-mal täglich 1 Teelöffel Zwiebelsaft einnehmen. Den Saft gewinnen Sie, indem Sie eine rohe Zwiebel im Mixer pürieren und dann durch Gaze pressen. Im Kühlschrank aufbewahren.
- Bei Erkältung den warmen Saft mit 2 Teelöffeln Honig vermischen.
- Bei Warzen oder Fußpilz den Saft auf die betroffene Stelle auftragen. Kann zur Desinfektion von Hautwunden benutzt werden.

! VORSICHT

Stillende Mütter sollten Zwiebeln meiden, da sie beim Säugling Koliken auslösen können.

PERSÖNLICHE EMPFEHLUNG

Um Mundgeruch zu vermeiden, sollten Sie nach dem Genuss von Zwiebeln einen Zweig Petersilie essen. Auch Chlorophyll-Tabletten helfen gegen den Geruch. Dem Volksmund zufolge hilft die Zwiebel der männlichen Potenz auf die Sprünge!

Die »Signaturenlehre«, ein im fünfzehnten Jahrhundert populärer Ansatz, ging davon aus, dass Gott den medizinischen Nutzen einer Pflanze durch bestimmte äußere Merkmale kenntlich gemacht habe. In der Tat gibt es viele Heilpflanzen, deren Aussehen diese Theorie unterstützt. So weisen zum Beispiel die Blätter des Lungenkrautes, einer ausgezeichneten Arzneipflanze zur Behandlung von Atemwegsinfektionen und Lungenleiden, fleckige Maserungen auf, wie sie auch für das feine Lungengewebe charakteristisch sind. Die Wurzel der Ginsengpflanze, der eine positive Wirkung auf nahezu alle inneren Organe zugeschrieben wird, ähnelt in ihrer Form dem Körper des Menschen.

Pflanzliche Tees und ihre Anwendung

Es gibt zwei Arten von Kräutertees: solche, die vor allem als Alternative zu Kaffee und schwarzem Tee getrunken werden können, und solche, die wegen ihrer medizinischen Wirkung geschätzt werden. Die Tees der zuerst genannten Kategorie werden in Supermärkten angeboten und hier dienen die Kräuter lediglich als Aromalieferanten. Solche Tees sind relativ schwach und im Allgemeinen harmlos, bieten aber nicht die Vorzüge hochwertiger Kräutertees. Letztere bekommt man in Reformhäusern und Apotheken, sowohl lose als auch im Teebeutel. Sie sind weitaus stärker als die im Supermarkt angebotene Ware und sollten daher mit Umsicht angewendet werden. Ehe Sie einen Kräutertee trinken, sollten Sie sich möglichst umfassend über die betreffende Heilpflanze informieren. Falls Sie schwanger sind oder unter erhöhtem Blutdruck leiden, sollten Sie zuerst Ihren Arzt befragen, ehe Sie Kräutertees trinken. Stimulanzien wie Meerträubchen sollten Sie zum Beispiel nicht am Abend trinken, während Sie beruhigende, entspannende Tees wie Kamille nicht am Morgen trinken sollten, wenn Sie Anregung benötigen. Manche Hersteller reichern ihre Teemischungen mit Koffein an. Wenn Sie dem entgehen wollen, sollten Sie die Inhaltsangaben auf der Packung aufmerksam lesen.

Die Zubereitung eines Kräutertees ist kinderleicht. Füllen Sie einen Teelöffel des betreffenden Krautes in eine Teekugel, legen Sie diese in eine Tasse und übergießen Sie sie mit kochendem Wasser. Lassen Sie den Tee fünf bis zehn Minuten ziehen. Wenn Sie keine Teekugel verwenden möchten, können Sie das Kraut auch direkt ins heiße Wasser geben und dann nach zehn Minuten absieben. Wenn Sie gleich mehrere Tassen zubereiten wollen, verwenden Sie eine Glas- oder Keramikkanne. Nehmen Sie einen Teelöffel pro Tasse. Sie können Ihren selbstgemachten Tee mit Honig süßen.

Bei warmem Wetter können Sie den Tee auch abkühlen lassen und Eiswürfel hinzugeben. Dafür eignen sich Pfefferminz, Apfel, Kamille, Moosbeere, Himbeere und Orangenblüten besonders gut. Garnieren Sie den Tee mit einer Zitronenscheibe oder frischen Minzeblättern.

In der folgenden Liste finden Sie beliebte pflanzliche Tees, jeweils mit den empfohlenen Anwendungen.

Alfalfatee	fördert die Verdauung
Andorntee	löst zähen Schleim
Angelikatee	mild entkrampfend und verdauungsfördernd
Anistee	befreit Nase und Nebenhöhlen
Baldriantee	natürliches Beruhigungsmittel
Basilikumtee	belebend und anregend
Borretschtee	belebend und anregend
Blaubeerentee	angenehm vor den Mahlzeiten
Bockshornkleetee	gut bei Erkältung, verstopften Ohren und schmerzenden Nebenhöhlen
Borretschtee	wirkt gegen Melancholie
Brennnesseltee	bei niedrigem Blutdruck (nicht bei Bluthochdruck trinken)
Buchutee	natürliches Diuretikum (aber gefährlich bei Überdosierung)
Chicoréetee	normalisiert die Leberfunktionen
Fencheltee	gut für die Bauchspeicheldrüse
Gelbwurztee	natürliche antibiotische Wirkung
Ginsengtee	natürliches Tonikum, hebt die Stimmung

Große-Klette-Tee	hilft bei Ischias und Rheuma
Grünminzentee	gut gegen Blähungen
Hagebuttentee	anregende, belebende Wirkung
Himbeertee	strafft und kräftigt die Gebärmutter
Holunderblütentee	stärkt das Immunsystem
Hopfentee	entspannend und beruhigend
Ingwertee	hilft bei Übelkeit, lässt den Appetit zurückkehren
Jasmintee	mild die Nerven beruhigend
Kamillentee	gut vor dem Schlafengehen
Katzenminzentee	wirkt entspannend und als mildes Antidepressivum
Löwenzahntee	verbessert die Leber- und Nierenfunktionen
Maisseidentee	lindert die Schmerzen bei Harnwegsinfekten
Matetee	entspannt die Muskeln, besonders die glatten Herzmuskeln
Mäusedorntee	gutes Diuretikum
Orangenblütentee	fördert einen gesunden Schlaf
Petersilientee	diuretisch (harntreibend)
Pfefferminztee	gegen Blähungen
Queckentee	gutes Diuretikum
Roter-Klee-Tee	lindert Menopausen-Beschwerden
Salbeitee	gut für das Gehirn; bekannt als »Denker-Tee«
Sarsaparillatee	wirkt abführend, gleicht Hormonschwankungen aus; nicht regelmäßig trinken
Schafgarbentee	allgemeines Tonikum
Sennesblättertee	stark abführende Wirkung
Süßholztee	gutes Abführmittel
Thymiantee	bei Halsschmerzen und Erkältung
Ulmenrindentee	lindert Schmerzen
Wacholderbeerentee	hilft bei Blasenentzündung
Weißdornbeerentee	energetisierend für ältere Menschen
Zimttee	fördert geistige Klarheit

3. KAPITEL

Traditionelle Heilkräuter

Diese altbewährten Heilpflanzen werden seit Jahrhunderten wegen ihrer medizinischen Wirkung geschätzt und sind bei traditionellen Herbalisten nach wie vor beliebt.

Ackerschachtelhalm *(Zinnkraut, Equisetum arvense)*

FAKTEN

Von Pflanzenheilkundigen in Europa und China wird der auch als *Zinnkraut* oder *Silica* bekannte Ackerschachtelhalm seit langer Zeit verwendet. Er ist nährstoffreich und enthält unter anderem Kieselsäure.

Der Ackerschachtelhalm fördert im Körper die Kalziumaufnahme, was sich positiv auf Nägel, Haut, Haare, Knochen und Bindegewebe auswirkt. Diese Pflanze hilft bei übermäßig fettiger Haut und fettigem Haar und das Haar soll durch sie stärker, dichter und widerstandsfähiger werden.

MÖGLICHER NUTZEN

- Gut für Nägel und Haare.
- Bringt weiße Flecken auf den Nägeln zum Verschwinden.
- Normalisiert übermäßige Fettabsonderung der Haut.
- Stärkt die Knochen.

ANWENDUNG

- Täglich bis zu 3 Kapseln einnehmen.
- Ackerschachtelhalm ist in vielen pflanzlichen Pflegeprodukten für Haut, Nägel und Haare enthalten.

Alant *(Inula helenium)*

FAKTEN

Alant ist ein traditionelles Hausmittel gegen Atemwegsinfekte und Verdauungsbeschwerden. Er ist nicht nur ein guter Schleimlöser, seine ätherischen Öle und sein hoher Gehalt an Pflanzenschleim lindern zudem wohltuend die bei starkem Husten auftretende Wundheit und Heiserkeit. Culpeper empfahl Alant nachdrücklich: »Wenn Kinder vom Keuchhusten befallen sind, gibt es nichts Besseres. Er hilft selbst dann noch, wenn alle anderen Arzneien versagen.« Da diese Heilpflanze von der Ärzteschaft früher hoch geschätzt wurde, war sie lange Zeit in der *U.S. Pharmacopeia* aufgeführt. Alant war außerdem ein Volksheilmittel gegen *Amenorrhöe*, das Ausbleiben der Menstruation nach dem Beginn der Geschlechtsreife. Diese und alle anderen Heilpflanzen, welche die Menstruation herbeiführen können, sollten nicht während der Schwangerschaft angewendet werden.

ANWENDUNG

Aus der getrockneten Pflanze Tee kochen und täglich eine Tasse davon trinken. 10 bis 30 Tropfen des Extraktes in Flüssigkeit gelöst bis zu 3-mal täglich einnehmen.

Alfalfa *(Madicago sativa)*

FAKTEN

Die Alfalfa-Pflanze wurde zuerst von den Arabern entdeckt, die sie als den »Vater aller Nahrungsmittel« bezeichneten. Ihre Blätter sind reich an Mineralien und Nährstoffen, darunter Kalzium, Magnesium, Kalium und Beta-Karotin, die alle vor Herzerkrankungen und Krebs schützen. Alfalfa wirkt mild abführend und auf natürliche Weise harntreibend. Es wird oft zur Behandlung von Harnwegsinfekten eingesetzt. Dieses vielseitige Kraut wird in der Volksheilkunde auch gegen Arthritis verwendet und gilt als ausgezeichnetes Appetitanregungs- und Stärkungsmittel. Leider betrachten die meisten westlichen Menschen Alfalfa lediglich als Viehfutter und machen von den wohltuenden Eigenschaften dieser weit verbreiteten Pflanzen keinen Gebrauch.

MÖGLICHER NUTZEN

- Gut bei Blasenentzündung.
- Regt den Appetit an.
- Wirkt entwässernd.
- Ausgezeichnete Nährstoffquelle.
- Hilf bei Verstopfung.
- Kann bei Rheuma Schwellungen und Entzündungen lindern.

ANWENDUNG

- Täglich 3 bis 6 Kapseln einnehmen.
- 1 Teelöffel der getrockneten Pflanze auf $\frac{1}{4}$ Liter warmes Wasser; täglich eine Tasse Tee trinken.
- Alfalfasprossen über den Salat streuen.

! VORSICHT

Bei Tierversuchen hatte Alfalfa eine verschlimmernde Wirkung auf Lupus. Falls Sie an Lupus oder einer anderen Autoimmunkrankheit leiden, sollten Sie Alfalfa meiden.

PERSÖNLICHE EMPFEHLUNG

Bei Arthritis täglich 6 bis 9 Alfalfa-Tabletten einnehmen.

Andorn *(Marrubium vulgare)*

FAKTEN

Wenn Sie unter einem schlimmen Husten infolge Erkältung oder Bronchitis leiden, ist Andorn die Arznei der Wahl. Er ist nicht nur ein ausgezeichneter Schleimlöser, sondern fördert auch das Schwitzen, was fiebersenkend wirkt. Als mildes Stimulans kann Andorn auch gegen die Gliederschmerzen helfen, die oft mit einer schweren Erkältung einhergehen. Er regt außerdem die Verdauung an.

MÖGLICHER NUTZEN

- Lindert Husten- und Erkältungssymptome.
- Wirkt entwässernd.
- Fördert das Schwitzen, sorgt für Abkühlung des Körpers.

ANWENDUNG

- Bei Husten 10 bis 40 Tropfen des Extraktes in warmes Wasser geben. Bis zu 3-mal täglich anwenden.
- Andorn-Pastillen können zur Linderung von Hustenreiz und wundem Hals gelutscht werden.

Anis *(Pimpinella anisum)*

FAKTEN

Schon im alten Ägypten wurden die süß schmeckenden Anissamen sowohl als Gewürz wie auch als beliebtes Hausmittel benutzt. Ein aus den zerdrückten Samen bereiteter Tee kann bei Verdauungsstörungen und Krämpfen Abhilfe schaffen. Er wirkt außerdem schleimlösend und hilft gegen Husten und Erkältung. Pflanzenheilkundige empfehlen Anis bei Säuglingskoliken. Seit dem Mittelalter wird Anistee von stillenden Müttern zur Steigerung der Milchproduktion getrunken. Diese alte Hausfrauenweisheit scheint einen wahren Kern zu haben: Bei einer kürzlich an der Auburn University durchgeführten Studie zeigte sich, dass Kühe, die mit Anisöl besprengt wurden, mehr Milch gaben als solche, die mit anderen Duftstoffen besprüht wurden. Und Wissenschaftler haben entdeckt, dass Anis *Phytoöstrogene* enthält, Pflanzenstoffe, die in ihrer Struktur dem weiblichen Hormon Östrogen ähneln. Die Phytoöstrogene im Anis können möglicherweise gegen Menopausen-Beschwerden helfen, die durch ein Absinken der körpereigenen Östrogenproduktion hervorgerufen werden.

MÖGLICHER NUTZEN

- Hilft gegen Blähungen.
- Fördert die Verdauung.
- Lindert Übelkeit und Bauchschmerzen.
- Wirkt lindernd und schleimlösend bei Husten und Schnupfen.
- Regt bei stillenden Müttern die Milchproduktion an.
- Kann möglicherweise Menopausen-Beschwerden lindern.

ANWENDUNG

Samen zu Pulver zerstoßen. 1 Teelöffel davon in eine Tasse kochendes Wasser geben. Bis zu 3-mal täglich trinken.

Benediktenkraut *(Cnicus benedictus)*

FAKTEN

Dieses Kraut ist in der Volksheilkunde eines der ältesten Mittel gegen Amenorrhöe, das Ausbleiben der Menstruation nach dem Beginn der Geschlechtsreife. Benediktenkraut regt die Gallebildung in der Leber an und wird von Volksheilern oft eingesetzt, um Leberstörungen zu behandeln. Außerdem wird ihm eine Appetit und Kreislauf anregende sowie das Gedächtnis verbessernde Wirkung nachgesagt. Herbalisten setzen Benediktenkraut ein, um Blutgerinnsel aufzulösen und Blutungen zu stillen. Bei Menstruationsstörungen wird Benediktenkraut meistens in Verbindung mit anderen Heilpflanzen wie Ingwer, Amerikanischer Schneeball (»Cramp Bark«) und Frauenwurzel angewendet. Benediktenkraut gehört häufig zu den Inhaltsstoffen kommerzieller Pflanzenpräparate, die speziell für Frauen angeboten werden.

MÖGLICHER NUTZEN

- Hilft bei der Regulierung des Menstruationszyklus.
- Wird zur Behandlung von Leberstörungen eingesetzt.

- Regt den Appetit an.
- Wirkt fiebersenkend.
- Hilft, Blutungen zu stillen.

ANWENDUNG
- Täglich bis zu 3 Kapseln einnehmen.
- Täglich 10 bis 20 Tropfen des Extraktes in Flüssigkeit gelöst einnehmen.

❗ VORSICHT
Nicht während der Schwangerschaft anwenden. Frauen, die Östrogene oder die Antibabypille nehmen, sollten Benediktenkraut nur unter ärztlicher Kontrolle anwenden.

Borretsch *(Borago officinalis)*

FAKTEN
Im Mittelalter erhielten die Teilnehmer von Ritterturnieren Borretschtee zu trinken, da dies angeblich ihre Tapferkeit steigern sollte. Culpeper schrieb, diese Pflanze könne »bei Frauen die Milchproduktion anregen« und sei ein ausgezeichneter Schleimlöser. Im Laufe der Jahre haben Herbalisten Borretsch gegen ein breites Spektrum von Beschwerden eingesetzt, von Magengeschwüren bis zur nervösen Erschöpfung. Außerdem ist Borretsch eine ausgezeichnete Quelle für Gammalinoleinsäure, die zur Behandlung von PMS angewendet wird. Dieses Kraut ist als Extrakt und in Kapselform erhältlich.

ANWENDUNG
- Täglich bis zu 3 Kapseln einnehmen.
- 1 Teelöffel des Extraktes in Saft lösen. Täglich trinken.

Buchu *(Barosma betulina)*

FAKTEN

Vor fast vierhundert Jahren entdeckten die Hottentotten, ein südafrikanischer Eingeborenenstamm, die vielfältigen heilkräftigen Eigenschaften dieser aromatischen Pflanze.

Kombiniert mit dem unter den Top 100 aufgeführten Uva Ursi, ist Buchu für seine Wirkung gegen Harnwegserkrankungen, einschließlich Blasenentzündung und Prostatabeschwerden, bekannt. Es wirkt außerdem entwässernd und schweißtreibend.

MÖGLICHER NUTZEN

- Nützlich bei Harnwegsinfekten.
- Gutes Diuretikum (harntreibendes Mittel).
- Wirkt stimulierend auf den Körper.

ANWENDUNG

- Täglich bis zu 3 Kapseln einnehmen.
- 10 bis 30 Tropfen des Extraktes in Saft oder Wasser gelöst einnehmen.

! VORSICHT

Nicht bei Niereninfektionen oder anderen Nierenerkrankungen anwenden, da Buchu die Nieren reizen kann. Bei Niereninfektionen ist sofortige ärztliche Behandlung erforderlich. Wenn Sie Schmerzen beim Wasserlassen haben oder sich Blut im Urin befindet, sollten Sie unverzüglich einen Arzt aufsuchen.

Cascara sagrada *(am. Faulbaum, Rhamnus purshiana)*

FAKTEN

Cascara oder Kreuzdorn stimuliert die Darmwände im oberen Darmbereich, wodurch eine normale Verdauungstätigkeit gefördert wird.

Es ist eines der sanfteren natürlichen Abführmittel und hilft wirkungsvoll bei chronischer Verstopfung.

MÖGLICHER NUTZEN
Beseitigt über Nacht Verstopfung.

ANWENDUNG
Täglich 1 bis 3 Kapseln oder Tabletten einnehmen.

❗ VORSICHT
Eine zu hohe Dosis kann Krämpfe und Durchfall auslösen. Nicht während der Schwangerschaft anwenden.

DIE MARIHUANA-GESCHICHTE
Cannabis, das aus den getrockneten Blütenständen der Hanfpflanze besteht, ist eine bekannte psychoaktive Droge. Daraus wurde im Mittelalter von bestimmten muslimischen Sekten das *Haschisch* hergestellt.

Die *Assassinen* (arabisch: *Hashshashin*) waren ein geheimer muslimischer Orden, dessen Mitglieder unter Haschischeinfluss Morde an christlichen Kreuzrittern verübten.

Damiana *(Turnera aphrodisiaca)*

FAKTEN
Wie der botanische Name vermuten lässt, steht Damiana in dem Ruf, sexuell stimulierend zu wirken. Es gilt als Volksheilmittel gegen Impotenz. Diese Pflanze wird jedoch auch zu weit weniger spektakulären Zwecken eingesetzt: Pflanzenheilkundige empfehlen sie als Abführmittel und allgemeines Tonikum. Manche Herbalisten glauben, dass Damiana Ängste und Sorgen vertreibt und die Stimmung hebt.

MÖGLICHER NUTZEN

- Steigert möglicherweise die Potenz.
- Hilft bei Verstopfung.
- Wirkt möglicherweise stimmungsaufhellend.

ANWENDUNG

- Täglich bis zu 3 Kapseln jeweils vor den Mahlzeiten einnehmen.
- 10 bis 30 Tropfen des Extraktes täglich in Flüssigkeit gelöst einnehmen.

Dill *(Aniethum graveolens)*

FAKTEN

Bereits zu biblischen Zeiten wurde Dill wegen seiner aromatischen Samen kultiviert. Er wird gern in der Küche eingesetzt und ist vor allem für seine die Verdauung fördernde Wirkung und als Mittel gegen einen übersäuerten, Sodbrennen verursachenden Magen bekannt. Er wird auch verwendet, um bei stillenden Müttern die Milchproduktion anzuregen. Das Kauen von Dill ist ein altbewährtes Mittel gegen Mundgeruch.

MÖGLICHER NUTZEN

- Lindert Verdauungsbeschwerden und Reizmagen.
- Regt den Appetit an.
- Fördert die Milchproduktion bei stillenden Müttern.
- Hilft bei Blähungen.

ANWENDUNG

2 Teelöffel Dillsaat in 1 Tasse Wasser für 10 bis 15 Minuten ziehen lassen. Abseihen. Bis zu drei Tassen täglich trinken.

Eukalyptus *(Eucalyptus globulus)*

FAKTEN

Koalabären ernähren sich von den Blättern dieser Bäume, doch auch der Mensch nutzt sie für vielfältige medizinische Zwecke. Das Eukalyptusöl und sein Wirkstoff *Eukalyptol* sind in zahlreichen Hustenbonbons und Salben enthalten. Das Öl wird oft auch in Zubereitungen für Dampfbäder verwendet: Bei Erkältung genügt es oft schon, ein paarmal diese Dämpfe tief einzuatmen, und schon wird die Nase frei und der Kopf klar. Wenn man die Haut mit Eukalyptusöl einreibt, verschafft das Erleichterung bei arthritischen und rheumatischen Schmerzen. Die Durchblutung der betroffenen Körperpartien wird angeregt, wodurch ein Wärmegefühl entsteht. Wenn das Öl altert, bildet es Ozon, eine Form des Sauerstoffs, die Bakterien, Pilze und Viren abtötet.

MÖGLICHER NUTZEN

■ Bringt Erleichterung bei erkältungsbedingten Beschwerden der oberen Atemwege.
■ Guter Schleimlöser.
■ Gute antiseptische Wirkung.
■ Steifigkeit und Schwellungen bei Rheuma und Arthritis können gelindert werden.

ANWENDUNG

■ 1 bis 5 Tropfen des Extraktes in einen Inhalator geben.
■ Salbe nach Bedarf verwenden.

! VORSICHT

Nicht auf verletzte oder entzündete Haut auftragen. Nicht einnehmen.

Frauenmantel *(Alchemilla vulgaris)*

FAKTEN

Die Frauen in arabischen Ländern glaubten, diese Pflanze könne Schönheit und Jugend wiederherstellen – daher überrascht es nicht, dass der Frauenmantel sich in jenem Teil der Welt großer Beliebtheit erfreut. Traditionell wurde er von westlichen Herbalisten auf Wunden gelegt, um die Blutung zu stillen und die Heilung zu beschleunigen. Bei innerer Anwendung kann er die Menstruation regulieren und den Appetit anregen. Bei leichten vaginalen Reizungen lässt sich aus Frauenmantel eine angenehme Spülung herstellen. Der botanische Name Alchemilla ist vom Wort Alchemie hergeleitet, weil man den Mitgliedern dieser Pflanzenfamilie nachsagte, echte Wunderheilungen bewirken zu können.

MÖGLICHER NUTZEN

- Stillt Blutungen.
- Reguliert die Menstruation.
- Verbessert den Appetit.
- Hilft bei Reizungen im Vaginalbereich.

ANWENDUNG

- 1 Teelöffel der getrockneten Pflanze in heißes Wasser geben. Eine Tasse täglich trinken.
- 5 bis 10 Tropfen des Extraktes in einen halben Liter Wasser geben und als Spülung benutzen. Kann auch für Wundspülungen benutzt werden.

Gewürznelke *(Caryophyllum aromaticus)*

FAKTEN

Gewürznelken sind die getrockneten Blütenknospen des Gewürznelkenbaumes. Sie werden in China seit mehr als zweitausend Jahren verwendet und haben einen legendären Ruf als Aphrodisiakum. Wenn es für diese Behauptung auch keinen Beweis gibt, so wissen wir doch immerhin, dass das Öl der Nelken ein altbewährtes Mittel gegen Zahnschmerzen ist. Nelkenöl wirkt stark antiseptisch. Es wird außerdem gegen Brechreiz eingesetzt.

MÖGLICHER NUTZEN
- Lindert Zahnschmerzen.
- Hilft gegen Brechreiz.

ANWENDUNG
- Bei Zahnschmerzen Nelkenöl auf die betroffene Stelle im Mund reiben.
- Gegen Brechreiz 2 Tropfen Öl in einer Tasse Wasser lösen und trinken.

Gurke *(Cucumis sativus)*

FAKTEN
Seit uralter Zeit wird Gurkensaft als Gesichtsreiniger und zur Linderung von Hautreizungen verwendet. Schon Kleopatra soll Gurken benutzt haben, um die Schönheit ihrer Haut zu bewahren. Culpeper empfahl Gurke zur Linderung eines Sonnenbrandes und um Sommersprossen aufzuhellen. Als Gemüse verzehrt, ist die Gurke ein gutes Diuretikum und kann helfen, Verstopfung zu vermeiden. Wissenschaftler untersuchen zur Zeit, ob Gurkenextrakt zur Senkung des Cholesterinspiegels eingesetzt werden kann.

ANWENDUNG
- Gurkenscheiben auf gereizte Hautpartien legen. Als Gemüse möglichst frisch verzehren. Gurkensaft ist in vielen Hautpflegeprodukten enthalten.

Herzgespann *(Leonurus cardica)*

FAKTEN

Seit der Antike wird diese Pflanze sowohl gegen »Frauenbeschwerden« als auch als Herztonikum verwendet. Die Griechen benutzten Herzgespann als schmerzstillende Arznei bei Geburten und als Beruhigungsmittel. Culpeper schrieb: »Es gibt kein besseres Kraut, um das Herz von Schwermut zu befreien und zu kräftigen.«

ANWENDUNG

■ Bis zu 3-mal täglich 10 bis 15 Tropfen des Extraktes in warmer Flüssigkeit gelöst einnehmen.

■ Tee aus der getrockneten Pflanze herstellen. Täglich eine Tasse trinken.

⚱ VORSICHT

Nicht während der Schwangerschaft verwenden.

Hopfen *(Humulus lupulus)*

FAKTEN

Auch wenn der Name an »Hüpfen« erinnert, wirkt diese Pflanze auf den Körper entspannend und beruhigend. Indem er die Muskeln entspannt, lindert Hopfen Blähungen und Bauchkrämpfe. Darüber hinaus regt er den Appetit an. Wegen seiner konservierenden Wirkung wird er dem Bier beigefügt. Ein altes Hausrezept gegen Schlaflosigkeit besteht darin, auf einem Kopfkissen zu schlafen, das mit Hopfen gefüllt ist, der vorher mit Alkohol besprüht wurde.

MÖGLICHER NUTZEN

■ Beruhigt und entspannt.

■ Hilft bei Verdauungsbeschwerden.

- Ein altbewährtes Schmerzmittel.
- Ein guter Abendtee.

ANWENDUNG
Täglich bis zu 3 Kapseln einnehmen.

GANZ WILD AUF SAFRAN?
Safran ist das teuerste Gewürz der Welt. Eine Unze (31 g) davon kostet über vierzig Dollar, und das ist kein Wunder. Rund 250 000 Fäden – das sind die Narbenschenkel der Safranblüte, pro Blüte lediglich drei – ergeben ein Kilo Safran. In früheren Zeiten genoss Safran große medizinische Wertschätzung. 1597 schrieb der englische Herbalist John Gerard: »Bei Menschen, die schon an der Schwelle des Todes stehen und kaum noch atmen, bringt Safran den Atem zurück.« Heute wird Safran vor allem in der Küche verwendet – von denen, die es sich leisten können.

Isländisches Moos *(Cetraria islandica)*

FAKTEN
Diese Pflanze ist gar kein Moos, sondern eine Flechte, die aus Pilz und Alge besteht. In manchen Regionen wird Islandmoos heute noch zur Behandlung der Tuberkulose eingesetzt. Es ist ein altes Volksmittel gegen Husten und erkältungsbedingte Verdauungsbeschwerden.

ANWENDUNG
1 Teelöffel der getrockneten Pflanze in $\frac{1}{2}$ Tasse heißes Wasser geben. Täglich in kleinen Schlucken getrunken, wirkt dieser Tee am besten. Verwenden Sie Isländisches Moos nur zur Behandlung akuter Symptome. Nicht länger als zwei Wochen in Folge anwenden.

Jasmin *(Jasminum officinale)*

FAKTEN

Seit Jahrhunderten wird aus den Blüten der Jasminpflanze ein wohlschmeckender und entspannender Tee hergestellt. Heute sind viele Jasmintees im Handel erhältlich. Volkstümlichem Glauben zufolge soll das Öl der Blüten sexuell erregend wirken, wenn man den Körper damit einreibt.

MÖGLICHER NUTZEN

- Beruhigt und entspannt.
- Guter Tee nach dem Abendessen.
- Wirkt möglicherweise aphrodisisch.

ANWENDUNG

Täglich eine Tasse Tee trinken.

Kardamom *(Elletaria cardamomum)*

FAKTEN

Diese scharf schmeckenden, aromatischen Samen enthalten große Mengen eines ätherischen Öls, das die Verdauung anregt und bei Blähungen Erleichterung bringt. Kardamom, das eine mild anregende Wirkung besitzt, ist eine Standardzutat des Curry.

ANWENDUNG

Bei Verdauungsbeschwerden 15 zerdrückte Samen in $\frac{1}{2}$ Tasse heißes Wasser geben. 30 Gramm frische Ingwerwurzel und eine Zimtstange hinzufügen. 15 Minuten bei kleiner Hitze köcheln lassen. $\frac{1}{2}$ Tasse Milch hinzugeben und weitere 10 Minuten köcheln lassen. 2 bis 3 Tropfen Vanille hinzugeben. Mit Honig süßen. Eine bis zwei Tassen täglich trinken.

Katzenminze *(Nepeta cataria)*

FAKTEN

Diese Pflanze steht in dem Ruf, Katzen ganz wild zu machen. Beim Menschen hat sie jedoch den gegenteiligen Effekt. Katzenminze ist ein mildes Beruhigungsmittel, das bei Krämpfen und nervösem Magen hilft. In Europa ist sie ein beliebtes Mittel gegen Bronchitis und Durchfall. Katzenminze fördert das Schwitzen und übt eine wärmende Wirkung auf den Körper aus.

MÖGLICHER NUTZEN

- Fördert die Entspannung.
- Lindert Verdauungsbeschwerden und Blähungen.
- Kann bei Bronchitis Erleichterung bringen.
- Hilft bei Durchfall.

ANWENDUNG

- Täglich 1 bis 3 Kapseln einnehmen.
- $\frac{1}{2}$ bis 1 Teelöffel des Extraktes in $\frac{1}{2}$ Tasse warmes Wasser geben und als Tee trinken.

Kleinblütige Königskerze *(Verbascum thapsus)*

FAKTEN

Dies ist ein altbewährtes Heilmittel bei Bronchitis und trockenem Reizhusten. Die Königskerze ist eine gute Schleimlöserin, befreit die Bronchien und lindert Reizungen der Atemwege. Da sie krampflösend wirkt, kann sie bei Magenkrämpfen und Durchfall helfen.

MÖGLICHER NUTZEN

- Wirkt reizlindernd bei Husten und Bronchitis.
- Lindert Magen-Darm-Beschwerden.

ANWENDUNG

▪ 1 Teelöffel der getrockneten Pflanze in $\frac{1}{4}$ Liter warmes Wasser geben. Täglich eine bis zwei Tassen des Tees trinken.

▪ 25 bis 40 Tropfen des Extraktes in Flüssigkeit lösen. Bei Husten 3- bis 4-mal täglich trinken.

PERSÖNLICHE EMPFEHLUNG

Diese Pflanze sollte man im Haus haben, wenn ein grippaler Infekt mit Magenkrämpfen einhergeht oder wenn eine Erkältung auf die Brust schlägt. Man kann auch die Blätter der frischen Pflanze in heißem Wasser kochen und dann die Dämpfe einatmen. Das hilft bei Husten und verstopften Atemwegen.

Kümmel *(Carum carvi)*

FAKTEN

Die Samen dieser Pflanze werden häufig zum Backen verwendet und sind bekannt für ihren würzigen, aromatischen Geschmack. Kümmel hilft bei Aufstoßen und anderen Magenbeschwerden. Er regt außerdem den Appetit an. Als Tee zubereitet und warm getrunken, ist er eine ausgezeichnete Hilfe bei Husten und Schnupfen. Jahrhundertelang haben Hebammen Kümmel benutzt, um die Milchproduktion bei stillenden Müttern anzuregen und Säuglingskoliken zu lindern.

MÖGLICHER NUTZEN

▪ Ausgezeichnetes Mittel bei Verdauungsstörungen.

▪ Hilft gegen Aufstoßen und Blähungen.

▪ Hilft bei Übelkeit.

▪ Regt den Appetit an.

▪ Wirkungsvoller Schleimlöser bei erkältungsbedingtem Husten.

▪ Regt die Milchproduktion bei stillenden Müttern an.

- 3- bis 4-mal täglich 3 bis 4 Tropfen des Extraktes in Flüssigkeit gelöst einnehmen.
- Bei Koliken 1 bis 2 Tropfen bei zwei der täglichen Mahlzeiten der Säuglingsnahrung beimischen. Bevor Sie Ihrem Säugling oder Kleinkind diese oder irgendeine andere Pflanzenarznei verabreichen, sollten Sie unbedingt Ihren Kinderarzt befragen.
- 3- bis 4- mal täglich Kümmelsamen kauen.

! VORSICHT
Die Samen niemals Säuglingen oder kleinen Kindern verabreichen – bei Kindern nur den Extrakt anwenden.

Lungenkraut *(Pulmonaria officinalis)*

FAKTEN
Wie der Name sagt, hilft dieses Heilkraut bei Husten, Heiserkeit und leichten Lungenbeschwerden. Es lässt sich außerdem bei Durchfall einsetzen, was es zum Kraut der Wahl macht, wenn Magen-Darm-Erkrankungen und Husten gleichzeitig auftreten.

MÖGLICHER NUTZEN
- Löst in der Brust festsitzenden Schleim.
- Kann bei Halsschmerzen und Heiserkeit helfen.
- Hilft gegen Durchfall.

ANWENDUNG
1 Teelöffel des getrockneten Krautes in 1 Tasse heißes Wasser geben. Täglich eine Tasse trinken.

Wenn der Husten nach zwei Wochen nicht abklingt, sollten Sie keine weitere Selbstmedikation versuchen, sondern sich unverzüglich in ärztliche Behandlung begeben.

Mädesüß *(Filipendula ulmaria)*

FAKTEN

Wegen ihres süßen Duftes soll Mädesüß die Lieblingspflanze der englischen Königin Elisabeth I. gewesen sein. Mädesüß enthält die aspirinartige Salicylsäure und wurde lange Zeit bei Grippe, Fieber und Arthritis eingesetzt. Der Tee gilt als ausgezeichnetes Diuretikum.

ANWENDUNG

Tee aus der getrockneten Pflanze aufbrühen. Täglich eine Tasse trinken.

Mahonie *(Mahonia aquifolium)*

FAKTEN

Diese nordamerikanische Pflanze wurde in Europa als »Blutreiniger« populär. Sie soll die Leberfunktionen stärken und wird bei Gelbsucht, Hepatitis und anderen Leberleiden angewendet. Auch bei Ekzemen und Schuppenflechte soll sie gut helfen. Darüber hinaus wird sie als Diuretikum verwendet. Sie wird sowohl als Extrakt als auch in getrockneter Form angeboten.

ANWENDUNG

- Aus der getrockneten Pflanze Tee aufgießen. Täglich trinken.
- Täglich 10 bis 30 Tropfen des Extraktes in Flüssigkeit gelöst einnehmen.

Meerrettich *(Armoracia lapathifolia)*

FAKTEN

Die Meerrettichwurzel hat einen so bitteren Geschmack, dass sie einem die Tränen in die Augen treibt. Deshalb ist der Meerrettich Bestandteil das traditionellen jüdischen Passahmahles: Er soll an das Leiden der Juden unter der Herrschaft des Pharao erinnern. Er ist zudem ein exzellentes Diuretikum und fördert die Verdauung. Bei Husten und Asthma verordnen Herbalisten Meerrettich mit Honig. Bei äußerer Anwendung kann der Meerrettich Schmerzen und Steifigkeit bei Rheuma lindern.

MÖGLICHER NUTZEN

- Guter Schleimlöser, lindert Atembeschwerden.
- Kann möglicherweise rheumatische Beschwerden lindern, indem er die Durchblutung der entzündeten Gelenke fördert.

ANWENDUNG

- Gegen starken Husten geriebene Wurzel mit Honig und warmem Wasser vermischen. Täglich einnehmen. Das schmeckt nicht besonders gut, hilft aber ausgezeichnet.
- Frischer Meerrettich lässt sich zu Salbe verarbeiten, indem man ihn mit Stärkemehl mischt. Auf die betroffene Stelle auftragen und mit einer Mullbinde abdecken.

⚠ VORSICHT

Keine großen Mengen auf einmal verzehren – das kann Durchfall und heftiges Schwitzen auslösen.

PERSÖNLICHE EMPFEHLUNG

Kaufen Sie nach Möglichkeit frischen Meerrettich im Supermarkt oder, noch besser, im Bioladen.

Myrrhe *(Commiphora myrrha)*

Sie fanden das Kindlein mit Maria, seiner Mutter, und fielen nieder und beteten es an und taten ihre Schätze auf und schenkten ihm Gold, Weihrauch und Myrrhe. Matthäus 2,11

FAKTEN

Seit uralter Zeit wird das Harz der Myrrhepflanze für Mundspülungen bei Geschwüren im Mund- und Rachenraum eingesetzt. Auch bei entzündetem und infiziertem Zahnfleisch ist seine Anwendung beliebt. Zudem kann die Myrrhe gegen Infektionen der oberen Atemwege helfen. Sie wirkt nicht nur lindernd auf gereizte Bronchien ein, sondern neue Forschungen deuten zudem darauf hin, dass sie das Immunsystem stärkt. Der Bibel zufolge priesen sowohl König David als auch König Salomo diese Pflanze, die von Moses bei jüdischen Zeremonien verwendet wurde. Myrrhe stand in so hohem Ansehen, dass die Heiligen Drei Könige sie dem Jesuskind darbrachten.

MÖGLICHER NUTZEN

- Wegen ihrer antiseptischen Wirkung ausgezeichnet für Mundspülungen geeignet.
- Fördert die Heilung von Mundgeschwüren.
- Kräftigt empfindliches und entzündetes Zahnfleisch.
- Gut gegen Husten und Erkältung.
- Gut bei Magen-Darm-Grippe.

ANWENDUNG

- 1 Teelöffel der getrockneten Pflanze in $\frac{1}{4}$ Liter warmes Wasser geben. Bei Erkältung täglich eine Tasse des Tees trinken.
- 2 bis 5 Tropfen des Extraktes, mit Wasser verdünnt, eignen sich hervorragend für Mundspülungen.

❗ VORSICHT

Wenn Myrrhe in hoher Dosierung über einen längeren Zeitraum angewendet wird, sind gefährliche Nebenwirkungen möglich. Überschreiten Sie daher die empfohlene Dosis nicht. Myrrhe bei Schwangerschaft oder einer bestehenden Nierenerkrankung nur nach vorheriger Absprache mit dem behandelnden Arzt anwenden.

Salbei *(Salvia officinalis)*

FAKTEN

Der botanische Name des Salbei ist vom lateinischen *salvare* abgeleitet, das »retten« bedeutet – ein Hinweis auf den damaligen Ruf des Salbei als Allheilmittel. Im Mittelalter wurde Salbei angewendet, um die für Tuberkulosekranke typischen nächtlichen Schweißausbrüche zu lindern. Herbalisten empfehlen ihn auch heute noch Patienten, die unter übermäßigem Schwitzen leiden. Culpeper verordnete Salbeitee für Mundspülungen bei entzündetem Zahnfleisch. Der Tee wird auch bei Magenkrämpfen und Blähungen eingesetzt. Als beliebtes Küchengewürz soll Salbei eine gute Verdauung fördern.

ANWENDUNG

- Aus dem getrockneten Kraut Tee aufbrühen. Täglich trinken.
- Bei entzündetem Zahnfleisch 3-mal täglich mit dem Tee den Mund ausspülen und gurgeln.
- Verwenden Sie dieses köstliche Kraut beim Kochen.

Schnittlauch *(Allium schoenoprasum)*

FAKTEN

Diese Pflanze aus der Familie der Liliengewächse ist reich an Vitamin C und Eisen und lässt sich leicht zu Hause auf der Fensterbank ziehen, wird aber auch überall frisch angeboten. Schnittlauch regt den Appetit an und fördert die Verdauung. Sein hoher Eisengehalt ist wirksam bei Anämie. Schon vor fünftausend Jahren wurde er von den

Chinesen entdeckt. In Europa erfreute er sich dann später nicht nur wegen seines feinen Zwiebelgeschmacks großer Beliebtheit, sondern auch wegen des weit verbreiteten Glaubens, seine grasähnlichen Halme könnten böse Geister und Krankheiten fern halten. Man hängte deshalb Schnittlauchbündel im Zimmer auf oder band sie an Bettpfosten.

MÖGLICHER NUTZEN
- Gut für die Verdauung.
- Hilft, auf Eisenmangel beruhende Blutarmut zu verhüten.

ANWENDUNG
Kleingehackt über Salate und andere Speisen streuen.

PERSÖNLICHE EMPFEHLUNG
Maximalen Nutzen erzielt man, wenn der Schnittlauch frisch verzehrt wird. Sie können ihn sogar zu Hause selbst ziehen!

Schwarznuss *(Juglans nigra)*

FAKTEN
Früchte, Blätter und Rinde dieses Baumes haben viele günstige Effekte. Bei innerer Anwendung hilft die Schwarznuss gegen Verstopfung und ist außerdem wirksam bei Pilz- und Parasiteninfektionen. Auch zur Beseitigung lästiger, durch Viren verursachter Warzen lässt sie sich einsetzen. Auf die Haut aufgetragen, soll Schwarznuss-Extrakt gegen Ekzeme, Herpes, Schuppenflechte und Hautparasiten helfen.

MÖGLICHER NUTZEN
- Gutes Mittel gegen Pilzinfektionen.
- Die antiseptischen Eigenschaften helfen gegen bakterielle Infektionen.
- Hilfreich gegen Parasiten.
- Fördert eine regelmäßige Verdauung.

ANWENDUNG

- Täglich 10 bis 20 Tropfen in Wasser oder Saft gelöst einnehmen.
- Extrakt 2-mal täglich in die Haut einreiben.

Senf *(weiß und schwarz – Brassica hirta, Brassica nigra)*

FAKTEN

Beide Varianten der Senfpflanze weisen ähnliche Eigenschaften auf, wobei allerdings schwarzer Senf als der wirksamere gilt. Culpeper empfahl die äußere Anwendung des Senfs bei Gelenk- und Rückenschmerzen, und die innere, zusammen mit Honig, bei Husten. Über die Jahre sind die Herbalisten überwiegend seinem Rat gefolgt. Heute wird der Senf aber für gewöhnlich nur noch äußerlich angewendet.

ANWENDUNG

Mit Einreibealkohol verdünntes Senföl kann, wenn arthritische Körperteile damit eingerieben werden, die Durchblutung fördern. Niemals unverdünntes Öl benutzen, da es starke Hautreizungen auslösen kann. In meiner Kindheit pflegte meine Mutter mir ein Senfpflaster auf die Brust zu legen, wenn ich stark erkältet war – die wärmende Wirkung des Senfs empfand ich als sehr wohltuend. Mit Senfpulver lässt sich ein solches Pflaster einfach herstellen. Das Pulver mit kaltem Wasser vermischen, bis eine dicke Paste entsteht. Die Paste auf ein sauberes Tuch geben und den Senf zur Haut hin mit einer Mullbinde abdecken. Dann auf die Brust oder ein arthritisches Gelenk legen. Nach 10 Minuten wieder entfernen. Eine zu lange Anwendung kann Hautreizungen auslösen. Die recht wohlschmeckenden Blätter des weißen Senfs lassen sich in Salaten verwenden.

Thymian *(Thymus vulgaris)*

FAKTEN

Im Mittelalter glaubte man, Thymian stärke die Tapferkeit: Frauen schenkten den in ihrer Gunst stehenden Rittern vor der Schlacht Thymianzweige. Culpeper schrieb, Thymian »stärkt die Lunge« und »innerlich angewendet bringt er dem Magen Trost und lässt Winde abgehen«. Man hat Thymian als Schleimlöser und Desinfektionsmittel eingesetzt. Auch seine Wirksamkeit gegen Pilzinfektionen ist bekannt. Bei rauem Hals eignet er sich gut zum Gurgeln.

ANWENDUNG

- Aus der getrockneten Pflanze Tee aufgießen. Täglich trinken oder bis zu 3-mal täglich damit gurgeln.
- Bei Fußpilz das Extrakt täglich zwischen die Zehen reiben.
- Das Extrakt eignet sich auch zur äußerlichen Anwendung gegen Läuse und Krätzmilben. Täglich anwenden.

Vogelmiere *(Stellaria media)*

FAKTEN

Culpeper schrieb, dass Vogelmiere »mit Schweineschmalz gekocht bei Krämpfen, Zuckungen und Lähmungen hilft«. In der Volksheilkunde ist die Vogelmiere als Schleimlöser und bei zu viel Magensäure angewendet worden. Äußerlich als Salbe angewendet, soll sie ausgezeichnet bei Prellungen, Hautreizungen, Exzemen und anderen Hautproblemen helfen.

ANWENDUNG

- Bis zu 3-mal täglich 1 Kapsel einnehmen.
- Salbe nach Bedarf verwenden.

Wacholder *(Juniperus communis)*

FAKTEN

Im sechzehnten Jahrhundert verwendete ein holländischer Apotheker Wacholderbeeren für ein neues, preiswertes Diuretikum, dem er den Namen *Gin* gab. Dieses Getränk wurde bald aus anderen Gründen ein Erfolg und heute ist die Wacholderbeere lediglich eine unter mehreren Zutaten. Sei Jahrhunderten ist Wacholder in der Volksmedizin als Arznei bei Harnwegserkrankungen, Harnverhaltung und Störungen der Gallenblase bewährt. Er ist auch mit Erfolg zur Behandlung der *Gicht* eingesetzt worden, einem Leiden, bei dem Harnsäureablagerungen zu Gelenkentzündungen führen und der Harnsäuregehalt des Blutes erhöht ist. Die Beere fördert die Verdauung und kann bei Blähungen und Bauchkrämpfen helfen.

MÖGLICHER NUTZEN

- Lindert Harnwegsbeschwerden.
- Altbewährtes Mittel bei Gicht.
- Fördert eine gute Verdauung.
- Wirkt entwässernd.

ANWENDUNG

- 10 bis 20 Tropfen des Extraktes bis zu 3-mal täglich einnehmen.
- Bis 3-mal täglich eine Tasse Tee trinken.

⚱ VORSICHT

Nicht während der Schwangerschaft anwenden.

Wachsmyrte *(Myrica certifera)*

FAKTEN

Diese amerikanische Pflanze ist vielseitig anwendbar und wird in der Pflanzenheilkunde sehr geschätzt. Im neunzehnten Jahrhundert verordneten Ärzte einen aus der pulverisierten Rinde hergestellten Tee beim ersten Anzeichen von Erkältung, Husten oder Grippe. Der Tee ist ein ausgezeichneter Schleimlöser. Außerdem fördert er das Schwitzen, sodass Sie eine Erkältung regelrecht ausschwitzen können, und er regt den Kreislauf an. In hoher Dosierung wirkt Wachsmyrte als Brechmittel und wurde deshalb bei Vergiftungen angewendet. Der Tee eignet sich sehr gut für Mundspülungen bei entzündetem oder empfindlichem Zahnfleisch. Bei Krampfadern kann man die Haut mit Wachsmyrte einreiben, was die Schwellungen und Beschwerden lindert. Sie ist außerdem eine der ältesten Arzneien zur Behandlung von Hämorrhoiden.

MÖGLICHER NUTZEN

- Löst festsitzenden Schleim bei Erkältungen und Husten.
- Hat eine mild stimulierende Wirkung.
- Wirkt als Mindspülung adstringierend.
- Lindert bei äußerer Anwendung Krampfaderbeschwerden.

ANWENDUNG

- Bis zu 3-mal täglich 1 Kapsel einnehmen.
- 10 bis 20 Tropfen des Extraktes in Saft oder Wasser gelöst einnehmen.
- Eine aus Extrakt oder Pulver hergestellte Lösung nach Bedarf zum Gurgeln verwenden.
- Für äußere Anwendung $\frac{1}{2}$ bis 1 Teelöffel des Pulvers in 1 Tasse warmes Wasser geben. Mt dieser Mischung Krampfadern oder Hämorrhoiden einreiben.

Wasserdost *(Eupatorium perfoliatum)*

FAKTEN

Nordamerikanische Indianer machten die weißen Siedler mit dieser Heilpflanze bekannt. Ihr amerikanischer Name »Boneset« (etwa

»Knochenrichter«) bezieht sich auf ihre Anwendung gegen eine besonders unangenehme Form der Grippe, die »Knochenbrecher-Fieber« genannt wurde. In der Grippe- und Erkältungszeit kann der Wasserdost mit seiner schleimlösenden und die oberen Atemwege befreienden Wirkung unschätzbare Dienste bei Husten und anderen Atemwegsinfekten leisten. Außerdem senkt er das Fieber. Diese vielseitige Heilpflanze wirkt beruhigend auf den Körper und hilft bei Verstopfung.

MÖGLICHER NUTZEN

- Fiebersenkend.
- Lindert Grippe- und Erkältungssymptome.
- Wirkt beruhigend auf den Körper.
- In einem warmen Getränk gelöst, ausgezeichnete schleimlösende Wirkung.
- In einem kalten Getränk gelöst, mild abführende Wirkung.

ANWENDUNG

Täglich 10 bis 40 Tropfen des Extraktes in Flüssigkeit gelöst einnehmen.

Ysop *(Hyssopus officinalis)*

FAKTEN

Mit diesem Kraut lassen sich starker Husten und verstopfte Nase wirkungsvoll behandeln. Es lindert bei starker Erkältung die Schleimhautschwellung in Kopf und Brust. Studien zeigen, dass der Ysop gegen Viren wirkt und sich zur Behandlung von Gesichts- und Lippenherpes einsetzen lässt. Auch bei gestörter Verdauung hilft er.

MÖGLICHER NUTZEN

- Guter Schleimlöser bei Husten und Schnupfen.
- Hilft gegen Blähungen.

- Regt den Appetit an.
- Gut zum Gurgeln bei Halsweh.

ANWENDUNG

- 1 Teelöffel der getrockneten Pflanze in 1 Tasse warmes Wasser geben. Bei Husten 3-mal täglich trinken.
- Bei Halsschmerzen und Mundherpes 3-mal täglich gurgeln.
- Täglich 1 bis 2 Teelöffel des Extraktes einnehmen.
- Bei Halsschmerzen nach Bedarf eine Ysop-Pastille im Mund zergehen lassen.

❗ VORSICHT

Ohne ärztlichen Rat nicht länger als zwei Wochen anwenden.

Zaubernuss *(Hamamelis virginiana)*

FAKTEN

Diese Pflanze, die zuerst von den nordamerikanischen Indianern benutzt wurde, sollte in keinem Medizinschrank fehlen. Die entzündungshemmende Wirkung des Zaubernuss-Extraktes wirkt bei kleineren Kratzern, Schnittwunden und Prellungen wohltuend. Wenn man ihn auf Hämorrhoiden und Krampfadern aufträgt, hilft er gegen Schmerzen und Entzündungssymptome. Wenn man das Gesicht damit wäscht, wird die Haut belebt und eine zu starke Fettausscheidung normalisiert.

ANWENDUNG

Mehrmals täglich handelsüblichen Fertigextrakt auf gereizte Hautpartien auftragen.

Zitronenmelisse *(Melissa officinalis)*

FAKTEN

Dieser Tee wurde ursprünglich im Orient angebaut; arabische Händler brachten die Pflanze später nach Spanien. Von Benediktinermönchen wurde die Zitronenmelisse dann in Deutschland eingeführt. Inzwischen wird die in Europa nach wie vor beliebte Pflanze auch in den Vereinigten Staaten angebaut. Sie gehört zur Familie der Minzen und enthält ätherische Öle, die für den angenehm zitronigen Duft sorgen. Zitronenmelisse ist ein altes Hausmittel bei Blähungen und Koliken. Im sechzehnten Jahrhundert schrieb der berühmte Herbalist Culpeper: »Einen Sirup aus dem Saft der Zitronmelisse und Zucker ... sollte jede gute Hausfrau im Schranke haben, denn sie kann damit den schwachen Mägen und kranken Körpern der gesamten Nachbarschaft aufhelfen.« Herbalisten verordnen die Zitronenmelisse auch heute noch gegen nervösen Magen, nervöse Unruhe und Schlaflosigkeit. Heiße Zitronenmelisse besitzt eine mild schweißtreibende Wirkung. Das kühlt den Körper und kann Fieber zurückgehen lassen.

Kürzlich belegte eine wissenschaftliche Studie, dass eine aus Zitronenmelissenextrakt hergestellte Salbe höchst wirkungsvoll gegen Lippenherpes (Herpes simplex labialis) hilft.

Zitronenmelisse ist als Tee, getrocknete Pflanze und Extrakt sowie als Zutat von äußerlich anzuwendenden Salben erhältlich.

ANWENDUNG

▪ ½ bis 1 Teelöffel des Extraktes bis zu 3-mal täglich in Flüssigkeit gelöst einnehmen.

▪ Täglich eine Tasse des Tees aus der getrockneten Pflanze oder als Beuteltee trinken.

▪ Salben und Cremes äußerlich entsprechend der Packungsvorschrift anwenden.

Heilkräuter in der Bibel

Und Gott sprach: Es lasse die Erde aufgehen Gras und Kraut, das Samen bringe, und fruchtbare Bäume auf Erden, die ein jeder nach seiner Art Früchte trage, in denen ihr Same ist. Und es geschah so.

Genesis 1,11

Im ganzen Alten und Neuen Testament – vom Garten Eden bis zu den Evangelien – gibt es zahlreiche Hinweise auf Kräuter, die in biblischen Zeiten gebräuchlich waren. Der fruchtbare Halbmond im Nahen Osten, ein frühes Zentrum der Zivilisation, war reich an Obstgärten, Wäldern und üppiger Vegetation. Adam, der erste Mensch, war Gärtner und sein Sohn Kain baute Gemüse an. Unsere Vorfahren ernährten sich von dem, was das Land ihnen bot, und hatten daher großen Respekt gegenüber der Natur. Die alten Hebräer glaubten, dass die Natur ihnen von Gott geschenkt worden war, und achteten Seine Schöpfung daher sehr.

Pflanzen wie Zimt, Granatapfel, Aloe, Knoblauch, Zwiebeln, Gewürznelke und Safran werden in der Bibel häufig erwähnt. Und zumindest bei einer Gelegenheit spielt eine Pflanze eine wichtige Rolle für den Verlauf der biblischen Geschichte. Im ersten Buch Mose wetteiferten Lea und Rahel, die beiden Frauen Jakobs, ständig um dessen Gunst. Lea hatte Jakob viele Söhne geboren, doch Rahel war unfruchtbar. Als Leas Sohn Ruben auf dem Feld *Liebesäpfel* findet, die als Aphrodisiakum galten, fleht Rahel Lea an, ihr davon zu geben. Als Gegenleistung willigt sie ein, dass Lea die Nacht mit Jakob verbringen darf. Prompt empfängt Lea ein weiteres Kind, doch später wird auch Rahel schwanger. Bis heute heißen die Früchte der giftigen Alraunpflanze im Nahen Osten »Liebesäpfel« und werden wegen ihrer angeblich aphrodisischen Wirkung geschätzt.

Die Pflanzenheilkunde stand bei den alten Hebräern in hohem Ansehen. Im Prediger Salomo heißt es: »Der Herr schuf Arzneien aus der Erde, und der Weise verachtet sie nicht.«

Die Bibel verbietet außerdem eine nur auf kurzfristigen Vorteil bedachte Ausbeutung des Landes, eine Regel, die von späteren Generationen geflissentlich ignoriert wurde. Im dritten Buch Mose finden sich zahlreiche Gebote zum Schutz der Bäume. Gott sagt dort: »Du sollst die Bäume nicht zerstören, indem du die Axt an sie legst. Denn sie ernähren dich, und du sollst sie nicht fällen, denn der Baum auf dem Feld schenkt den Menschen Leben.«

4. KAPITEL   Heilpflanzen aus aller Welt

Die größte Veränderung seit dem Erscheinen der ersten Auflage meiner *Kräuterbibel* ist das explosive Wachstum des Marktes für exotische Heilpflanzen in den USA. Als ich seinerzeit die erste Fassung dieses Kapitels schrieb, waren ausländische Heilkräuter fast nur in winzigen Läden in den Stadtvierteln der jeweiligen ethnischen Bevölkerungsgruppen erhältlich. Jeder Ladeninhaber spielte die Rolle des einstigen Dorf-Schamanen. Der Kunde oder die Kundin nannte sein/ihr gesundheitliches Problem und erhielten eine Tüte, die mit einer geheimnisvollen Mischung getrockneter Wurzeln, Samen und Blätter gefüllt war. Es gab keine Möglichkeit, die Dosis dieser Heilpflanzen zu ermitteln oder überhaupt herauszubekommen, was in der Mischung denn nun eigentlich enthalten war. Es blieb also kaum eine andere Möglichkeit, als der Sachkenntnis des Händlers zu vertrauen. Überraschenderweise verfügten viele dieser kleinen Heilkräuterhändler aber durchaus über erhebliches Fachwissen, sodass die Kundschaft gerne wiederkam. Doch wie der Milchmann und die kleinen Lebensmittelläden um die Ecke verschwinden diese Kräuterläden zunehmend von der Bildfläche. Natürlich gibt es in den Vereinigten Staaten noch einige »Botanicas«, die in lateinamerikanischen Stadtvierteln Kräuter aus Südamerika verkaufen, und chinesische Kräuterläden in den Chinatowns der Großstädte, doch ihre Zahl ist gering und örtlich begrenzt. Sie weichen den modernen, eleganten Naturkostläden und Apotheken, in denen die gleichen Heilpflanzen verkauft werden, nun jedoch in Form von abgepackten, standardisierten Extrakten. Mögen diese standardisierten Pflanzenarzneien in den Augen mancher puritanischen Herbalisten auch sozusagen »herbalistisches Fastfood« sein, so lässt sich doch nicht leugnen, dass man noch nie so einfach wie heute an Heilpflanzen aus fremden Ländern kommen konnte. Dadurch hat die Praxis der Pflanzenheilkunde ein neues, internationales Flair gewonnen.

In nahezu allen Kulturen haben sich eigene Stile und Traditionen der Pflanzenheilkunde entwickelt. Obgleich in vielen Fällen auf die gleichen Pflanzen zurückgegriffen wird, hat doch jede Kultur ihrem jeweiligen Medizinsystem einen einzigartigen Stempel aufgedrückt. In diesem Kapitel konzentriere ich mich auf vier unterschiedliche Formen der Pflanzenheilkunde, die meines Erachtens die heutige Praxis der pflanzlichen Medizin tief beeinflusst haben: die ayurvedische traditionelle Medizin Indiens, die traditionelle chinesische Medizin, die südamerikanische Medizin und die Medizin der nordamerikanischen Indianer. Heilpflanzen, die bereits unter den Top 100 aufgeführt wurden, sind durch einen Stern (*) markiert. Weitere Informationen zu ihnen finden Sie im Kapitel »Die Top 100«.

Ayurveda:
Die traditionelle Medizin Indiens

Als ich die erste Ausgabe der *Kräuterbibel* schrieb, galten ayurvedische Heilkräuter im Westen im besten Fall als exotisch, im schlimmsten als abergläubischer Unfug. Doch innerhalb kürzester Zeit sind sie inzwischen in die westliche Kultur integriert worden. Hierfür schulden wir dem Arzt und Heiler Deepak Chopra besonderen Dank, der mit seinen Büchern ayurvedische Heilpflanzen bekannt machte. Manche dieser Pflanzenarzneien erfreuen sich bei uns heute solcher Beliebtheit, dass sie inzwischen sogar von großen Drogerieketten und Supermärkten angeboten werden!

Die traditionelle Pflanzenheilkunde Indiens besteht schon seit mehr als fünftausend Jahren und ist möglicherweise das älteste Heilungssystem der Welt. Man nimmt an, dass Ayurveda die Grundlage vieler anderer heilkundlicher Systeme bildet, darunter die traditionelle chinesische Medizin, die tibetische Medizin und auch die Medizin des antiken Griechenlands. Es ist bemerkenswert, dass sich viel von dem, was der griechische Arzt Hippokrates lehrte, den wir als den

Vater der modernen Medizin betrachten, bereits im Ayurveda findet! Hippokrates soll gesagt haben: »Lasst die Nahrung eure Arznei und die Arznei eure Nahrung sein.« Dieser Grundsatz bildet einen zentralen Bestandteil der ayurvedischen Lehre, in der der Ernährung und Lebensweise eine große Bedeutung beigemessen werden.

Der Begriff Ayurveda setzt sich aus zwei Sanskrit-Worten zusammen: *ayu* (Leben) und *veda* (Wissen). Der indischen Überlieferung zufolge wurde dieses kostbare Wissen unmittelbar durch den Schöpfer, *Brahma*, übermittelt. Ähnlich wie in den medizinischen Theorien der antiken Römer und Griechen werden im Ayurveda die Heilpflanzen den fünf Elementen zugeordnet: Erde, Wasser, Feuer, Luft und Äther. Außerdem spielen bei der Klassifizierung die fünf Geschmacksrichtungen eine Rolle: süß, sauer, salzig, scharf, bitter und adstringierend. Ayurveda betont, dass körperliche, geistige und spirituelle Aspekte für die Gesundheit gleichermaßen wichtig sind. In vielerlei Hinsicht war Ayurveda seiner Zeit weit voraus: Der Schwerpunkt wird nicht auf die Behandlung von Krankheiten gelegt. Der Ernährung und der Lebensweise wird ebenso viel Aufmerksamkeit gewidmet wie den medizinischen Therapien – eine Philosophie, die jetzt zu Beginn des einundzwanzigsten Jahrhunderts endlich von immer mehr Ärzten akzeptiert wird.

Im heutigen Indien wird Ayurveda nach wie vor in großem Umfang praktiziert. Die Botschaft des Ayurveda ist simpel und lässt sich am besten durch das folgende indische Sprichwort zusammenfassen: »Mögen alle Menschen glücklich sein. Mögen alle Menschen gesund sein. Mögen alle Menschen heilig sein. Möge es niemals und nirgendwo Disharmonien irgendwelcher Art geben.«

Viele der im Ayurveda benutzten Heilpflanzen sind auch im Westen bekannt. Zu ihnen zählen Alfalfa, Aloe vera, Teufelskralle, Echinacea, Gelbwurz, Süßholzwurzel, Fenchel, Bockshornklee und Kurkuma, die alle unter den Top 100 aufgeführt sind. Ayurveda verwendet aber auch einige exotische Pflanzen, die im Westen gerade erst entdeckt werden. Es folgt nun eine Liste der in der ayurvedischen Heilkunde gebräuchlichen Pflanzen. Da diese Pflanzen im Westen bislang nur wenig erforscht sind, empfehle ich, sie nur unter Aufsicht eines erfahrenen Ayurveda-Heilkundigen anzuwenden.

Amalaki *(Phyllanthus emblica)*

FAKTEN

Seit Jahrtausenden wird diese Pflanze zur Behandlung von Husten und Essstörungen sowie zur Normalisierung der Verdauungsfunktionen eingesetzt. Sie wird auch zur Behandlung von Hauterkrankungen und Tumoren angewendet. Wegen ihres hohen Vitamin-C-Gehalts wird Amalaki vielen ayurvedischen Rezepturen zur Stärkung des Immunsystems beigefügt.

Ashwagandha* *(Withania somniforal)*

FAKTEN

Diese Pflanze ist ein echtes Tonikum und wird daher zur Förderung des allgemeinen Wohlbefindens eingesetzt. Sie wird oft als »indischer Ginseng« bezeichnet und gehört heute zu den beliebtesten ayurvedischen Heilkräutern. Ashwagandha besitzt natürliche entzündungshemmende Eigenschaften und soll den Körper vor schädlichem Stress schützen können. In früheren Zeiten setzten ayurvedische Heiler es ein, um die Heilung gebrochener Knochen zu fördern. Ashwagandha ist in Kapselform erhältlich und findet sich außerdem in Kombinationspräparaten zur Revitalisierung des Körpers.

Brahmi oder Gotu Kola* *(Hydrocotyle asiatica)*

FAKTEN

Brahmi wird bei ängstlicher Unruhe angewendet, daneben zur Behandlung von Epilepsie und Lepra. Wegen seiner milden beruhigenden Wirkung wird Brahmi gerne bei Hautleiden eingesetzt, die sich durch nervliche Belastungen verschlimmern, zum Beispiel bei Schuppenflechte.

Coleus Forskohlii

FAKTEN
Diese Pflanze ist ein altes Mittel gegen zu hohen Blutdruck und wird heute vielen speziellen Rezepturen zur Behandlung des Bluthochdruckes beigefügt. Indische Ärzte benutzen sie, um Herzschwäche und Angina pectoris zu behandeln. Wenden Sie diese Pflanzen nur in Abstimmung mit einen sachkundigen Arzt an.

Guduchi *(Tinospora cordifolia)*

FAKTEN
Hierbei handelt es sich um ein Diuretikum, das erhöhten Blutdruck senken kann. Auch wenn Guduchi heute in den USA frei verkäuflich ist, sollten Sie es, wie jede andere Naturarznei zur Behandlung von Bluthochdruck, nur auf ärztlichen Rat hin einnehmen.

Guggulipid* *(Cammiphora mukul)*

FAKTEN
Diese unter den Top 100 aufgeführte Pflanze ist eine traditionelle Arznei bei zu hohen Blutfettwerten. Sie senkt die Gesamtcholesterin- und Triglyzeridwerte, lässt aber die Werte des »guten« HDL ansteigen. Guggulipid ist in Kapselform problemlos erhältlich. Möglicherweise regt es die Schilddrüsenfunktion an, wodurch es beschleunigend auf den Stoffwechsel wirken würde.

Gymnema sylvestre

FAKTEN

Die als »Zucker-Killer« bekannte Gymnema sylvestre wurde zur Behandlung der Diabetes eingesetzt. Auch der Appetit auf Süßigkeiten soll gedämpft werden. Ayurvedische Heiler empfehlen, eine Stunde vor dem Essen eine Tasse Gymnema-Tee zu trinken – angeblich schmecken Süßigkeiten dann bitter, was es erleichtert, auf den Nachtisch zu verzichten!

Tribulus terrestris

FAKTEN

Seit fünftausend Jahren wird diese Pflanze als besonders starkes Tonikum und Aphrodisiakum für Männer gepriesen. Heute weckt *Tribulus* besonders das Interesse der Bodybuilding-Anhänger, da es angeblich den Testosteronspiegel drastisch anheben soll, was den Muskelaufbau fördern kann. Manche Studien deuten darauf hin, dass Tribulus die Libido anregt. Ich kann nicht dafür garantieren, dass diese Pflanze tatsächlich die ihr zugeschriebenen Eigenschaften besitzt, aber ihre Popularität steigt jedenfalls enorm. Männern mit vergrößerter Prostata oder mit Prostatakrebs rate ich zur Vorsicht gegenüber Präparaten, die den Testosteronspiegel ansteigen lassen, weil dies zu einer Verschlimmerung von Prostataleiden führen kann. Wenn Sie zu Tribulus greifen wollen, sollten Sie auf jeden Fall ein standardisiertes Präparat kaufen, das mindestens 40 Prozent Furostanol-Saponin enthält.

Shanka puspi *(Convolvulus mycrophyllus)*

FAKTEN

Diese Pflanze wird zur Behandlung von Ängstlichkeit und nervöser Unruhe eingesetzt. Sie besitzt außerdem eine milde schmerzstillende Wirkung.

Shatavari *(Asparagus racemosus)*

FAKTEN

Die wörtliche Übersetzung des Namens dieser Pflanze lautet: »Sie, die hundert Ehemänner besitzt.« Sie gilt als besonders wirkungsvolles Tonikum für Frauen und soll den weiblichen Hormonspiegel in den verschiedenen Lebensphasen harmonisieren. Außerdem wird sie bei Männern und Frauen zur Behandlung von Diabetes eingesetzt.

Triphala-Puder

FAKTEN

Triphala-Puder besteht aus einer Mischung dreier getrockneter Früchte: Amla, Bibtaki und Haritaki. Jede dieser Früchte oder ihre Mischung wird zur Förderung der Verdauung und zur Verbesserung der Nährstoffaufnahme eingesetzt. Triphala ist die in der ayurvedischen Medizin am häufigsten angewendete Rezeptur und gilt als gutes Tonikum für Menschen jeden Alters. Es wird als »guter Manager des menschlichen Stoffwechsels« beschrieben und man sagt ihm nach, dass es das Gleichgewicht im Körper wiederherzustellen vermag. Da Triphala anregend auf den Stoffwechel wirkt, soll es außerdem eine Gewichtsabnahme fördern.

Vacha *(Acorus calamus)*

FAKTEN

Diese Pflanze wirkt beruhigend auf den Körper und soll außerdem ein Aphrodisiakum sein.

Die traditionelle
chinesische Medizin (TCM)

Auf den ersten Blick scheinen sich die traditionelle chinesische Medizin und die westliche Pflanzenheilkunde insofern zu ähneln, als dass sie oft die gleichen Pflanzenarzneien anwenden. Es gibt aber einen entscheidenden Unterschied zwischen den beiden Ansätzen: Westliche Herbalisten behandeln, wie westliche Ärzte, vor allem spezifische Beschwerden. Sie sprechen über einzelne konkrete Symptome. »Sie haben Kopfschmerzen? Dann nehmen Sie Mutterkraut.« Traditionelle chinesische Heiler gehen die Sache völlig anders an. Für sie ist der Kopfschmerz lediglich ein Symptom dafür, dass der Körper in irgendeiner Weise aus dem Gleichgewicht geraten ist. Sie würden sagen: »Sie haben Kopfschmerzen? Stellen Sie Ihr inneres Gleichgewicht, Ihre körperliche und seelische Harmonie wieder her, dann werden Sie auch keine Kopfschmerzen mehr bekommen.« Jahrhundertelang straften sich diese beiden unterschiedlichen Richtungen der Pflanzenheilkunde mit gegenseitiger Geringschätzung. Einige wichtige Veränderungen in neuerer Zeit haben aber zu einer Annäherung und Vermischung der beiden Traditionen geführt, sodass dem Konsumenten von Pflanzenarzneien heute das Beste aus beiden Welten zur Verfügung steht.

Seitdem die Vereinigten Staaten in den siebziger Jahren wieder diplomatische Beziehungen mit China aufnahmen, ist die reiche, mehr als viertausend Jahre alte medizinische Tradition Chinas im Westen zunehmend bekannter geworden. Und zugleich erfuhren chinesische Ärzte mehr über die spektakulären medizinischen Fortschritte im Westen, die zu einem spürbaren Anstieg der Lebenserwartung geführt haben. Westliche Beobachter lernten ihrerseits, wie die traditionelle chinesische Medizin die Lebensqualität verbessern kann.

Das erste bekannte medizinische Buch Chinas, das *Wu Shi Er Bing Fang*, *Verordnungen für 52 Krankheiten*, wurde vor etwa dreitausend Jahren erstellt. Es enthält 283 Verordnungen für zweiundfünfzig Leiden, zu denen beispielsweise Malaria, Hautgeschwüre und Warzen zählen.

Das *Shen Nong Ben Cao Jing,* Chinas erstes wirkliches Herbal, ist ungefähr zweitausend Jahre alt. Mehr als fünfhundert zu medizinischen Zwecken eingesetzte Pflanzen sind darin erfasst. Die Pflanzenarzneien wurden in drei Kategorien eingeteilt. Die erste Gruppe, die hochwertigen Arzneien, galten als ungiftig, sodass sie täglich als Tonikum eingenommen werden konnten. Die zweite Gruppe, die so genannten mittleren Arzneien, galt als nicht völlig ungefährlich, da sie unter bestimmten Umständen giftig wirken konnten. Die dritte Gruppe, die minderen Arzneien, wurden als toxisch klassifiziert und wurden nur kurzfristig gegen ganz bestimmte Beschwerden eingesetzt, ganz ähnlich den starken Antibiotika in der modernen westlichen Medizin. Viele der im Shen Nong Herbal aufgeführten Heilpflanzen werden von chinesischen Ärzten auch heute noch in ganz ähnlicher Weise benutzt. Im heutigen China sind ungefähr fünftausend Pflanzen und tierische Substanzen als Heilmittel in Gebrauch. Bislang wurde nur eine Hand voll dieser Arzneien ernsthaft wissenschaftlich untersucht.

Der traditionelle chinesische Ansatz in der Medizin besteht darin, nicht Krankheiten auszumerzen, sondern die Gesundheit zu fördern. In China werden viele pflanzliche Mittel, etwa Ginseng, als Tonika genommen, was bedeutet, dass sie genutzt werden, um das körperliche und seelische Wohlbefinden zu fördern, nicht, um eine bestimmte Krankheit zu behandeln. In der westlichen Medizin gibt es keine Tonika. Arzneien werden nur Kranken verordnet, woran man erkennen kann, dass unser System der Gesundheitsfürsorge eigentlich eine Krankenfürsorge ist. Dank der zunehmenden Popularität der traditionellen chinesischen Medizin bei uns beginnen viele westliche Ärzte, ihr bisheriges Konzept medizinischer Praxis um eine Ethik des Wohlbefindens zu erweitern: Sie beschränken sich nicht mehr nur darauf, Krankheiten zu behandeln, sondern helfen ihren Patienten dabei, gar nicht erst ernsthaft krank zu werden.

Ein weiterer wichtiger Unterschied besteht darin, dass die Medizin im Westen rein wissenschaftlich gesehen wird. Das ist in Asien nicht der Fall. Die chinesische Medizin ist eine interessante Mischung aus Philosophie, Heilkunst und Tradition. In der westlichen Medizin erkennen wir ein Medikament erst an, wenn es rigorose wissenschaftliche Tests durchlaufen hat. Die höchsten Weihen bekommt es nur, wenn es seine Wirksamkeit in einer Placebo-kontrollierten Doppelblindstudie unter Beweis gestellt hat. Nicht so in China, wo viele der von chinesischen Heilern benutzten Pflanzen schon seit Jahrhunderten oder gar Jahrtausenden eingesetzt werden. Traditionelle chinesische Heiler erkennen den Wert einer langen tradierten Erfahrung ebenso an wie anekdotische Berichte. Auch wenn westliche Wissenschaftler eine solche Herangehensweise geringschätzen mögen, sollten wir doch nicht vergessen, dass unsere »moderne Medizin« gerade hundert Jahre, die chinesische Medizin dagegen fünftausend Jahre alt ist.

Die Philosophie, auf der die traditionelle chinesische Medizin gründet, ist sehr komplex, sodass man ihr nicht mit einigen wenigen Sätzen gerecht werden kann. Das Gesetz von Yin und Yang, in China als »Das Große Prinzip« bekannt, enthüllt jedoch einiges über die chinesische Denkweise. Die Chinesen glauben, dass in der Natur zwei gegensätzliche Zyklen wirken: Yin und Yang. *Yang* steht für eine Handlung oder Aktivität, bei der Energie freigesetzt wird. *Yin* steht für eine eher kontemplative, ruhevolle Phase, in der die Energie sich regeneriert. Nach chinesischer Auffassung ist es für die Gesundheit entscheidend, ein gutes Gleichgewicht zwischen Yin und Yang zu bewahren. Nach westlichen Begriffen verfolgt die chinesische Medizin einen *holistischen* Ansatz: Gesundheit wird sowohl in körperlichen als auch spirituellen Begriffen definiert.

Im Westen beginnen wir gerade erst damit, die Beziehungen zwischen Körper und Geist zu erforschen, und liegen in dieser Hinsicht Lichtjahre hinter den Chinesen zurück. Die ernsthaftere Auseinandersetzung mit der chinesischen Medizin, die seit einigen Jahren stattfindet, könnte zu viel versprechenden neuen Medikamenten und Therapieformen führen.

In der chinesischen Medizin tendiert man dazu, eher die ganze Pflanze zu verwenden als Extrakte daraus. Sehr oft werden mehrere Heilpflanzen miteinander kombiniert, um bestimmte Beschwerden zu behandeln.

In der folgenden Liste werden einige der beliebtesten chinesischen Heilpflanzen beschrieben, die auch im Westen erhältlich sind.

Einige davon sind so populär, dass ich sie bereits bei den Top 100 aufgeführt habe. Sollten Sie eine exotischere chinesische Pflanze ausprobieren möchten, die im Standardangebot der Reformhäuser nicht erhältlich, sondern nur über Spezialgeschäfte zu beziehen ist, rate ich Ihnen, zuvor einen in der traditionellen chinesischen Medizin bewanderten Arzt zu Rate zu ziehen.

Manche der hier aufgelisteten Heilpflanzen haben mehr als einen Namen, was auf Dialektvarianten der chinesischen Sprache zurückzuführen ist. Nicht alle diese Pflanzen sind im Westen bekannt oder verfügen über einen deutschen Namen.

WICHTIGE CHINESISCHE HEILPFLANZEN

Muxu oder Zimu *(Westlicher Name: Alfalfa*)*

FAKTEN

Die Verwendung dieser Pflanze in China wurde im sechsten Jahrhundert erstmalig dokumentiert. Chinesische Heiler benutzen Alfalfa zur Behandlung von Nierensteinen. Als mildes Diuretikum wird Alfalfa bei Blasenentzündung und gegen Ödeme eingesetzt. (Menschen, die an Autoimmunkrankheiten wie Lupus oder Arthritis deformans leiden, sollten Alfalfa nicht verwenden.)

Huang Qui *(Westlicher Name: Astragalus*)*

FAKTEN

Denken Sie sich Astragalus als das chinesische Pendant zu Echinacea: Er wird seit Jahrhunderten als Immunstimulans genutzt. Erst in jüngster Zeit hat die westliche Wissenschaft die Bedeutung des Immunsystems erkannt und ergründet, warum Pflanzen, die unsere Abwehrkräfte stärken, so wichtig für die Gesundheit sind. Im frühen zwanzigsten Jahrhundert gelangten westliche Forscher zu dem Schluss, dass Antibiotika der beste Weg sind, Krankheiten auszumerzen. Antibiotika wurde so verschwenderisch verordnet, als handele es sich um Süßigkeiten, mit der Folge, dass wir es heute mit einer ganz neuen Sorte von antibiotikaresistenten Superkeimen zu tun haben. Schon vor Jahrtausenden erkannten die chinesischen Heilkundler, dass der Schlüssel zur Gesundheit darin liegt, den Körper in die Lage zu versetzen, Krankheiten aus eigener Kraft zu überwinden. Sie verwendeten Pflanzen wie Astragalus dazu, das *We' Ch'i* zu stärken, die Fähigkeit des Körpers, Krankheiten abzuwehren. Den Wert dieses vorbeugenden Ansatzes beginnt die moderne Wissenschaft erst in jüngster Zeit zu entdecken. Bei Laborversuchen zeigte sich, dass Astragalus die Immunabwehr gegen Krebszellen stimulieren kann. Es leuchtet ein, dass Krebs sich gar nicht erst im Körper festsetzen kann, wenn das Immunsystem stark genug ist, entartete Zellen zu beseitigen, ehe sie Schwierigkeiten hervorrufen können. In Tierversuchen steigerte Astragalus die Aktivität der T-Abwehrzellen. Wenn Sie Erkältungs- oder Grippeviren ausgesetzt sind, dienen die T-Zellen als die »Fußtruppen« des Immunsystems, die solchen Eindringlingen den Garaus machen. Chinesische Heilkundige verordnen Astragalus Menschen, die rasch erschöpft sind, oft krank werden und deren Immunsystem eine Stärkung benötigt.

Chuan Xin Lian *(Westlicher Name: Andrographis)*

FAKTEN
In der traditionellen chinesischen Heilkunde wird diese Pflanze bei Infektionen der Atemwege verordnet. Eine beliebtes, auf Andrographis basierendes Erkältungsmittel wird seit über einem Jahrzehnt in nordischen Ländern verkauft. Gegenwärtig untersuchen Wissenschaftler, ob die aus dieser Pflanze gewonnenen *Andrographide* möglicherweise zur Behandlung von Prostatakrebs eingesetzt

werden können. Bei Laborversuchen zeigte sich, dass diese Substanzen das Wachstum von Krebszellen hemmen können. Der nächste Schritt wäre eine Verifizierung dieser Wirkung mit Hilfe von Tierversuchen.

Ba Dan Xing Ren *(Westlicher Name: Mandel*)*

FAKTEN
Bereits 200 v. Chr. haben die Chinesen Mandelöl als Lokalanästhetikum und zur Muskelentspannung angewendet.

Lu Hui *(Westlicher Name: Aloe vera*)*

FAKTEN
Von den Chinesen wird Aloe seit mindestens zweitausend Jahren benutzt. Es wird innerlich als mildes Abführmittel angewendet und um Störungen an Magen, Leber und Milz zu behandeln. Äußerlich wird das Gel bei Verbrennungen angewendet. Heute verwenden die Chinesen Aloe-Gel gegen radioaktive und thermische Verbrennungen, rissige und trockene Haut, Unterschenkelgeschwüre und andere Hautprobleme.

Luole *(Westlicher Name: Basilikum*)*

FAKTEN
Seit dem sechsten Jahrhundert wird Basilikum benutzt, um die Durchblutung zu fördern und die Verdauung zu verbessern. Äußerlich wird er bei blutunterlaufenen Augen und gegen den Juckreiz bei Nesselfieber eingesetzt.

Dou Fu *(Westlicher Name: Tofu)*

FAKTEN

Tofu erfreut sich immer größerer Beliebtheit. Es handelt sich dabei um eine mild schmeckende, weiße käseartige Substanz aus Sojamilch. Seit 200 v. Chr. wird Tofu-Suppe in China bei Erkältung angewendet – die dortige Version unserer heißen Hühnerbrühe. Die Japaner übernahmen den Tofu von ihren chinesischen Nachbarn und auch bei ihnen wurde er zum festen Bestandteil der täglichen Ernährung. Seine zunehmende Popularität im Westen verdankt der Tofu den in ihm enthaltenen *Phytoöstrogenen*, östrogenartigen Substanzen, die möglicherweise einen Schutz gegen bestimmte Krebserkrankungen bieten. Das Risiko, an Brustkrebs zu sterben, ist bei asiatischen Frauen deutlich geringer als bei westlichen Frauen. Bei asiatischen Männern ist das Prostatakrebsrisiko deutlich geringer als bei westlichen Männern. Viele Wissenschaftler glauben, dass Tofu und andere Sojaprodukte die Asiaten vor im Westen geradezu epidemisch auftretenden Krebserkrankungen schützen.

Äußerlich angewendet, soll Tofu die Heilung von Geschwüren und Wunden fördern. Tofu wird als Fleischersatz zunehmend beliebter. Man kann ihn bis zu fünf Tage im Kühlschrank lagern. Um ihn frisch zu halten, sollten Sie ihn in Wasser aufbewahren und dieses täglich erneuern. Für gewöhnlich wird Tofu roh heißen Suppen beigegeben. Man kann ihn auch zusammen mit Gemüse im Wok anbraten. Er enthält wenig Kalorien, ist aber äußerst nahrhaft. Eine Portion von 170 Gramm hat lediglich 100 Kalorien, enthält aber 6 Prozent Protein.

Ye Ju *(Westlicher Name: Chrysanthemum)*

FAKTEN

Ein hausgemachter Tee aus dieser Blume wird zur Behandlung von Bindehautentzündung und Hauterkrankungen verwendet. Bei innerer Anwendung soll Ye Ju den Blutdruck senken. In China gelten getrocknete Chrysanthemenblüten als Symbol für ein langes Leben.

Pu Gong Ying *(Westlicher Name: Löwenzahn*)*

FAKTEN
Die Chinesen wissen seit dem siebten Jahrhundert um die antibakteriellen Eigenschaften des Löwenzahnsaftes. Löwenzahntee wird gerne bei Infektionen der oberen Atemwege angewendet und ist im Lebensmittelhandel und vielen Kräuterläden erhältlich. Trinken Sie eine Tasse täglich.

Hu Suan *(Westlicher Name: Knoblauch*)*

FAKTEN
In den Vereinigten Staaten ist Knoblauch wegen seiner positiven Wirkung auf Herz und Kreislauf populär. Die Chinesen verwenden ihn bereits seit dem frühen sechsten Jahrhundert als Antibiotikum und Entzündungshemmer. Er ist in China auch heute noch sehr beliebt und wird zur Behandlung von Amöbenruhr, Hefepilzinfektionen und Mittelohrentzündungen eingesetzt. Äußerlich benutzt man ihn bei Nasenbluten, Schlangenbissen und Insektenstichen.

Gan Jiang *(Westlicher Name: Ingwer*)*

FAKTEN
Die Chinesen benutzen Ingwer seit mehr als zweitausend Jahren, um Übelkeit, Erbrechen und Reisekrankheit zu behandeln. Auch heute noch ist er eins der besten Mittel gegen Beschwerden dieser Art. Frische Ingwerwurzeln kann man in den meisten Lebensmittelgeschäften kaufen. Standardisierte Fertigprodukte erhalten Sie im Reformhaus.

Ren Shen *(Westlicher Name: Ginseng*)*

FAKTEN

Ganze Bücher sind schon über diese erstaunliche Pflanze geschrieben worden. Ginseng gilt als »König unter den Tonika«. Die Chinesen verehren ihn. Im Jahr 200 v. Chr. schrieb ein chinesischer Herbalist, dass Ginseng »die fünf Organe belebt, die Nerven beruhigt, ängstliches Herzklopfen besänftigt, den Intellekt stärkt und, bei längerem Gebrauch, das Leben verlängert und den Menschen sich wieder jung fühlen lässt«.

Gan Cao *(Westlicher Name: Süßholz*)*

FAKTEN

Die Chinesen verwenden diese Pflanze seit über fünftausend Jahren! Süßholz senkt Fieber, lindert Entzündungen, fördert die Wundheilung und hilft bei rauem Hals und Husten. Es stimuliert die Gallenproduktion in der Leber und kann bei Magenschmerzen und -geschwüren Linderung bringen. Wir wissen inzwischen, dass es außerdem den Cholesterinspiegel senkt.

Fan Mu Gua *(Westlicher Name: Papaya*)*

FAKTEN

Diese Frucht ist seit dem sechzehnten Jahrhundert als Hilfe bei Verdauungsbeschwerden und Verstopfung bekannt und gehört auch heute noch zum Besten, was es gegen diese Symptome gibt.

Fan Jia *(Westlicher Name: Cayennepfeffer*)*

FAKTEN
Der scharfe Pfeffer in manchen chinesischen Speisen ist nicht nur eine ausgezeichnete Vitamin-C-Quelle, sondern fördert außerdem die Verdauung und regt den Appetit an.

Mi Die Xiang *(Westlicher Name: Rosmarin*)*

FAKTEN
Seit dem dritten Jahrhundert verwenden die Chinesen dieses duftende Kraut zur Behandlung von Kopf- und Magenschmerzen. Es soll außerdem beruhigend auf die Nerven wirken.

Bupleurum oder Chai Hu

FAKTEN
Diese Pflanze wird zur Fiebersenkung und als Schmerzmittel eingesetzt. Sie soll außerdem bei ängstlicher Unruhe und gegen Übelkeit helfen.

Kudzu*

FAKTEN
Chinesische Heilkundige verwenden diese Pflanze seit mehr als zweitausend Jahren zur Behandlung von Alkoholismus. Kürzlich stellten Forscher an der Harvard Medical School fest, dass bei Hamstern, die daraufhin gezüchtet wurden, eine dem Menschen vergleichbare Alkoholsucht zu entwickeln, Kudzu eine drastische Reduzierung des Alko-

holkonsums bewirkt. Daidzein und Daidzin, zwei in Kudzu enthaltene Phytochemikalien, helfen bei der Senkung des Blutalkoholspiegels. Kudzu ist in Kapselform erhältlich.

Lu Rong *(Westlicher Name: Samthirschhorn)*

FAKTEN
Seit uralten Zeiten haben Menschen die von Hirschen alljährlich abgeworfenen Geweihe gesammelt und daraus Tonika verschiedener Art gewonnen. Hirschgeweihe sollen männliche Hormone enthalten, was die ihnen zugeschriebene aphrodisische Wirkung erklären könnte. Lu Rong wird vielen chinesischen Arzneien beigemischt und ist als Kapsel oder Extrakt in chinesischen Kräuterläden, aber auch in manchen Reformhäusern erhältlich. Befolgen Sie die Einnahmevorschriften auf der Packung.

Dong Quai oder Tang Kuei*
(Westlicher Name: Angelica sinensis)

FAKTEN
Diese Pflanze steht im Orient in hohem Ansehen. Obwohl sie als »Frauen-Ginseng« bezeichnet wird, soll sie bei beiden Geschlechtern positive Wirkungen entfalten. Seit Jahrhunderten verwenden chinesische Frauen diese Pflanze zur Behandlung von gynäkologischen Beschwerden wie Menstruationskrämpfen und PMS. Dong Quai senkt bei Männern und Frauen den Blutdruck und wird gegen Schlaflosigkeit eingesetzt. Dong Quai ist als Extrakt und in Kapselform erhältlich.

Lo Han Kuo
(Westlicher Name: Curburbitaceae-Frucht)

FAKTEN

Lo Kan Huo ist in China als »magische Pflanze« bekannt und wird wegen seiner kühlenden Wirkung bei zu viel Yang oder Hitze verordnet. Traditionell dient es zur Behandlung von rauem Hals, hartem, trockenem Husten und schlechter Verdauung. Heute ist es in vielen chinesischen Heilpflanzen-Rezepturen enthalten und wird auch als Tee angeboten.

Cordonopsis
(Westlicher Name: Cordonopsis tangshen)

FAKTEN

Cordonopsis soll milder als Ginseng wirken und wird ebenfalls als Tonikum und Energiespender eingesetzt. Es kann anstelle von Ginseng angewendet werden, besonders bei jenen, die Ginseng als zu stark empfinden. Cordonopsis ist außerdem gut für die Verdauung und hilft gegen Sodbrennen. Es wird als Tee oder in Kapselform verkauft.

Zhi Shi *(Westlicher Name: Unreife Bitterorange [Citrus auranticum])*

FAKTEN

Seit Jahrtausenden wird Zhi Shi von chinesischen Heilkundigen zur Behandlung von Allergien, Verdauungsstörungen und Erkältungen genutzt. Der darin enthaltene Wirkstoff Syneprin ist mit Ephedra verwandt, in der Wirkung aber weniger stark. Ähnlich wie Ephedra wird es in Schlankheitsmitteln eingesetzt, um den Stoffwechsel anzuregen.

Da es nicht so stark wie Ephedra ist, soll es weniger unerwünschte Nebenwirkungen haben. Bedenken Sie aber, dass es dennoch mild stimulierend wirkt und bei manchen Menschen zu innerer Unruhe führen könnte (siehe Ma Huang).

Ma Huang
(Westlicher Name: Meerträubchen [Ephedra] *)

FAKTEN

Die Chinesen benutzen diese Pflanze traditionell zur Behandlung von Asthma. Heute finden sich aus Ephedra gewonnene Inhaltsstoffe in vielen Allergie- und Grippemedikamenten. Ephedra besitzt außerdem eine lang anhaltende stimulierende Wirkung und sollte nicht von Personen mit Bluthochdruck eingenommen werden. Die amerikanische Ephedra, bekannt unter den Bezeichnungen *Mormonentee* oder *Wüstentee*, ist in der Wirkung milder als die chinesische Variante und wird in ähnlicher Weise angewendet. Ma Huang ist in vielen natürlichen Erkältungsarzneien enthalten.

Ho Shou Wu Fo-Ti

FAKTEN

Ho Shou Wu wird in China eine lebensverlängernde Wirkung zugeschrieben. Die Chinesen glauben, dass dieses verjüngende Tonikum helfen kann, jugendliche Kraft und Energie zu bewahren. Auch soll es das Grauwerden der Haare verhindern und die Fruchtbarkeit beider Geschlechter steigern. Chinesische Studien zeigen, dass aus dieser Pflanze gewonnene Extrakte Krebs hemmende Eigenschaften besitzen. Ho Shou Wu soll außerdem Blutgerinnseln vorbeugen, den Blutdruck senken und das Herz kräftigen. Es ist in Kapselform und als Extrakt erhältlich.

Da T'Sao
(Westlicher Name: Brustbeere, Jujuba-Dattel)

FAKTEN
Da T'Sao soll beruhigend auf den Körper wirken und wird zur Behandlung von Schlaflosigkeit und Schwindel eingesetzt.

Kou Chi Tza *(Westlicher Name: Lychee)*

FAKTEN
Lychee soll Langlebigkeit und ein heiteres Gemüt bewirken. Chinesische Ärzte verwenden Lychee zur Behandlung von Bluthochdruck, Nierenleiden und manchen Krebsformen.

Pai Shu

FAKTEN
Diese Pflanze soll harntreibend wirken und ist fester Bestandteil der chinesischen Pflanzenheilkunde.

Jie Eng
(Westlicher Name: Chinesische Glockenblume, Platycodon)

FAKTEN
Diese Pflanze dient zur Behandlung von Atemwegserkrankungen wie Asthma, Husten und Bronchitis. Auch bei manchen Hals- und Lungenkrankheiten wird Platycodon eingesetzt.

Ko Ken *(Westlicher Name: Pueraria)*

FAKTEN
Chinesische Heiler verwenden diese Pflanze zur Behandlung von
Erkältungen, Grippe und Magen-Darm-Beschwerden.

Rehmannia E

FAKTEN
Diese Pflanze wird zur Behandlung von Anämie und Müdigkeit und
zur Förderung der Heilung von Knochenbrüchen eingesetzt.

Dang Shen *(Westlicher Name: Salvia)*

FAKTEN
Chinesische Frauen nehmen Dang Shen, um eine regelmäßige Menstruation zu fördern.

Schizandra-Frucht oder
Schizandra chinensis

FAKTEN
Bei chinesischen Frauen ist diese Pflanze zur Verbesserung der Sexualität und als Jugendelixier sehr geschätzt. Angeblich soll sie helfen,
die weibliche Schönheit zu bewahren, und außerdem als mildes Sedativum wirken. Schizandra steht zudem in dem Ruf, die sexuelle Ausdauer des Mannes zu verbessern. Bis in jüngere Zeit war Schizandra
selten und relativ teuer. Nur die Reichen konnten es sich leisten und
einst wurde es von den chinesischen Kaisern favorisiert. Man betrach-

tet Schizandra heute wie den Ginseng als Adaptogen, das die Ausdauer steigert und körperlicher Erschöpfung entgegenwirkt. Auch wird es für seine antidepressive Wirkung gepriesen. Neuere Forschungen stützen einige dieser Behauptungen. Laut einem 1989 in der Zeitschrift *Phytotherapy Research* veröffentlichten Artikel zeigten Polo-Ponys, denen Schizandra verabreicht worden war, bessere Leistungen und reagierten körperlich stabiler auf Stress. Schizandra ist heute im Westen als Extrakt oder in Kapselform erhältlich. Halten Sie sich an die Einnahmevorschriften auf der Packung.

Fang-Feng *(Westlicher Name: Sileris)*

FAKTEN
Fang-Feng wird gegen Muskelkrämpfe eingesetzt und soll das Immunsystem stärken. Die meisten chinesischen Kräuterläden führen es in ihrem Sortiment.

Südamerikanische Heilpflanzen

Schon als die ersten europäischen Entdecker den Boden der Neuen Welt betraten, war Südamerika für die Pflanzenheilkunde eine wahre Fundgrube. Bis zum heutigen Tag verlässt sich ein großer Teil der südamerikanischen Bevölkerung auf pflanzliche Arzneien. In den Ballungszentren der USA mit ihrer großen Zahl lateinamerikanischer Einwanderer hat die »Botanica«, der Kräuterladen um die Ecke, oft mehr Kundschaft als die örtliche Apotheke. Viele Heilpflanzen, deren Gebrauch heute in den Vereinigten Staaten weit verbreitet ist, stammen aus Südamerika; es gibt aber noch hunderte, die in den USA oder in Europa weitgehend unbekannt sind. Nachstehend habe ich die beliebtesten südamerikanischen Heilpflanzen aufgeführt. Manche sind bereits in fast jedem Haushalt bekannt, bei anderen sage ich vorher, dass sie es schon bald sein werden. Die Liste enthält einige unter den Top 100 aufgeführte Pflanzen, die problemlos in abgepackter Form erhältlich sind, von den weniger bekannten werden manche nur als ganze, unverarbeitete Pflanze angeboten und erfordern eine arzneiliche Zubereitung. Bevor Sie eine unbekannte Pflanze anwenden, sollten Sie auf jeden Fall den Rat eines erfahrenen Pflanzenheilkundigen einholen.

Cajueiro

FAKTEN
Cajueiro, auch als Cashew bekannt, ist reich an Vitamin C und wird seit langer Zeit bei Erkältung und Grippe angewendet. Neuerdings taucht es in pflanzlichen Mixturen auf, die Energie spenden und die sexuellen Funktionen verbessern sollen.

Cayenne*
(Capsicum anuun, Capsicum frutescens)

FAKTEN
Diese scharfen roten Pfefferschoten, die von der Nordostküste Südamerikas stammen, werden in der Volksheilkunde schon seit neuntausend Jahren benutzt! Studien belegen, dass scharfer Pfeffer gesund für das Herz ist. Er kann die Cholesterin- und Triglyzeridwerte normalisieren. Äußerlich als Salbe angewendet, kann er durch Gürtelrose und Arthritis verursachte Schmerzen lindern. Und eine scharf gewürzte Mahlzeit kann ausgezeichnet helfen, wenn die Nase verstopft ist!

Guarana* *(Paulina cupana)*

FAKTEN
Die Samen dieser Pflanze enthalten bis zu 5 Prozent Koffein und sind für ihre anregende Wirkung bekannt. Guarana soll das Konzentrationsvermögen steigern und Müdigkeit entgegenwirken. In Brasilien wird Guarana häufig Erfrischungsgetränken beigemischt. Es ist in den USA in Kapselform erhältlich, allein oder in Kombination mit anderen Pflanzenauszügen. Beachten Sie die Packungsbeilage oder befragen Sie einen pflanzenheilkundlich versierten Arzt.

Ipecac *(Cephaelis ipecacuanha)*

FAKTEN
Diese aus dem südwestlichen Brasilien stammende Pflanze löst Erbrechen aus und wird daher oft bei Lebensmittelvergiftungen oder anderen Vergiftungen angewendet. Ipecac-Sirup hat in den USA die Zulassung durch die Gesundheitsbehörde FDA erhalten und darf dort frei verkauft werden. Die Pflanze ist, außer in der verdünnten Sirupzubereitung, sehr giftig. Da Ipecac Erbrechen auslöst, wird es oft von weiblichen Teenagern missbraucht, die an Bulimie (Ess- und Brechsucht) leiden. Es sollte daher so aufbewahrt werden, dass es für Teenager, die versucht sein könnten, es zur Gewichtsabnahme zu verwenden, unzugänglich ist.

⚠ VORSICHT
Nicht immer ist es bei Vergiftungen angemessen, Erbrechen herbeizuführen. Fragen Sie Ihren Arzt oder eine Vergiftungszentrale, ehe Sie einem Vergiftungsopfer Ipecac oder ein anderes Brechmittel verabreichen.

Mate *(Ilex paraguarienesis)*

FAKTEN

Einst wurde Mate in der Volksheilkunde gegen Skorbut verwendet.
Heute ist der Tee aus den Blättern dieser Pflanzen das argentinische
Nationalgetränk. Mate enthält Koffein sowie die Vitamine C, A und
B-Komplex. In Argentinien wird Mate als Energiespender und Toni-
kum gepriesen und ist dort so beliebt, dass jeder Einwohner im Jahr
durchschnittlich fast fünf Kilo davon konsumiert.

Muira Puama*
(Ptychopetalum olacoides)

FAKTEN

Die Rinde und die Wurzel dieser Pflanze gelten in Brasilien als ausgezeichnetes Stimulans, Magentonikum und Rheumamittel. Auch
wird Muira Puama eine aphrodisische Wirkung nachgesagt.

Pau d'Arco*
(Tabecuia impetiginosa)

FAKTEN

In der brasilianischen Volksheilkunde wird diese auch als Taheebo,
Lapacho und Ipe Roxo bezeichnete Pflanze gegen Krebs und Pilzinfektionen eingesetzt. Wissenschaftliche Studien belegen, dass Pau
d'Arco tatsächlich über tumor- und pilzbekämpfende Eigenschaften
verfügt. Es ist in Kapselform und als Extrakt erhältlich.

Sarsaparilla* *(Smilax officinalis)*

FAKTEN

Um die vorige Jahrhundertwende war diese aus Mittelamerika stammende Pflanze wegen ihres Aromas eine beliebte Zutat in Kräuterlimonade und anderen Erfrischungsgetränken. Heute wird sie in den USA von Bodybuildern benutzt, die ohne Steoride eine Zunahme der Muskelmasse erreichen wollen. Außerdem soll sie angeblich ein gutes Aphrodisiakum sein. Bei der chemischen Analyse ließen sich in Sarsaparilla jedoch keinerlei Testosterone oder andere männliche Hormone nachweisen.

Stevia *(Stevia rebaudiana)*

FAKTEN

Diese ursprünglich aus Paraguay stammende Pflanze ist zweihundertmal süßer als Zucker. Sie wird in Japan als kalorienfreies Süßungsmittel verwendet. Eine solche Verwendung als Nahrungsmittel oder Nahrungsmittelzusatz ist aber in den USA und in Europa bislang nicht erlaubt. Getrocknete Stevia-Blätter und Flüssigpräparate sind in Reformhäusern und Naturkostgeschäften erhältlich.

Suma* *(Pfaffia paniculata)*

FAKTEN

Suma erfreut sich in Brasilien großer Beliebtheit als Tonikum und wird dort außerdem von Frauen eingenommen, um Menopausen-Beschwerden zu lindern. Da in den nächsten Jahren die »Baby-Boomer-Generation« die Menopause erreichen wird, sage ich vorher, dass die Popularität von Suma und anderen Heilpflanzen, die positiv auf Wechseljahrsbeschwerden einwirken, spürbar zunehmen wird.

Wilder mexikanischer Yams
(Dioscorea mexicana und Dioscorea composita)

FAKTEN

Diese von mexikanischen Indianerinnen zur Geburtenkontrolle und zur Vermeidung von Fehlgeburten verwendete Yamspflanze enthält Wirkstoffe, aus denen sich orale Empfängnisverhütungsmittel und Sexualhormone synthetisieren lassen. In den USA verordnen einige Herbalisten ein Extrakt aus dieser Pflanze zur Empfängnisverhütung. Ich rate davon ab, dieses oder ein anderes pflanzliche Medikament zur Empfängnisverhütung einzusetzen, es sei denn, die Einnahme erfolgt auf Anordnung eines entsprechend qualifizierten Arztes.

Heilpflanzen der nordamerikanischen Indianer

Wenn es keine Pflanzen gäbe, wären wir nicht hier. Wir atmen ein, was sie ausatmen. So lernen wir von ihnen.

KEETOOWAH, ein bekannter Cherokee-Heiler

Als die ersten Siedler in den Vereinigten Staaten eintrafen, lebten in Nordamerika mehr als zweitausend indianische Stämme. Jeder Stamm besaß sein eigenes System der Pflanzenheilkunde und diese Systeme waren in vielerlei Hinsicht der von den Pionieren mitgebrachten europäischen Medizin jener Zeit weit überlegen. Erstaunt beobachteten die frühen Siedler, wie Indianer sich von Verletzungen erholten, die nach den Maßstäben der Weißen damals als absolut tödlich galten. Ein Beobachter schrieb: »Ich habe Männer mit vier oder fünf Schuss- oder Pfeilwunden im Bauch gesehen, die so perfekt kuriert und wiederhergestellt wurden, dass sie heute völlig beschwerdefrei sind. Sie besitzen ein großes Wissen über Heilpflanzen, das von den Alten an die Jungen weitergegeben wird, und mit Hilfe dieser Pflanzen heilen sie Hände, Arme und Füße, die selbst unsere besten Ärzte ohne zu zögern amputieren würden.«

Der typische Stammesmedizinmann war so gut wie jede moderne Apotheke dafür gerüstet, ein breites Spektrum medizinischer Bedürfnisse zu befriedigen, von gewöhnlichen Erkältungen bis zur Geburtenkontrolle.

Auch wenn wir einige indianische Heilpflanzen in unsere Heilkunde übernommen haben – einige haben es sogar unter die Top 100 geschafft –, sind doch viele inzwischen vergessen oder schwer zu beschaffen.

Auch wenn die meisten dieser Heilpflanzen im örtlichen Reformhaus kaum erhältlich sein werden, habe ich dennoch eine Liste indianischer Pflanzenarzneien für die verbreitetsten Gesundheitsbeschwerden erstellt, einfach um deutlich zu machen, wie hoch entwickelt die Kultur der Indianer war.

ERKÄLTUNGEN

Wungobe	Balsam fir (Balsamtanne)
Nakadonup	Wild buckwheat (wilder Buchweizen)
Ya-Tombe	Creosote bush (Kreosotbusch)
Aqui he binga	Blue gilia
Toza	Indian balsam
Taba emul	Meadow rye
Toya bawana	Horsemint (Pferdeminze)
Batipi	Wild peony (wilde Päonie)

HALSENTZÜNDUNG

A six sixie	Bitterroot
Pakitoki	Doubla bladder pod (Physaria)
Quit chemboo	Licorice root (Süßholzwurzel)*
Pooy sonib	String plant
A sat chiot sake	Rattle weed

AUGENKRANKHEITEN
Apos-ipoco   Alum root (Alaunwurzel)
So yaits   Pink plumes
Pah oh pimb   Acacia or cat claw (Katzenklaue, Acacia greggii)
Sebu mogoonobu   Black turtle

NIEREN- UND BLASENBESCHWERDEN
Poku erop   Iris flag (Schwertlilie, Iris)
Kube   Sage, bud (Salbei, Knospe)
Sammapo   Juniper berry (Wacholderbeere)*

LAXATIVA (MILDE ABFÜHRMITTEL)
Bossowey   Sweet anise (Anis)*
Ae buchoko   Cascara sagrada (Amerikanischer Faulbaum)*
Kosi tube   Gray willow (Salix sericea)

RHEUMA
Wapi   Juniper berry (Wacholderbeere)*
Pennikinni   Wormwood (Wermut)
Yano   Wild rose

ZAHNSCHMERZEN.
Poku erup   Iris (Iris)
Pannonzia   Yarrow (Schafgarbe)
Segumogoonbu   Nettleback

KAUGUMMI
Walhanane   Desert gum plant

SHAMPOO
Datil oder viemp Yucca*
Amole Indian   Soap root (Seifenpflanze; verschiedene Arten)

EIN ALTES HEILMITTEL FÜR EIN ALTES PROBLEM

1983 gaben Wissenschaftler in Peking bekannt, dass eine vierhundert Jahre alte Rezeptur zur Behandlung von Hämorrhoiden an vierzigtausend Patienten getestet worden sei und dabei eine Wirksamkeit von 96 Prozent festgestellt wurde. Die Rezeptur: Eine Injektion, bestehend aus auf Sumachblättern hinterlassenem Insektenkot und Kristallsalzen.

Die Rettung eines kostbaren Schatzes

Seit dem Erscheinen der ersten Auflage der *Kräuterbibel* im Jahre 1992 sind die Regenwälder der Erde in dramatischem Ausmaß geschwunden. Innerhalb weniger Jahrzehnte wurde weltweit die Hälfte des tropischen Regenwaldes vernichtet. In jeder Sekunde verschwindet ein Hektar – das sind 20 Millionen Hektar pro Jahr. Diese Entwaldungspolitik zu Gunsten von Landwirtschaft, Holzfirmen und anderen Industrien ist äußerst kurzsichtig, wenn man bedenkt, dass der Regenwald eine wahre Fundgrube für neue Arzneien darstellt. Jeder Hektar Regenwald, der dem Holzeinschlag oder der Brandrodung zum Opfer fällt, bedeutet ein mögliches Heilmittel gegen Krankheiten weniger. Haben wir möglicherweise längst die Arznei gegen Krebs ausgelöscht? Wartet irgendwo tief im Regenwald ein Mittel gegen Aids auf seine Entdeckung? Vielleicht werden wir das nie herausfinden. Wenn die gegenwärtige Entwicklung anhält, wird der tropische Regenwald in nur einem Vierteljahrhundert von der Erde verschwunden sein wie die Dinosaurier. Während immer mehr dieses kostbaren Waldlandes auf der Jagd nach Bodenschätzen und Holz geplündert wird, sind unzählige Pflanzen- und Tierarten vom Aussterben bedroht.

Leider dezimieren wir das pflanzliche Leben schneller, als wir es erforschen können. Erst weniger als ein Prozent aller Pflanzen der tropischen Regenwälder sind auf ihren medizinischen Nutzen hin untersucht worden. Im Licht der Tatsache, dass 25 Prozent aller westlichen Medikamente auf Pflanzen aus dem Regenwald basieren, ist dies besonders tragisch. Eindrucksvolle 70 Prozent der dreitausend Pflanzen, bei denen Krebs hemmende Eigenschaften nachgewiesen werden konnten, stammen aus den tropischen Wäldern. Regenwaldpflanzen wie das Tropische Immergrün haben uns zwei besonders wirkungsvolle Waffen gegen den Krebs geliefert – das Vincristin und das Vinblastin. Und aus dem südamerikanischen Pilocarpus-Baum wird ein hochwirksames Mittel gegen das Glaukom gewonnen.

Viele dieser »Wundermittel« wurden uns von den Medizinmännern und Schamanen der in den Regenwäldern lebenden indigenen Völker geschenkt. Während die Regenwälder von Bulldozern verwüstet werden, gehen die Geheimnisse der Schamanen unwiederbringlich verloren, und mit ihnen eine große Zahl von Heilpflanzen, die unzählige Leben retten könnten.

5. KAPITEL

Die pflanzliche Hausapotheke

Bevor unsere häuslichen Arzneischränke mit synthetisch hergestellten Medikamenten vollgestopft waren, haben unsere Vorfahren sich und ihre Familien jahrhundertelang mit Hausmitteln aus dem Pflanzenreich behandelt. Von Fieber bis Schlaflosigkeit – für praktisch jedes Leiden, das Mann, Frau oder Kind befallen konnte, kannten unsere Ahnen eine pflanzliche Arznei und viele davon wirkten erstaunlich gut. In diesem Kapitel habe ich eine Liste von pflanzlichen Mitteln zusammengestellt, die meines Erachtens auch heute noch unbedingt in die moderne Hausapotheke gehören.

Wann ist eine Selbstmedikation mit einer Pflanzenarznei sinnvoll und wann sollten Sie einen Arzt hinzuziehen? Ob Sie nun die üblichen frei verkäuflichen synthetischen Mittel benutzen oder Heilpflanzen, immer gelten hier die gleichen Regeln des gesunden Menschenverstandes. Gewiss werden Sie nicht wegen eines Schnupfens, einer fiebrigen Erkältung, Kopfschmerzen, einem kleinen Kratzer oder Insektenstich gleich Ihren Arzt aufsuchen. Wenn dagegen Fieber oder Husten ungewöhnlich hartnäckig sind, außergewöhnliche Kopfschmerzen auftreten oder ein anderes beunruhigendes Symptom, das auf eine ernstere Erkrankung hindeuten könnte, zum Beispiel Schwindel, Sehstörungen, Ohnmacht oder Brustschmerzen, sollten Sie unbedingt und unverzüglich ärztliche Hilfe in Anspruch nehmen.

Inzwischen sind viele pflanzliche Kombinationspräparate auf dem Markt, die bei bestimmten Beschwerden helfen sollen, etwa bei Erkältung, arthritischen Schmerzen, Allergien, leichten Depressionen oder Kopfschmerzen. Viele dieser Produkte sind recht wirksam, Sie sollten aber die Inhaltsangabe auf der Packung aufmerksam studieren, damit Sie über alle Zutaten informiert sind. So können Sie es vermeiden, versehentlich eine Pflanze einzunehmen, gegen die Sie allergisch sind oder bei der aus anderen Gründen eine Gegenindikation besteht. (Kindern sollten Sie Pflanzenarzneien grundsätzlich nur nach vorheriger Absprache mit dem Kinderarzt verabreichen. Die bereits im Kapitel »Die Top 100« aufgeführten Heilpflanzen sind mit einem Stern markiert. Dort finden Sie weitere Informationen.)

Die besten Heilpflanzen bei Erkältung, Husten und grippalen Infekten

Die meisten Menschen machen drei bis sechs Erkältungen pro Jahr durch und zahllose erkranken außerdem an grippalen Infekten. Da hunderte von unterschiedlichen Viren eine Erkältung auslösen können und alljährlich neue Grippevirenstämme auftreten, sind die Chancen, diese Virenplage jemals endgültig auszumerzen, denkbar gering. Natürlich können wir unsere Abwehrkräfte stärken, sodass wir uns nicht gleich mit jedem Husten oder Schnupfen anstecken, dessen Bazillen gerade herumschwirren. Wenn es uns aber doch erwischt, müssen wir wissen, wie wir die Symptome lindern und möglichst schnell wieder gesund werden können. Hier sind meine bevorzugten Heilmittel gegen diese lästigen Viren:

HEISSER TEE MIT HONIG. Trinken Sie mehrere Tassen Ihres bevorzugten koffeinfreien Tees. Geben Sie pro Tasse 1 Teelöffel Honig hinzu. Das ist nicht nur wohltuend für Hals und Rachen, Honig enthält obendrein große Mengen das Immunsystem stimulierender Antioxidantien. (Um sich zusätzlich Vitamin C zuzuführen, können Sie Hagebuttentee trinken. Tee aus Eibischwurzel und Himbeerblättern ist besonders hilfreich bei Halsschmerzen.)

HOLUNDER*. Studien deuten darauf hin, dass Holundersirup und -pastillen die Erkältungsbeschwerden in den Atemwegen lindern und eine Virusinfektion schneller abklingen lassen. Nehmen Sie maximal 4 Tage lang alle 4 Stunden 1 Esslöffel Holunderbeerenextrakt oder lutschen Sie 1 Pastille. (Holunder ist auch in Kapselform erhältlich.)

242

ECHINACEA*, MUTTERKRAUT* UND GELBWURZ*. Schlagen Sie zurück! Echinacea liefert Ihrem Immunsystem den dringend benötigten Schub. Gelbwurz besitzt mild antibiotische Eigenschaften und befreit die Atemwege von entzündungsbedingtem Schleim. Mutterkraut kann das Fieber senken. Halten Sie nach einem pflanzlichen Erkältungsmittel Ausschau, das diese drei Heilkräuter enthält. Die Einnahmedauer sollte zwei Wochen nicht überschreiten.

OLIVENBLATTEXTRAKT*. Olivenblattextrakt enthält Elenolinsäure, einen natürlichen antibakteriellen und antiviralen Wirkstoff. Bei Erkältung oder Grippe nehmen Sie drei 500-mg-Kapseln alle vier Stunden.

EUKALYPTUS. 1 bis 5 Tropfen in einem Dampf-Inhalator ergeben einen angenehmen Dampf, der für eine befreite Nase sorgt.

BOCKSHORNKLEETEE*. Dieser Tee ist ein guter Schleimlöser und lindert außerdem Halsschmerzen. Bockshornklee ist als getrocknetes Kraut erhältlich, als Extrakt und als Beuteltee. Zur Teebereitung geben Sie 1 Teelöffel des getrockten Krautes in heißes Wasser. Oder lösen Sie 10 bis 20 Tropfen des Extraktes in warmem Wasser. Mit 1 Teelöffel Honig entsteht daraus ein die Beschwerden angenehm linderndes Getränk.

KÖNIGSKERZENTEE*. Trinken Sie eine Tasse Tee bei trockenem, quälenden Husten. 1 Teelöffel der getrockneten Pflanze in 1 Tasse heißes Wasser geben. Zur Linderung der Symptome täglich zwei Tassen dieses Tees trinken.

BIENENPROPOLIS*. Den Inhalt von 2 Propolis-Kapseln in warmes Wasser geben. Umrühren, bis die Propolis sich aufgelöst hat. Bei Halsschmerzen damit gurgeln. Es handelt sich außerdem um ein natürliches Antiseptikum.

ULMENRINDE*. Diese Pastillen helfen bei Halsschmerzen.

Fiebersenkende Heilpflanzen

Fieber ist ein Zeichen dafür, dass das Immunsystem aktiviert wurde und dass der Körper versucht, eine Infektion »auszukochen«. Was das Senken des Fiebers angeht, gibt es zwei unterschiedliche Lehrmeinungen. Manche traditionelle Herbalisten sind der Ansicht, dass man ein nicht zu hohes Fieber auf keinen Fall unterdrücken sollte. Andere halten diese Sichtweise für archaisch, da sie den Patienten unnötigem Leiden aussetzt. Hier ist meine Position: Wenn Sie länger als 24 Stunden hohes Fieber haben (über 38,9° C), sollten Sie auf jeden Fall Ihren Arzt telefonisch um Rat fragen. Falls keine zusätzlichen Symptome oder eine problematische Vorerkrankung vorliegen, wird er Ihnen vermutlich empfehlen, zunächst einmal einige bewährte Hausmittel auszuprobieren, ehe Sie ihn aufsuchen. Dennoch sollten Sie ihn auf jeden Fall anrufen. Wenn Sie nur leicht erhöhte Temperatur haben und sich dabei nicht übermäßig unwohl fühlen, sollten Sie sich am besten ins Bett legen und die Sache ausschlafen. Sehr oft genügen etwas Bettruhe und heißer Tee für eine Genesung. Wenn Ihnen die erhöhte Temperatur aber zu schaffen macht, sollten Sie die folgenden Hausmittel ausprobieren, um das Fieber zu senken.

SILBERWEIDENRINDE*. Dieser Vorläufer des modernen Aspirins hilft, Fieber abklingen zu lassen. Nach Bedarf alle drei Stunden 2 Kapseln einnehmen.

MUTTERKRAUT*. Entsprechend ihrem englischen Namen »Feverfew« entfaltet diese altbewährte Pflanzenarznei eine fiebersenkende Wirkung. 1 bis 3 Kapseln einnehmen, bis die Temperatur sich normalisiert hat.

BERBERITZE (SAUERDORN). Eine Tasse Berberitzentee fördert das Schwitzen und hilft, den Körper abzukühlen. 3 bis 7 Tropfen des Extraktes in $\frac{1}{2}$ Tasse warmem Wasser lösen. Bis zu 3-mal täglich trinken. (*Anm. d. Übers.*: Vorsicht! Die Wurzelrinde und die unreifen Beeren der europäischen *Berberis vulgaris* sind leicht giftig. Daher nur fertige Zubereitungen aus Reformhaus oder Apotheke verwenden.)

Heilkräuter gegen Allergien

Über 35 Millionen Menschen leiden allein in den USA an Allergien. Heuschnupfen und andere jahreszeitlich bedingte Allergien sind am verbreitetsten und es gibt zahlreiche frei verkäufliche Allergie-Medikamente. Leider haben viele davon unangenehme Nebenwirkungen wie innere Unruhe, Mundtrockenheit und/oder Benommenheit. Versuchen Sie es mit den folgenden pflanzlichen Mitteln, von denen keine Nebenwirkungen bekannt sind. Wenn sie bei Ihnen wirken, müssen Sie nicht auf stärkere chemische Medikamente zurückgreifen.

BRENNNESSEL*. Viele anekdotische Berichte deuten darauf hin, dass die Brennnessel allergische Symptome wie tränende Augen und laufende Nase lindern kann. Nehmen Sie bei Bedarf 1 bis 2 Kapseln oder Tabletten bis zu 4-mal täglich. Wenn Sie unter unbehandeltem Bluthochdruck leiden, sollten Sie keine Brennnessel-Präparate einnehmen.

BROMELAIN* UND QUERCETIN. Bromelain ist ein in der Ananas vorkommendes Enzym, das eine natürliche entzündungshemmende Wirkung aufweist. Quercetin ist ein in Zwiebeln und Knoblauch enthaltenes Bioflavonoid, das allergische Reaktionen im Körper hemmt. Gemeinsam eingenommen, verschaffen diese beiden Wirkstoffe vielen Allergikern Erleichterung. Nehmen Sie sie einzeln oder versuchen Sie es mit einem Kombinationspräparat.

AUGENTROST*. Eine Spülung mit einem aus dieser Pflanze hergestellten Tee tut allergisch gereizten, brennenden Augen gut. 1 Teelöffel des Krautes mit $1/4$ Liter heißem Wasser übergießen. Abkühlen lassen. Nach Bedarf anwenden.

Heilpflanzen für eine gute Verdauung

Wenn Sie vor oder nach jeder Mahlzeit Säureblocker schlucken müssen, finden Sie hier einige natürliche Alternativen:

PAPAYA*. Papaya-Tabletten können Magenbeschwerden lindern. Nehmen Sie bis zu 3-mal täglich 1 Tablette oder essen Sie ein paar frische Papayastücke. Sie schmecken köstlich!

BROMELAIN*. Bromelain ist ein aus der Ananas stammendes Eiweiß aufspaltendes Enzym, das die Aufnahme von Nährstoffen im Verdauungstrakt erleichtert. Nehmen Sie nach den Mahlzeiten 1 bis 2 Tabletten.

BASILIKUM*. Dieses Kraut hilft bei Aufstoßen und Blähungen. 1 Teelöffel des getrockneten Krautes in $\frac{1}{2}$ Tasse warmes Wasser geben und gut umrühren. Dann abseihen und eine bis zwei Tassen täglich trinken.

KÜMMEL. Ein bewährtes Hausmittel bei Verdauungsbeschwerden. 3 bis 4 Tropfen des Extraktes in 1 Tasse Flüssigkeit lösen. Nach Bedarf 3- bis 4-mal täglich trinken.

KAMILLE*. Eine Tasse Kamillentee ist gut für den Magen und wirkt beruhigend auf den Körper. Abends trinken.

DILL. Dieses Kraut hilft ausgezeichnet bei Blähungen und anderen Verdauungsbeschwerden. 2 Teelöffel Dillsaat in 1 Tasse warmes Wasser geben. 10 bis 15 Minuten ziehen lassen. Abseihen. Bis zu 3-mal täglich eine halbe Tasse trinken.

FENCHEL*. Fencheltee kann gegen Blähungen und Bauchkrämpfe helfen. 10 bis 20 Tropfen des Extraktes in 1 Tasse warmem Wasser lösen. Mit Honig süßen. Nach Bedarf zwei bis drei Tassen trinken.

Pflanzliche Hilfsmittel bei Übelkeit und Erbrechen

Jeder von uns ist schon einmal von diesen unangenehmen Symptomen befallen worden. Wenn das geschieht, gibt es einige natürliche Möglichkeiten, sich Linderung zu verschaffen.

INGWERTEE*. Ingwer ist ein erprobtes Mittel bei Übelkeit. Eine oder zwei Tassen Ingwertee sind für viele Menschen in diesem Fall die ideale Arznei. Besonders gut hilft er bei Morgenübelkeit während der Schwangerschaft.

PFEFFERMINZTEE*. Eine Tasse Pfefferminztee hilft bei Magenkrämpfen und Übelkeit.

ZIMT. Zimt hilft ausgezeichnet bei gereiztem Magen, Blähungen und Durchfall. Ein paar Tropfen Zimtöl in warmes Wasser geben. Nach Bedarf trinken.

Heilpflanzen bei Verstopfung

Hier gilt vor allem: Wenn Sie sich ballaststoffreich – also mit viel Gemüse und Obst – ernähren, können Sie Verstopfung weitgehend vermeiden. Leider ist die moderne Ernährung, besonders wenn viel »Fastfood« gegessen wird, durch übermäßig verarbeitete Fabriknahrungsmittel gekennzeichnet, die arm an Nähr- und Ballaststoffen sind. Obgleich ich mir sicher bin, dass die meisten Leserinnen und Leser dieses Buches sich bewusst und vernünftig ernähren, gibt es doch Zeiten, in denen das nicht möglich ist. Stress, Krankheiten und auch bestimmte Medikamente können Verstopfung verursachen. Trinken Sie täglich acht Gläser Wasser – das fördert eine regelmäßige Verdauung. Meiden Sie synthetische Abführmittel, da sie abhängig machen können. Versuchen Sie es lieber mit den folgenden pflanzlichen Mitteln:

CASCARA. Bei gelegentlich auftretender Verstopfung ist diese Pflanze mit ihrer mild abführenden Wirkung eine ausgezeichnete Hilfe. Cascara ist in Kapselform erhältlich. Überschreiten Sie die auf der Packung empfohlene Dosierung nicht. Cascara sollte nur gelegentlich angewendet werden und eignet sich nicht für den täglichen Gebrauch.

PSYLLIUM (FLOHSAMENSCHALEN)*. Wenn Sie Psyllium zum festen Bestandteil Ihrer Ernährung machen, wird das eine regelmäßige Verdauung fördern. Geben Sie 1 Teelöffel in 1 Tasse Wasser oder Saft und trinken Sie täglich zwei bis drei Tassen oder nehmen Sie Psyllium-Kapseln. Trinken Sie über den Tag verteilt mindestens acht Gläser Wasser.

Heilpflanzen gegen Durchfall und Bauchkrämpfe

Leichter Durchfall und Bauchschmerzen können mit den folgenden Heilpflanzen behandelt werden.

APFEL*. Ein geschälter, geriebener Apfel hilft sehr gut bei Durchfall.

KATZENMINZE. Sie ist nicht nur etwas für Katzen! Katzenminzentee wirkt lindernd bei Durchfall. Geben Sie 1 Esslöffel des getrockneten Krautes in $1/4$ Liter heißes Wasser.

PFEILWURZ. Pfeilwurz hilft bei Magenreizung. Geben Sie 2 Teelöffel in 2 Tassen warmes Wasser. Mit Honig oder Zimt abschmecken. Zwei Tassen täglich trinken.

MÖHRE*. Der Verzehr von 3 rohen geriebenen Möhren ist ein gutes Mittel gegen Durchfall. Das Pektin hilft, den Magen-Darm-Trakt zu beruhigen.

Pflanzliche Diuretika

Wassereinlagerungen im Gewebe (Ödeme) sollten stets ärztlich untersucht werden, da sich dahinter ernstere medizinische Störungen verbergen können. In vielen Fällen liegen aber keine ernsten Hintergrunderkrankungen vor und das Problem lässt sich recht wirkungsvoll mit einer Umstellung der Ernährung (weniger Salz!) und den richtigen Heilkräutern aus der Welt schaffen. Frauen neigen oft vor der Periode zu Ödemen. Das beruht auf hormonellen Veränderungen und bestimmte Heilkräuter können bei der Harmonisierung dieser Beschwerden helfen. Hüten Sie sich vor synthetischen Diuretika: Durch ihre intensive Wirkung belasten sie den Körper unnötig und können den Mineralienhaushalt aus dem Gleichgewicht bringen.

ALFALFA. Alfalfa (Tee oder Tabletten) ist ein mildes Diuretikum. Es wird von fast allen Menschen problemlos vertragen. Ausgenommen sind hiervon allerdings Personen, die an Autoimmunkrankheiten wie Lupus oder Arthritis deformans leiden.

LÖWENZAHN*. Dieses Kraut ist ein natürliches Diuretikum, das außerdem viel Kalium enthält. Trinken Sie eine Tasse Löwenzahntee, essen Sie ihn frisch als Salat oder nehmen Sie täglich bis zu 3 Kapseln ein.

WACHOLDERBEEREN. Wacholderbeeren sind ein ausgezeichnetes Diuretikum. 10 bis 20 Tropfen des Extraktes in 1 Tasse Flüssigkeit lösen. 2- bis 3-mal täglich trinken.

Hilfe bei Zahnschmerzen

Sie haben Zahnschmerzen? Dann auf zum Zahnarzt! Die Zeit bis dahin können Sie wie folgt überbrücken:

GEWÜRZNELKE. 2 bis 5 Tropfen Nelkenöl auf die schmerzende Stelle träufeln.

Pflanzliche Mundwässer

Falls Sie unter Mundgeruch leiden, sollten Sie die folgenden Mundspülungen ausprobieren. Lutschen Sie keine süßen Bonbons oder Pastillen – damit schädigen Sie nur Zähne und Zahnfleisch.

BERBERITZE. Dieses Kraut kräftigt das Zahnfleisch. 3 bis 7 Tropfen des Extraktes in $\frac{1}{2}$ Tasse Wasser geben. 3-mal täglich damit den Mund spülen.

GELBWURZ*. Eine Mundspülung aus Gelbwurzpulver und Wasser hilft ausgezeichnet bei empfindlichem Zahnfleisch und beugt Zahnfleischentzündungen vor.

NEEM*. Dieses ayurvedische Kraut wird zur Kräftigung des Zahnfleisches, gegen Zahnfäule und zur Bekämpfung von Bakterien eingesetzt, die Mundgeruch verursachen. Kaufen Sie fertiges Neem-Mundwasser.

GRÜNER TEE*. Grüner Tee enthält Wirkstoffe, die für Mundgeruch und Zahnfäule verantwortliche Bakterien abtöten. Trinken Sie nach den Mahlzeiten eine Tasse Tee und spülen Sie dabei ein wenig den Mund.

MYRRHE. Schon seit biblischen Zeiten wird Myrrhe bei empfindlichem und entzündetem Zahnfleisch sowie gegen Soorgeschwüre im Mund eingesetzt. 2 bis 5 Tropfen in 1 Tasse Wasser lösen. Nach Bedarf anwenden.

Pflanzliche Feuchtigkeitscremes

Trockene, juckende Haut ist ein weit verbreitetes Problem, besonders im Winter, wenn der Wechsel von kalter Außen- zu warmer, trockener Heizungsluft unsere Haut belastet. Mit fortschreitendem Alter lässt außerdem die Produktion bestimmter Hormone nach, was zu einer stärkeren Austrocknung der Haut führt. Sehr oft verschlimmern aggressive Seifen und Hautreiniger das Problem. Benutzen Sie ausschließlich sanfte Hautreiniger: Kamille-Hautreiniger wirken sehr gut, ohne der Haut natürliches Fett zu entziehen. Sorgen Sie außerdem für eine ausreichende innere Befeuchtung der Haut, indem Sie täglich mindestens acht Gläser Wasser trinken. Hier folgen weitere nützliche Tipps:

LEINSAMENÖL. Leinsamenöl ist reich an Omega-3-Fettsäuren, die unsere Haut vor Austrocknung schützen. Nehmen Sie täglich 2 Esslöffel Leinsamenöl ein oder die entsprechende Menge als Leinsamenölkapseln. Im Kühlschrank aufbewahren.

ALOE-GEL*. Reines Aloe-Gel ist eine ausgezeichnete erste Hilfe bei rauer, trockener Haut.

MANDELÖL*. Eine ausgezeichnete Hilfe bei rauer, überstrapazierter Haut, beispielsweise an den Fußsohlen!

Heilpflanzen bei Sonnenbrand

Die folgenden Kräuteranwendungen behutsam auf die verbrannten Hautpartien auftragen:

GRÜNER TEE*. Brühen Sie 1 Tasse grünen Tee auf und lassen Sie ihn abkühlen. Die verbrannten Hautpartien mit dem kühlen Tee betupfen. Das lindert nicht nur die Beschwerden, sondern die im Tee enthaltenen Antioxidantien fördern außerdem die Heilung.

ALOE-GEL*. Das Gel wirkt kühlend und schmerzlindernd. 3-mal täglich auf die Haut auftragen.

ZAUBERNUSS. Betroffene Hautpartien 3-mal täglich mit Zaubernuss-Extrakt betupfen.

Heilpflanzen für kleinere Verbrennungen

Wenn Sie sich versehentlich die Hand an einem heißen Topf verbrennen oder mit heißem Wasser verbrühen, ist das vermutlich nicht so schlimm, dass Sie deshalb gleich zum Arzt laufen, aber es tut dennoch verflixt weh!

Als Erstes sollten Sie kaltes Wasser über die betroffene Stelle laufen lassen, um den Schmerz zu lindern. Anschließend können Sie es mit den folgenden pflanzlichen Mitteln versuchen:

ALOE-GEL*. Es lindert die Schmerzen und fördert die Heilung.

HONIG. Der Honig, mit dem Sie normalerweise Ihren Tee süßen, hilft auch hervorragend bei kleinere Verbrennungen. Die Antioxidantien im Honig beschleunigen die Heilung.

INGWERWURZEL*. Der Saft zerdrückter Ingwerwurzeln lindert die Schmerzen einer Verbrennung oder Verbrühung.

Heilpflanzen bei Hautreizungen

Die folgenden Heilpflanzen zur Behandlung kleiner Schrammen, Prellungen und anderer Hautverletzungen und -reizungen sollten in Ihrer Hausapotheke nicht fehlen:

ARNIKA*. Arnika-Lotion fördert die Heilung. Täglich anwenden, jedoch nicht auf offenen Wunden.

CALENDULA (RINGELBLUME). Diese Salbe hilft bei Hautwunden und Prellungen. Entsprechend den Packungsvorschriften anwenden.

ECHINACEA-ÖL*. Dieses natürliche Desinfektionsmittel kann auf kleinere Schnitte oder Wunden aufgetragen werden.

BEINWELL*. Die Salbe unterstützt die Heilung von Kratzern, Schnitten und anderen Hautwunden. Entsprechend den Packungsvorschriften anwenden.

ALOE-GEL*. Dieses Gel hilft sehr gut bei jeder Art von kleineren Hautverletzungen.

Heilpflanzen bei Arthritis und Muskelschmerzen

Sie wachen auf und fühlen sich steif. Vielleicht schmerzen Ihre Gelenke, der Rücken, die Muskeln. Es kann sich um arthritische Beschwerden handeln oder aber Sie haben am Tag zuvor zu viel Sport getrieben. Hier finden Sie ein paar pflanzliche Mittel gegen solche Beschwerden. Pflanzenarzneien wirken nicht so schnell wie synthetische Schmerzmittel, sind dafür aber viel sanfter und schonender.

Pflanzliche Salben und Einreibemittel zur äußeren Behandlung schmerzender Muskeln oder Gelenke besitzen eine ziemlich gute Wirksamkeit, die jedoch nicht lange anhält.

BOSWELLIA*. Eine Salbe aus dieser ayurvedischen Heilpflanze kann direkt auf die schmerzenden Muskeln oder Gelenke aufgetragen werden. Bei längerer innerer Anwendung kann Boswellia nach und nach einige Arthritis-Symptome lindern.

EUKALYPTUS. Salben auf Eukalyptus-Basis bringen Linderung bei schmerzenden, entzündeten Gelenken. Direkt auf die betroffene Stelle auftragen.

CAPSAICIN-SALBE*. Diese Salbe aus dem Wirkstoff des Cayennepfeffers bringt rasche Linderung. Bei Menschen mit empfindlicher Haut kann es durch Capsaicin-Salbe allerdings zu Hautreizungen kommen.

INGWER-KOMBINATION*. Ich selbst nehme ein Pflanzenextrakt, das aus mehreren Unterarten der Ingwerpflanze gewonnen wird und bei mir ausgezeichnet hilft. Die Wirkung setzt nach 3- bis 5-tägiger Einnahme ein.

NACHTKERZENÖL*. Gegen arthritischen Schmerzen täglich 2 bis 3 Kapseln Nachtkerzenöl einnehmen.

KURKUMA*. Diese Zutat des Curry ist ein wohlbekanntes entzündungshemmendes Mittel, das sich bei Arthritis bewährt hat. Bis zu 3-mal täglich 1 300-mg-Kapsel einnehmen.

SILBERWEIDENRINDE*. Wegen ihrer entzündungshemmenden Wirkung wird die Silberweidenrinde bei Muskelschmerzen und Verstauchungen ebenso eingesetzt wie bei Arthritis. Bei Bedarf alle 3 Stunden 2 Kapseln einnehmen.

BROMELAIN*. Das aus frischer Ananas gewonnene Bromelain ist ein natürlicher Entzündungshemmer, der bei arthritischen Schmerzen Linderung bringt.

Pflanzliche Kopfschmerzmittel

Kopfschmerzen sind, nach Erkältungsbeschwerden, wohl der häufigste Grund für den Griff zu verordnungsfreien Medikamenten.

MUTTERKRAUT*. Dieses Kraut beugt nicht nur Migränekopfschmerzen vor, sondern kann den Kopfschmerz zudem stoppen, bevor er richtig schlimm wird. Wenn Sie spüren, dass ein Kopfschmerzanfall naht, nehmen Sie 2 Kapseln und legen Sie sich hin.

SILBERWEIDENRINDE*. Dieses pflanzliche Mittel ist ein ausgezeichneter Aspirinersatz. Es ist in Tablettenform erhältlich. Nehmen Sie bei Bedarf alle 3 Stunden 2 Kapseln.

PFEFFERMINZTEE*. Eine Tasse Pfefferminztee lindert Kopfschmerzen und die oftmals mit ihnen einhergehende Übelkeit.

Heilpflanzen gegen Schwindel und Reisekrankheit

Wenn bei Ihnen plötzlich Schwindelanfälle oder Benommenheit auftreten, sollten Sie unbedingt Ihren Arzt konsultieren. Viele Menschen leiden aber unter immer wiederkehrenden Schwindelattacken oder Reisekrankheit, gegen die es nur wenige wirksame Behandlungsmöglichkeiten gibt. Die folgenden Heilpflanzen können die unangenehmen Symptome lindern:

GINKGO BILOBA*. Diese alte Heilpflanze hilft ausgezeichnet bei chronischem Schwindel. Nehmen Sie täglich 3 Kapseln.

INGWER*. Ingwertee, -tabletten oder -kapseln sind ausgezeichnete Hilfsmittel bei Reisekrankheit. Nehmen Sie bis zu 3-mal täglich 1 Kapsel des standardisierten Extraktes.

Heilpflanzen gegen Ohrenschmerzen

Schwere Ohrenschmerzen, besonders bei Kindern, müssen ärztlich behandelt werden. Gegen leichte Ohrenschmerzen helfen aber bewährte Hausmittel.

KNOBLAUCHÖL*. Ein paar Tropfen Knoblauchöl aus einer Knoblauchkapsel (eine Kombination aus Knoblauchöl und anderen pflanzlichen Ölen) kann bei Ohrenschmerzen helfen. Unverdünntes Knoblauchöl ist zu stark.

ECHINACEA* UND AMERKANISCHES MUTTERKRAUT*. Diese das Immunsystem anregenden Kräuter können dem Körper helfen, mit der Infektion besser fertig zu werden, von der die Ohrenschmerzen herrühren. Nehmen Sie 5 bis 7 Tage lang täglich 5 Tabletten.

CALENDULA-OHRENTROPFEN. Diese Öl aus der Ringelblume enthaltenden Tropfen können den Schmerz lindern.

Pflanzliche Atemauffrischer

Die folgenden natürlichen Mittel bewirken einen frischen Atem:

GRÜNER TEE*. Wenn Sie keine Möglichkeit haben, sich die Zähne zu putzen, sollten Sie nach den Mahlzeiten eine Tasse grünen Tee trinken und vor dem Schlucken den Mund damit spülen. Der Tee tötet Bakterien ab, die für Mundgeruch, Karies und Zahnfleischentzündung verantwortlich sind.

PETERSILIE*. Obgleich die Petersilie oft als bloße Garnierung verschmäht wird, sorgt ein Petersilienröschen für wunderbar frischen Atem.

Pflanzliche Deodorantien

Versuchen Sie, Körpergeruch von innen heraus zu beseitigen!

CHLORELLA-TABLETTEN. Chlorella-Tabletten können helfen, Körpergeruch zu beseitigen. Nehmen Sie täglich 1 bis 3 Tabletten.

Heilpflanzen gegen Hautausschläge

Manche Menschen hatten noch nie in ihrem Leben einen Hautausschlag, während andere ständig davon geplagt werden. Es gibt zahlreiche Medikamente und Salben gegen Hautausschlag, doch viele davon enthalten Steroide, entzündungshemmende Stoffe, die mit der Zeit zu einem Dünnerwerden der Haut führen können. Die folgenden pflanzlichen Mittel wirken oft ebenso gut, jedoch ohne diese unangenehmen Nebenwirkungen:

OREGON GRAPE (MAHONIE). Bei dieser Pflanze handelt es sich um eine traditionelle Arznei gegen Hautentzündungen, einschließlich der Schuppenflechte. Mit einer Salbe zur äußeren Anwendung konnten gute Resultate erzielt werden. Probieren Sie aus, wie sie bei Ihnen wirkt.

SCHWARZNUSS. Ein Extrakt aus dieser Pflanze hat sich bei Schuppenflechte bewährt. Reiben Sie die betroffenen Hautpartien 2-mal täglich mit dem Extrakt ein.

GELBWURZ*. Gelbwurz ist ein altes Hausmittel gegen Ekzeme. Reiben Sie die trockenen roten Flecken täglich mit dem Extrakt ein.

NACHTKERZENÖL*. Dieser natürliche Entzündungshemmer wird bei Schuppenflechte, Ekzemen und anderen Hautproblemen empfohlen.

Heilkräuter, die einen gesunden Schlaf fördern

Unter den Dingen, die gut für die Gesundheit sind, nimmt der ausreichende und erholsame Nachtschlaf einen ganz wichtigen Platz ein. Schlaf hilft Ihnen nicht nur, Energie zu tanken, sondern stärkt auch Ihre Widerstandskraft gegen Krankheiten, indem er Ihr Immunsystem regeneriert. Die folgenden pflanzlichen Mittel können Ihnen helfen, besser zu schlafen:

KAMILLENTEE*. Eine Tasse Kamillentee, vor dem Schlafengehen getrunken, wirkt sehr entspannend.

BALDRIAN*. Dieses Kraut hilft besonders gut bei nervöser Schlaflosigkeit und Ängstlichkeit. Nehmen Sie vor dem Schlafengehen 2 Kapseln oder trinken Sie 1 Tasse Baldriantee.

PASSIONSBLUME*. Die Passionsblume, die oft in Kombination mit Baldrian angewendet wird, fördert auf sanfte Weise das Einschlafen. Trinken Sie vor dem Schlafengehen 1 Tasse Tee oder nehmen Sie 2 Kapseln ein.

Pflanzliche Antistress-Arzneien

Als Pharmazeut weiß ich, dass synthetische Tranquilizer wirken. Doch sie rufen oft unangenehme Nebenwirkungen hervor, die von Mundtrockenheit bis zu Übelkeit reichen. Vielen Menschen helfen pflanzliche Mittel ebenso gut und ohne solche Nebenwirkungen. Die folgenden Heilpflanzen sind nach meiner Erfahrung am besten zum Stressabbau geeignet:

KAVA*. Diese Pflanze aus dem Südpazifik kann Ängstlichkeit reduzieren und die Stimmung aufhellen. Nehmen Sie Kava nur abends vor dem Schlafengehen ein, und zwar 1 bis 2 Kapseln.

HOPFEN. Er ist ein altes Hausmittel zur Beruhigung der Nerven. Geben Sie ½ Teelöffel des getrockneten Krautes in ½ Liter Wasser. Täglich trinken. Getrockneten Hopfen unter den Kopfkissenbezug streuen.

PASSIONSBLUME*. In Zeiten großer Sorgen und Unruhe hilft diese Pflanze besonders gut. 15 bis 60 Tropfen des Extraktes in Flüssigkeit lösen. Täglich trinken. Nicht während der Schwangerschaft anwenden.

BALDRIAN*. Ein Tranquilizer von Mutter Natur! Nehmen Sie täglich 1 bis 3 Kapseln oder 10 Tropfen des Extraktes in Flüssigkeit verdünnt ein.

HELMKRAUT*. Dieses Kraut gehört zu den ältesten Arzneien gegen Stress. 1 Teelöffel des getrockneten Krautes mit 1 Tasse heißem Wasser als Tee aufgießen. Täglich 3 bis 12 Tropfen des Extraktes in Flüssigkeit verdünnt einnehmen. Bis zu 3-mal täglich 1 Kapsel einnehmen.

JOHANNISKRAUT*. Bei akutem Stress empfehle ich dieses Kraut zusammen mit einem Polyphenol-Komplex. Es wirkt sehr rasch!

Pflanzliche Energiespender

Tanken Sie mit diesen Pflanzen auf natürliche Weise Energie!

CAYENNEPFEFFER*. Cayenne hat einen mild stimulierenden Effekt. Wenn Sie sich müde und erschöpft fühlen, versuchen Sie es einmal mit einer Tasse Cayennepfeffer-Tee.

GINSENG*. Wenn er über einen längeren Zeitraum regelmäßig eingenommen wird, kann Ginseng (Panax, asiatischer oder sibirischer) Müdigkeit und Erschöpfung entgegenwirken. Ginseng ist in Kapselform, als Extrakt und Tee erhältlich.

Heilpflanzen gegen Fußpilz

Gegen diesen besonders lästigen Plagegeist helfen die folgenden pflanzlichen Mittel:

TEEBAUMÖL*. Die Salbe und das Öl, die in vielen Reformhäusern angeboten werden, sind ein traditionelles Mittel gegen Fußpilz. Entsprechend den Packungsvorschriften anwenden. Die Füße trocken halten, indem Sie mehrmals täglich Schuhe und Socken wechseln.

APFELESSIG. Altes Hausmittel gegen Fußpilz. Betroffene Stellen mehrmals täglich damit einreiben. Am Anfang brennt es vielleicht ein bisschen, doch halten Sie durch! Apfelessig wirkt sehr gut.

OREGANOÖL*. Probieren Sie dieses natürliche Antipilzmittel aus. Direkt auf die betroffenen Stellen auftragen. Täglich anwenden.

HÜHNERSUPPE KANN NICHT SCHADEN!

Im zwölften Jahrhundert verordnete der große Arzt und Philosoph Maimonides Kräuterbäder und Hühnersuppe als Mittel gegen Erkältung. Mütter sind seither diesem Rat gefolgt – zumindest, was die Hühnersuppe betrifft. Mehr als achthundert Jahre später bestätigte das *New England Journal of Medicine*, dass Maimonides Recht hatte. Wissenschaftler fanden heraus, dass Hühnersuppe tatsächlich eine milde antibiotische und schleimlösende Wirkung besitzt. Auch chinesische Heiler setzen Hühnersuppe ein, um Erkältungen zu behandeln, aber sie fügen ihrem Gebräu etwas Ginseng hinzu. Um Ihr Immunsystem auf Trab zu bringen, können Sie außerdem ein paar Shiitake-Pilze in die Suppe werfen.

Im Reformhaus gibt es jetzt ein neues Produkt – pflanzliche Hühnersuppe. Sie enthält Echinacea, Astragalus und Vitamin C.

6. KAPITEL

Die Gesundheit der Frau

Die moderne Medizin wird sehr stark von Männern dominiert. Erst in den letzten Jahrzehnten haben die medizinischen Fakultäten damit begonnen, Frauen in gleichem Maße wie Männer zum Medizinstudium zuzulassen. Dabei waren ironischerweise die ersten echten Heiler Frauen und bei den von ihnen benutzten Arzneien handelte es sich um die Samen, Blätter, Beeren und Rinden, die sie auch für die tägliche Ernährung sammelten. Es überrascht nicht, dass die Frauen traditionell ein großes Interesse an der Heilkunde hatten. Die weibliche Biologie und der Hormonzyklus machen es für Frauen seit jeher besonders wichtig, ein grundlegendes Wissen über die Pflanzenheilkunde zu erwerben. Leider ist ein großer Teil dieses Wissens verloren und die bedeutende Tradition der heilkundigen weisen Frauen stirbt immer mehr aus. Immer wieder fragen mich Frauen nach natürlichen Alternativen zu den Medikamenten und Therapiemethoden, die die moderne Medizin bei weiblichen Gesundheitsproblemen anzubieten hat. Hier sind einige Fragen, die mir von Frauen immer wieder zum Thema Heilpflanzen gestellt werden.

Menopause

Seit bei mir die Wechseljahre begonnen haben, leide ich an Symptomen wie Hitzewallungen, Schlaflosigkeit und Gelenkschmerzen. Mein Arzt hat mir eine Hormonersatztherapie verordnet, aber ich sträube mich dagegen, Hormone einzunehmen, da ich mir Sorgen wegen des dadurch erhöhten Brustkrebsrisikos mache. Andererseits bin ich aber auch wegen möglicher Osteoporose besorgt, der ich durch eine Hormoneinnahme vorbeugen könnte. Gibt es pflanzliche Alternativen, die Sie mir empfehlen können?

Das ist vermutlich die häufigste Frage, die mir von Frauen jeden Alters gestellt wird. Einerseits reduziert eine Hormonersatztherapie nicht nur die in der Menopause auftretenden Beschwerden, sondern sie schützt außerdem gegen den bei Osteoporose auftretenden Knochenabbau. Andererseits zeigte sich bei mehreren wissenschaftlichen Studien, dass die Einnahme von Hormonen möglicherweise das Risiko erhöht, an Brustkrebs zu erkranken. Die Entscheidung muss jede Frau selbst treffen. Dabei sollte sie sich von einem erfahrenen Arzt/einer Ärztin oder einem/einer qualifizierten Naturheilkundigen über die zur Verfügung stehenden Optionen aufklären lassen. Hier folgen einige Aspekte, die bei der Entscheidung berücksichtigt werden sollten:

Das plötzliche Absinken des Östrogenspiegels ist für viele der lästigen in der Menopause auftretenden Symptome verantwortlich, zu denen Hitzewallungen, Stimmungsschwankungen und Kopfschmerzen gehören. Die meisten dieser Symptome verschwinden nach ein oder zwei Jahren von selbst wieder, aber für manche Frauen können diese ein bis zwei Jahre die reinste Tortur sein. Vielen Frauen gibt die Hormonersatztherapie – die Einnahme von Östrogen und Progesteron – das Gefühl, wieder sie selbst zu sein. Diese Therapie ist jedoch nicht frei von Problemen. Erstens kommt es bei manchen Frauen zu unangenehmen Nebenwirkungen, die denen des prämenstruellen Syndroms (PMS) ähneln, etwa Kopfschmerzen und Ödeme. Zweitens gibt es Hinweis darauf, dass die Hormonersatztherapie möglicherweise das Brustkrebsrisiko erhöht. Glücklicherweise gibt es mehrere Heilpflanzen, mit denen sich die Menopausen-Beschwerden lindern lassen, ohne dass bei ihnen mit Nebenwirkungen oder einem erhöhten Krebsrisiko zu rechnen ist. Die Traubensilberkerze ist bei den üblichen Menopausen-Symptomen das pflanzliche Mittel der Wahl. Diese Pflanze wirkt, indem sie die Produktion des Hormons Lutein (LH) hemmt, das für einen großen Teil der Menopausen-Beschwerden verantwortlich ist. Mehrere europäische Studien belegen, dass die Traubensilberkerze genauso wirksam wie die übliche Hormonersatztherapie ist, wenn nicht sogar wirksamer. Die normale Dosis liegt bei 40 mg täglich; nach zwei bis drei Wochen stellt sich bei den meisten Frauen eine deutliche Besserung ein. Da wir noch nicht genug über mögliche langfristige Nebenwirkungen der Traubensilberkerze wissen, empfehle ich, sie nur maximal über sechs Monate anzuwenden. Doch bis dahin dürften die Symptome ohnehin längst verschwunden sein. Die Traubensilberkerze sollte auch gegen menopausenbedingte Schlaflosigkeit helfen. Ist das nicht der Fall, versuchen Sie es mit zwei Baldrian-Kapseln vor dem Schlafengehen. Gegen Hitzewallungen sollten Sie täglich 400 IE natürliches Vitamin E (in Form von gemischtem Tocopherol) einnehmen.

Vielen Frauen hilft auch Ginseng sehr gegen die Hitzewallungen und die anderen unerfreulichen Nebeneffekte der Menopause. Versuchen Sie es mit bis zu 3-mal täglich 1 Kapsel oder mit 1 Tasse Ginseng-Tee täglich. In seltenen Fällen kann Ginseng allerdings vaginale Blutungen hervorrufen, die in diesem Fall zwar harmlos sind, aber doch ziemlich beunruhigen können. Jede Art vaginaler Blutungen nach der Menstruation kann ein Warnsignal für eine Krebserkrankung sein und sollte sofort dem Arzt mitgeteilt werden. Weisen Sie den Arzt dann aber unbedingt darauf hin, dass Sie Ginseng eingenommen haben.

Eine von vier Frauen entwickelt nach der Menopause eine Osteoporose. Bei dieser krankhaften Veränderung werden die Knochen dünner, was die Gefahr von Knochenbrüchen erhöht. Um Ihre Knochen zu schützen, sollte Ihre Ernährung genug knochenaufbauendes Kalzium und Magnesium enthalten. Jogurt, Lachs, Sardinen (mit Gräten), Melasse, Brokkoli und Kohl sind gute Kalziumquellen, aber es ist sehr schwierig, allein durch die Nahrung genügend Mineralien aufzunehmen. Ich empfehle, als Nahrungsergänzung täglich 1500 mg Kalzium zusammen mit 400 IE Vitamin D (um die Aufnahme des Kalziums zu fördern) und 500 mg Magnesium einzunehmen. Meiden Sie phosphathaltige Colagetränke, denn diese waschen das Kalzium regelrecht aus dem Körper. Omega-3-Fettsäuren, die in Kapselform erhältlich sind, spielen ebenfalls eine entscheidende Rolle für die Gesundheit der Knochen.

Wenn Sie mehr Sojaprodukte essen, kann Ihnen das ebenfalls den Übergang in die Wechseljahre erleichtern. Zum einen enthalten Sojaprodukte wie Tofu, Tempeh, Miso und Sojamilch östrogenähnliche Substanzen, die Menopausen-Beschwerden lindern können. In Japan, wo Soja ein fester Bestandteil der täglichen Ernährung ist, sind Hitzewallungen in den Wechseljahren praktisch unbekannt! Es gibt noch einen weiteren Grund, mehr Soja zu essen: Im Gegensatz zu synthetisch hergestellten Östrogenen beugen die pflanzlichen Östrogene offenbar Brustkrebs vor. (Siehe nächste Frage!) Außerdem hilft Soja, die Knochen stark zu erhalten, und es schützt vor Herzerkrankungen. Wenn Sie keine Sojaprodukte essen mögen, können Sie auch Soja-Isoflavone in Tablettenform einnehmen.

Und schließlich gibt es zahlreiche pflanzliche Kombinationspräparate für die Menopause. Meistens enthalten sie Roten Klee, Süßholz, Dong Quai und Mönchspfeffer (Vitex). Diese Präparate können gute Dienste leisten. Frauen, die unter unbehandeltem Bluthochdruck leiden, sollten allerdings süßholzhaltige Produkte meiden.

Brustkrebs

In meiner Familie tritt häufig Brustkrebs auf. Kürzlich hörte ich von einem Buch, in dem behauptet wird, man könne durch Ernährung und bestimmte Nahrungsergänzungsmittel die Entstehung von Brustkrebs verhindern. Gibt es bestimmte Heilkräuter, die ich einnehmen sollte?

Ihr Risiko, an Brustkrebs zu erkranken, setzt sich aus einer Kombination unterschiedlicher Faktoren zusammen. Dazu gehören genetische Faktoren ebenso wie die Lebensweise und andere, noch unerforschte Einflüsse. Ob sich durch Ernährung und die Einnahme von Nahrungsergänzungsmitteln das Brustkrebsrisiko senken lässt, wird heute kontrovers diskutiert. Unbestritten ist aber die Tatsache, dass Brustkrebs in bestimmten Weltgegenden ausgesprochen selten ist, während er in den USA und anderen westlichen Ländern geradezu epidemisch auftritt. In asiatischen Ländern, in denen statt der bei uns bevorzugten Eiweißquellen vor allem Soja gegessen wird, tritt Brustkrebs deutlich seltener auf. Im Westen, wo die tägliche Nahrung vor allem aus Fleisch und Kartoffeln besteht, kommt er am häufigsten vor. Da Soja nachweislich viele Krebs hemmende Substanzen enthält, unter anderem als Isoflavone bezeichnete Phytoöstrogene, erscheint die Annahme vernünftig, dass es, wenn Sie sich vor Brustkrebs schützen möchten, hilfreich sein kann, vermehrt Soja zu verzehren. Deshalb empfehle ich eine solche Ernährung in meinem Buch *Earl Mindell's Soy Miracle* und deshalb rate ich für den Fall, dass Sie nicht regelmäßig Sojaprodukte wie Tofu essen oder Sojamilch trinken, zur Einnahme von Soja-Isoflavonen als Nahrungsergänzung.

Eine obst- und gemüsereiche Ernährung scheint das Krebsrisiko ebenfalls zu senken, wobei zu den Kreuzblütlern zählendes Gemüse, wie etwa Brokkoli, offenbar von besonderem Wert ist. Diese Lebensmittel enthalten Chemikalien, die bei Laborversuchen das Wachstum von Brustkrebszellen hemmten.

Omega-3-Fettsäuren sind ebenfalls aussichtsreiche Krebsbekämpfer. In Tierversuchen bewirkten Omega-3-Fettsäuren (sie kommen in Lachs, Thunfisch und anderen Meeresfischen vor) eine Rückbildung bösartiger Brusttumore. Da Omega-3-Fettsäuren auch noch zahlreiche andere Vorteile besitzen, ist es ratsam, sie zum festen Bestandteil Ihrer Ernährung zu machen.

Wenn Sie sich ausreichend bewegen, nicht rauchen und insgesamt gut für sich selbst sorgen, wird das Ihr allgemeines Wohlbefinden positiv beeinflussen und damit vermutlich ebenfalls Ihr Krebsrisiko senken. Gleichermaßen wichtig ist es aber, jährlich eine Mammographie durchführen zu lassen und bei Veränderungen in der Brust unverzüglich den Arzt zu konsultieren. Früherkennung ist der Schlüssel für eine hohe Überlebenschance.

Prämenstruelles Syndrom (PMS)

Ungefähr zehn Tage vor meiner Periode leide ich unter schrecklichen PMS-Beschwerden. Ich werde sehr reizbar, meine Brüste schmerzen und ich fühle mich erschöpft. Gibt es Abhilfe dagegen?

Sie stehen mit diesen Beschwerden nicht allein. Immerhin 50 Prozent aller Frauen leiden in der einen oder anderen Form unter PMS. Dazu gehören Symptome wie Ödeme, Kopfschmerzen, Stimmungsschwankungen und Brustempfindlichkeit. Die Beschwerden klingen ab, kurz nachdem die Periode eingesetzt hat. Bei manchen Frauen sind sie nur geringfügig und zu vernachlässigen. Andere sind jedoch, wie es auch bei Ihnen der Fall ist, gezwungen, allmonatlich eine Woche oder noch länger großes Unwohlsein in Kauf zu nehmen. Diesen Frauen empfehle ich Nachtkerzenöl. Mehrere sorgfältig ausgeführte Studien in London und in Kanada belegen, dass Frauen, die unter starken PMS-Beschwerden leiden, eine deutliche Besserung erfahren, wenn sie mit Nachtkerzenöl behandelt werden. Die besten Resultate lassen sich mit einer täglichen Dosis von 500 bis 1000 mg erzielen. Besonders gut wirkt es kombiniert mit 400 IE natürlichem Vitamin E (vorzugsweise in Form von gemischtem Tocopherol).

Vitex oder Mönchspfeffer ist ein anderes beliebtes Mittel bei PMS. Mönchspfeffer wurde einst in Klöstern eingenommen, um das sexuelle Verlangen zu reduzieren. Seine Wirkung erklärt sich vermutlich daraus, dass er die Konzentration des Hormons Prolactin kontrolliert, das PMS-Symptome auslösen kann. Wenn Ihr sexuelles Verlangen allerdings bereits gering ist, sollten Sie Mönchspfeffer besser nicht einnehmen! Mönchspfeffer ist als Tee oder in Kapselform erhältlich. Nehmen Sie täglich 20 mg ein. Außerdem sollten Sie in jener Zeit des Monats, wenn Sie besonders zu Ödemen neigen, salzige Speisen meiden. Essen Sie diuretisch wirkendes Gemüse wie Alfalfa, Löwenzahn, Möhren, Sellerie und Spargel. Seien Sie zurückhaltend mit Koffein, da es innere Unruhe fördert. Beschließen Sie den Tag mit einer entspannenden Tasse Kamillentee, dessen wohltuende Wirkung sehr rasch einsetzt.

Regulierung der Menstruation nach Absetzen der Antibabypille

Ich nehme seit fünf Jahren die Pille und möchte sie jetzt absetzen. Mir ist bewusst, dass es vermutlich ein paar Monate dauern wird, bis sich mein Menstruationszyklus wieder normalisiert hat. Daher mache ich mir Sorgen wegen einer ungewollten Schwangerschaft. Gibt es ein pflanzliches Mittel, das ich in dieser Übergangszeit einnehmen kann, um die Normalisierung der Menstruation zu beschleunigen?

Sie sollten unbedingt einen gut informierten Arzt oder Heilpraktiker konsultieren. Vor allem sollten Sie, um eine Schwangerschaft zu vermeiden, geeignete Verhütungsmittel benutzen. In der Frauenheilkunde bewanderte Herbalisten empfehlen Dong Quai, um eine Normalisierung des Hormonhaushaltes nach dem Absetzen der Pille zu fördern. Diese Pflanzenarznei sollte aber nicht während der Schwangerschaft angewendet werden oder wenn Sie in der Menstruation zu starken Blutungen neigen.

Menstruationskrämpfe

Ich leide unter sehr unangenehmen Menstruationskrämpfen, bin aber allergisch gegen Ibuprofen, das Medikament, das von den Ärzten normalerweise gegen diese Beschwerden verschrieben wird. Gibt es dazu pflanzliche Alternativen?

Glücklicherweise gibt es tatsächlich ausgezeichnete pflanzliche Alternativen. Baldrian, der beste natürliche Tranquilizer, kann Gebärmutterkrämpfe lindern. Sie erhalten ihn als Tee, Extrakt oder in Kapseln. Nehmen Sie Baldrian *ausschließlich* am Abend ein. Bei Krämpfen und Kopfschmerzen versuchen Sie es mit Silberweiden-Kapseln, einem pflanzlichen Schmerzmittel, das in seiner Wirkung dem Aspirin ähnelt, aber den Magen weniger belastet. Viele Hersteller von Pflanzenarzneien bieten überdies Kombinationspräparate in Kapselform an, die speziell gegen Menstruationskrämpfe wirken sollen. Auch Kamillentee ist ein altes Hausmittel gegen diese Krämpfe. Probieren Sie eine oder mehrere dieser Alternativen aus und stellen Sie fest, was bei Ihnen am besten wirkt.

Chronische Hefepilzinfektionen

Ich leide an immer wiederkehrenden vaginalen Hefepilzinfektionen, die ziemlich störend sind. Wenn wieder einmal akute Beschwerden auftreten, besorge ich mir sofort eine der frei verkäuflich Salben, die dann für den Moment den Juckreiz und die anderen Symptome beseitigt, aber ein oder zwei Monate später ist die Infektion wieder da. Wissen Sie Rat?

Hefe ist ein winziger Pilz, der sich nur sehr schwer unter Kontrolle bekommen lässt. Es gibt einige gegen Pilze wirksame Pflanzenarzneien, die hier für Abhilfe sorgen können. Beginnen Sie mit Oreganoöl, das nicht nur eine natürliche antiseptische Wirkung aufweist, sondern zudem das Wachstum von Candida albicans hemmt, der für die Pilzinfektion in erster Linie verantwortlich ist. (Bei einer akuten Infektion sollten Sie mindestens einen Monat lang täglich sechs Kapseln einnehmen.) Pau d'Arco, eine südamerikanische Pflanze, ist mit Erfolg gegen Parasiten eingesetzt worden und tötet Pilze ab. Pau d'Arco ist ebenfalls in Kapselform erhältlich. Schon seit Jahrhunderten wenden Frauen eine Spülung mit Gelbwurz gegen alle Arten von Vaginalinfektionen an, auch gegen Hefepilze. Ein Versuch lohnt auf jeden Fall. Gelbwurz sollte nicht während der Schwangerschaft angewendet werden. Und schließlich sollten Sie die natürliche Widerstandskraft Ihres Körpers gegen Hefepilzinfektionen stärken, indem Sie als Nahrungsergänzung Probiotika einnehmen. Dabei handelt es sich um »gute Bakterien«, die helfen, das Wachstum der Hefepilze im Zaum zu halten. Nehmen Sie täglich 3 Kapseln (in denen Milliarden von Organismen enthalten sind). Um einem Rückfall vorzubeugen, sollten Sie geruchlose Knoblauchkapseln einnehmen.

Restless-Leg-Syndrom (Syndrom der ruhelosen Beine)

Es ist zum Verrücktwerden mit meinen Beinen! Wenn ich stillsitze, schmerzen sie und fühlen sich steif an. Deshalb rutsche ich ständig hin und her, muss mich dauernd bewegen. Mein Arzt sagte, das sei das »Restless-Leg-Syndrom« und es komme bei Frauen ziemlich häufig vor. Aber was ich dagegen tun kann, wusste er auch nicht. Können Sie mir weiterhelfen?

Das Restless-Leg-Syndrom, auch als »schwere Beine« bezeichnet, wird durch schlechte Durchblutung verursacht. In mehreren europäischen Studien zeigte sich, dass der Mäusedorn gegen diese Beschwerden hilft. Er ist in Kapselform und auch als Extrakt erhältlich.

Krampfadern und Hämorrhoiden

Ich bin Zahnärztin und muss fast den ganzen Tag stehen. Obwohl ich Stützstrümpfe trage, machen mir dennoch Krampfadern zu schaffen. Die Venen an meinen Beinen sind geschwollen und schmerzen, besonders in der Nacht. Gibt es Heilpflanzen, die hier Linderung bringen können?

Krampfadern sind vergrößerte und geschwollene Adern. Bei Frauen kommen sie häufiger vor als bei Männern und verstärkt treten sie nach Schwangerschaften auf. Hämorrhoiden sind geschwollene oder variköse Adern im Analbereich. Krampfadern sind ein Zeichen für schlechte Durchblutung. In Ihrem Fall bewirkt das lange Stehen während des Tages, dass sich das Blut in Ihren Beinen staut und so die Adernerweiterung hervorruft. Es gibt einige altbewährte Mittel, die hier helfen können. Beim Mäusedorn, der zur allgemeinen Verbesserung der Durchblutung angewendet wird, konnte eine günstige Wirkung auf Krampfadern und Hämorrhoiden nachgewiesen werden. Für die Behandlung von Hämorrhoiden ist er in Form von Zäpfchen erhältlich. Rosskastanie lindert ebenfalls Krampfaderbeschwerden. Äußerlich angewendet, kann auch die Zaubernuss die Beschwerden bei Krampfadern und Hämorrhoiden bessern.

Morgenübelkeit

Seit Beginn meiner Schwangerschaft leide ich unter morgendlicher Übelkeit. Manchmal wird mir auch am späten Nachmittag noch einmal schlecht. Ich möchte aber keine Medikamente gegen Bechreiz einnehmen, um meinem Baby nicht zu schaden. Was empfehlen Sie mir?

Bei Ihnen liegt ein klassischer Fall von *Morgenübelkeit* vor, wobei diese Bezeichnung etwas irreführend ist, da die Übelkeit im Grunde zu jeder Tageszeit auftreten kann, besonders wenn Sie sich müde und erschöpft fühlen. Wenn Sie morgens aufstehen, sollten Sie als Erstes 1 Tasse Ingwertee trinken oder 1 Ingwertablette oder -kapsel einnehmen. Das wird die Übelkeit vertreiben. Während des Tages können Sie abwechselnd Ginger Ale, Ingwertee und Pfefferminztee trinken. Keines dieser einfachen Hilfsmittel wird Ihrem Baby schaden und Sie werden sich viel besser fühlen.

Wehen und Geburt

Ich erwarte ein Baby und möchte während der Wehen und der Geburt auf Schmerzmittel verzichten. Was taten die Frauen, bevor es Meperidin und Epidural gab?

In den Zeiten, als es noch keine High-Tech-Kreißsäle gab, bereiteten sich die Frauen selbst auf die Entbindung vor. Ab dem achten Monat tranken sie über den Tag verteilt mehrere Tassen Himbeerblättertee, um die Gebärmutter auf die Geburt vorzubereiten. Während der Wehen benutzten sie Kräuter wie Poleiminze, Traubensilberkerze und Himbeerblätter, um die Kontraktionen der Gebärmutter zu fördern. Zwar konnten diese Kräuter vermutlich nicht die Schmerzen lindern, aber sie werden dazu beigetragen haben, die Wehen zu beschleunigen, was schon einmal den halben Sieg bedeutet. Sprechen Sie mit Ihrer Hebamme über eine »Kräuter-Geburt«. Selbst wenn Sie sich doch für Schmerzmittel entscheiden, kann die zusätzliche Einnahme der Kräuter hilfreich sein.

Episiotomie (Scheidendammschnitt)

Ich bin zur Zeit zum zweiten Mal schwanger. Während meiner ersten Schwangerschaft war das Schlimmste die Episiotomie. Der Eingriff selbst war schon schmerzhaft genug, aber besonder schlimm fand ich, dass die Heilung so endlos lange dauerte. Falls wieder eine Episiotomie nötig sein sollte, kann ich dann irgendetwas tun, um den Heilungsprozess zu beschleunigen?

Eine Episiotomie ist ein chirurgischer Schnitt an der Scheide, der ein Einreißen im zweiten Stadium der Wehen verhindern soll. Ich weiß von vielen Frauen, dass die Schmerzen nach einer Episiotomie mehrere Wochen, manchmal sogar Monate anhalten können. Es gibt eine

Heilpflanze, die hier vielleicht helfen kann. Laut einer Studie aus dem Jahre 1966, die in einer französischen Geburtshilfe-Fachzeitschrift veröffentlicht wurde, beschleunigt ein Extrakt aus Gotu Kola – manchmal Centella genannt – die Heilung nach einer Episiotomie. Der Studie zufolge berichteten Frauen, die gleich nach dem Eingriff mit der Einnahme von Centella begannen, von geringeren Schmerzen und einer schnelleren Heilung als solche, die die übliche Medikation erhalten hatten. Die Autoren der Studie schrieben, dass die besten Resultate sich einstellen, wenn Centella so früh wie möglich nach dem Eingriff verabreicht wird. Centella oder Gotu-Kola-Extrakt ist in Reformhäusern oder Apotheken erhältlich. In jedem Fall sollten Sie eine Einnahme aber vorher mit Ihrem behandelnden Arzt besprechen.

Stillen

Ich möchte mein Baby gerne stillen, doch meine Milch reicht dazu kaum aus. Welche Pflanzen können Sie stillenden Müttern empfehlen?

Seit Jahrhunderten ist die Milchproduktion stillender Mütter mit Dill und Anis angeregt worden. Eine neue Studie belegt sogar, dass bereits der Geruch von Anis die Milchproduktion bei Kühen anregt! Die besten Resultate erzielen Sie, wenn Sie 2 Teelöffel Dillsaat 10 bis 15 Minuten in 1 Tasse mit warmem Wasser ziehen lassen. Von diesem Tee 2- bis 3-mal täglich ½ Tasse trinken. Von den Anissamen geben Sie 1 Teelöffel in 1 Tasse warmes Wasser und trinken den Tee bis zu 3-mal täglich. Während Sie stillen, sollten Sie sehr scharfe oder stark mit Knoblauch gewürzte Speisen meiden – sonst könnte es sein, dass Ihrem Baby die Milch nicht schmeckt. Medikamente sollten Sie nur einnehmen, wenn diese Ihnen ausdrücklich von Ihrem Arzt verordnet wurden. Es besteht nämlich die Gefahr, dass die Wirkstoffe in die Muttermilch gelangen und dann ungewollt vom Baby aufgenommen werden.

Tonika für Frauen

Gibt es Heilkräuter, die sich positiv auf die weiblichen Fortpflanzungsorgane auswirken? Gibt es so etwas wie Aphrodisiaka für Frauen?

Ginseng, der zur Linderung der Menopausen-Symptome empfohlen wird, gilt außerdem als Tonikum für beide Geschlechter. Ich kann ihn sehr empfehlen! Anhänger der ayurvedischen Medizin, der traditionellen Heilkunde Indiens, sehen in der Heilpflanze *Shatavari* ein gutes allgemeines Tonikum für Frauen. Es ist in speziellen Pflanzenpräparaten für Frauen enthalten. Diese Präparate sollen in der Menopause helfen und die allgemeine Gesundheit stärken. *Damiana* gilt als sexuelles Tonikum für Männer und Frauen und soll außerdem aphrodisisch wirken, aber es gibt für diese Behauptung bislang keine wissenschaftlichen Beweise. In der Volksheilkunde stehen Spargel und Artischocken in dem Ruf, Aphrodisiaka für beide Geschlechter zu sein. Trotz der vielen Geschichten, die seit Jahrhunderten über Aphrodisiaka in Umlauf sind, gibt es allerdings bislang keinen wissenschaftlichen Beweis, dass Mittel mit einer solchen Wirkung tatsächlich existieren.

Anämie

Gibt es Heilkräuter, mit denen sich einer Eisenmangel-Anämie vorbeugen lässt?

Ich empfehle zwei Kräuter – Brennnessel und Schnittlauch. Beide enthalten viel Vitamin C und Eisen, eine ideale Kombination, da Vitamin C die Eisenaufnahme im Körper ermöglicht. Eisen ist entscheidend wichtig für die Bildung der roten Blutkörperchen. Schnittlauch können Sie frisch essen. Frische Brennnesseln können dagegen gefährlich sein. Hier sollten Sie zum Extrakt, zu Kapseln oder dem getrockneten Kraut greifen, die in der empfohlenen Dosis vollkommen unbedenklich sind.

Krebs der Eierstöcke

Kürzlich habe ich gelesen, dass eine Pflanzenarznei namens Taxol als Heilmittel gegen Eierstockkrebs gepriesen wurde. Können Sie mir mehr darüber erzählen?

Taxol ist ein Extrakt, das aus der pazifischen Eibe gewonnen wird. Es wird, oft zusammen mit anderen Medikamenten, bei Fällen von Eierstockkrebs eingesetzt, die auf konventionelle Behandlungsmethoden nicht ansprechen. Taxol ist kein generelles »Heilmittel« für diese Krankheit, aber es hat manchen Patientinnen geholfen.

Blasenentzündung (Zystitis)

Hilfe! Ich schlage mich andauernd mit Harnwegsinfekten herum. Kann ich etwas tun, um diesen Infekten vorzubeugen?

Bei einer Zystitis handelt es sich um eine bakterielle Infektion der Blase, die für gewöhnlich von *E. coli* hervorgerufen wird, einem Bakterium, das normalerweise im Darm vorkommt. Eine akuten Blaseninfektion muss auf jeden Fall ärztlich behandelt werden. Unbehandelt können solche Infektionen auf die Nieren übergreifen, was gefährliche Komplikationen nach sich ziehen kann. Um einer erneuten Infektion vorzubeugen, können Sie aber einiges tun. Erstens sollten Sie täglich Moosbeerensaft trinken oder Moosbeerenkapseln einnehmen. Moosbeeren fördern die Ausscheidung schädlicher Bakterien aus dem Harnsystem und sie enthalten natürliche Antibiotika, die so genannten Anthocyaniside. Trinken Sie täglich 1 Glas ungesüßten Moosbeerensaft oder nehmen Sie zu jeder Mahlzeit 1 400-mg-Moosbeerenkapsel ein. Essen Sie außerdem Blaubeeren – sie sind ebenfalls eine gute Anthocyanisid-Quelle.

Trinken Sie täglich mindestens acht Gläser Wasser, um Ihr Harnsystem gut durchzuspülen. Nehmen Sie probiotische Nahrungsergänzungsmittel ein. Sie enthalten nützliche Bakterien, die helfen, schädliche Bakterien wie E. coli unter Kontrolle zu halten.

7. KAPITEL

Die Gesundheit des Mannes

Eine besonders erfreuliche Entwicklung des vergangenen Jahrzehntes besteht darin, dass die Männer begonnen haben, ihrer Gesundheit größere Aufmerksamkeit zu widmen. Der stoische Macho, der still vor sich hin leidet und sich nie Sorgen wegen seiner Gesundheit macht, gehört der Vergangenheit an. Moderne Männer achten auf eine gesunde Ernährung, nehmen Nahrungsergänzungsmittel ein und legen Wert auf ihre körperliche Fitness. Interessanterweise haben sogar mehr Männer mit dem Rauchen aufgehört als Frauen!

Hier folgen einige Antworten auf Fragen, die mir von Männern häufig zu pflanzlichen Therapien gegen verbreitete männliche Gesundheitsprobleme gestellt werden:

Bodybuilding

Gibt es unbedenkliche pflanzliche Mittel, die meine Trainingserfolge und den Muskelaufbau unterstützen?

Zuerst einmal möchte ich Sie nachdrücklich vor Steroiden warnen. Synthetische Steroide sind starke Medikamente, die schwere Nebenwirkungen auslösen können. Es ist sogar schon zu Todesfällen gekommen. Bei Jungen im Teenageralter können diese Medikamente die normale sexuelle Entwicklung stören. Steroide beeinträchtigen außerdem das Immunsystem, sodass Sie anfälliger für Infektionen werden. Außerdem können sie Ödeme, Bluthochdruck und andere ernste gesundheitliche Störungen hervorrufen. Und auch wenn sie möglicherweise tatsächlich eine Vergrößerung der Muskelmasse bewirken, verleihen sie Ihnen keineswegs mehr Kraft. Viele Gewichtheber, die ihres muskulösen Aussehens zuliebe Steroide einnehmen, täuschen sich, wenn sie glauben, dass sie dadurch auch stärker werden. Dadurch besteht die Gefahr, dass sie ihre Kräfte überschätzen, was schwere Verletzungen nach sich ziehen kann. Steroide sind das Risiko einfach nicht wert, das mit ihrer Einnahme verbunden ist.

Es gibt mehrere pflanzliche Mittel, die in der Fitness- und Bodybuilding-Szene ziemlich populär geworden sind. Cordyceps, ein chinesischer Pilz, der von chinesischen Leistungssportlern eingenommen wird, soll sowohl die Ausdauer als auch die Körperkräfte steigern. Aus China kommt außerdem Ciwuja, eine Pflanzenarznei, die ebenfalls Ausdauer und Leistungsvermögen fördern soll. Die indische Pflanze Tribulus steht in dem Ruf, die Produktion von Testosteron anzuregen, das Muskelwachstum bewirken soll. Bromelain kann nach einem anstrengenden Training die Erholung beschleunigen. Denken Sie aber daran, dass es keine Wunderpille gibt, die Sie fit und stark macht. Letztlich kommt es immer noch darauf an, dass Sie das nötige sportliche Training absolvieren, obgleich diese Pflanzen Ihnen dabei vielleicht einen zusätzlichen Schub verleihen. (Wenn Ihre Prostata vergrößert ist oder Sie an Prostatakrebs leiden, sollten Sie keine Produkte einnehmen, die eine vermehrte Testosteronproduktion bewirken, weil sonst das Wachstum der Prostatazellen zusätzlich stimuliert wird.)

Prostatabeschwerden

Ich muss häufig urinieren, besonders nachts. Mein Arzt sagte mir, ich hätte eine gutartige Prostatavergrößerung. Ein Medikament dagegen hat er mir aber nicht verordnet. Gibt es pflanzliche Mittel, die hier helfen können? Besteht die Gefahr, dass ich Prostatakrebs bekomme?

Die Prostata ist eine Gruppe von kleinen Drüsen, die am Blasenausgang die Harnröhre umschließen. Wir wissen zwar nicht genau, welche Funktion die Prostata hat, sie scheidet aber eine Flüssigkeit aus, von der vermutet wird, dass sie die Beweglichkeit des Spermas nach der Ejakulation fördert. Bei nahezu jedem Mann über fünfundvierzig entwickelt sich eine mehr oder weniger starke Vergrößerung der Prostata. In den meisten Fällen handelt es sich dabei um eine harmlose Veränderung, die nicht mit Krebs in Zusammenhang steht. Diesbezüglich besteht also kein Grund zu übertriebener Sorge. Aufgrund ihrer Nähe zur Harnröhre kann eine stark vergrößerte Prostata aber Probleme beim Wasserlassen hervorrufen. Wenn Sie häufig Harndrang verspüren oder Beschwerden beim Wasserlassen haben, sollten Sie dies Ihrem Arzt mitteilen. Wenn die Blase sich nicht vollständig entleeren kann, besteht ein erhöhtes Risiko für Niereninfektionen oder Blasenentzündung.

Wenn der Harnfluss zu stark behindert ist, kann eine ärztliche Behandlung, eventuell auch ein chirurgischer Eingriff nötig werden. In den meisten Fällen ist die Prostatavergrößerung aber ein harmloses, wenn auch lästiges Problem. Vielen Männern wird, wie auch Ihnen, vom Arzt gesagt, dass sie eben mit diesen Beschwerden leben müssen. Doch es gibt pflanzliche Arzneien, die zumindestens Linderung versprechen. Kapseln mit dem Extrakt der Sägepalmenfrucht sind als Arznei bei leichten Prostatabeschwerden medizinisch anerkannt. Nehmen Sie täglich 3 500-mg-Kapseln. Sägepalmenfrucht wirkt besonders gut in Kombination mit Pygeum, Brennnessel, Zink und Beta-Sisosterol. Wählen Sie ein Kombinationspräparat, das diese Zutaten enthält. Außerdem sollten Sie koffeinhaltige Getränke und Alkohol nach Möglichkeit meiden und vor dem Zubettgehen nicht zu viel Flüssigkeit trinken. (Ähnlich wie das beliebte Haarwuchsmittel Propecia – eine niedrigere Dosierung von Proscar – reduziert Sägepalmenfrucht die Ausschüttung starker Tesosteron-Formen, die Haarausfall begünstigen.) Möglicherweise stimuliert also das Prostata-Präparat, das ich täglich einnehme, sogar den Haarwuchs!

Da allein in Deutschland jährlich 12 000 Männer an Prostatakrebs sterben, sollten meines Erachtens alle Männer über diese Krankheit Bescheid wissen. Obgleich wir nicht genau wissen, wie sich Prostatakrebs verhüten lässt, deuten doch mehrere Studien darauf hin, dass die Ernährung ein wesentlicher Faktor ist. Wenn Sojaprodukte (Tofu, Miso, Tempeh oder Sojamilch) fester Bestandteil der täglichen Ernährung sind, senkt dies offenbar das Risiko, an Prostatakrebs zu erkranken. Diese Lebensmittel enthalten hormonartige Substanzen, die vermutlich die Ausschüttung bestimmter stärkerer Hormone im Körper hemmen, die das Wachstum von Tumoren auslösen können. Wie sieht die wissenschaftliche Beweislage aus? Erstens ist der Prostatakrebs in Ländern, in denen regelmäßig Soja gegessen wird, zum Beispiel Japan, eine weitaus seltenere Todesursache als im Westen. Zweitens haben zahlreiche Labor- und Tierversuche gezeigt, dass bestimmte Bestandteile des Soja das Wachstum von Tumorzellen hemmen. Ich weiß, dass Mann nicht von Soja allein leben kann; glücklicherweise muss er das aber auch nicht. Die heute so beliebte Pizza gehört ebenfalls auf die Liste jener Lebensmittel, die dieser Krebserkrankung vorbeugen können. Speisen, denen gekochte Tomaten als Grundlage dienen, etwa Pizza- oder andere Tomatensaucen, enthalten Lycopen, ein Karotinoid, das offenbar das Wachstum von Prostatatumoren blockiert. Da Lycopen fettlöslich ist, kann es vom Körper besser aufgenommen werden, wenn die Tomaten erhitzt und mit etwas Fett gekocht werden, etwa mit Öl oder Käse.

Hartnäckige Pilzinfektionen

Seit ich ins Fitnesscenter gehe, leide ich unter chronischem Fußpilz, was sehr unangenehm ist. Mein Arzt verschrieb mir Tabletten, aber die bekommen mir sehr schlecht. Gibt es andere Möglichkeiten?

Hautpilze sind mikroskopisch kleine, pflanzenähnliche Organismen, die sich gerne auf dem menschlichen Körper ansiedeln. Es überrascht nicht, dass Sie sich diesen Pilz im Fitnesscenter zugezogen haben – vermutlich geschah das in den Dusch- oder Umkleideräumen. Es gibt einige pflanzliche Mittel, mit denen Sie Ihre Widerstandskraft gegen Pilzinfektionen stärken können. Zu ihnen gehört Oreganoöl. Es wirkt antibakteriell, pilzabtötend und entzündungshemmend. Nehmen Sie maximal 6 Kapseln täglich, bis der Pilz verschwunden ist. Auch Pau d'Arco könnte helfen. Studien zeigen, dass diese südamerikanische Pflanze gegen Pilze und Parasiten wirkt. Nehmen Sie täglich 3 Kapseln. Knoblauch kann Ihrem Körper ebenfalls bei der Abwehr dieser lästigen Plage helfen. Nehmen Sie täglich 1 bis 3 geruchsfreie Knoblauchkapseln. Um den Juckreiz zu lindern, können Sie auf die befallenen Stellen eine Salbe auftragen, die Teebaumöl enthält, ein natürliches Fungizid. Sorgen Sie außerdem für möglichst trockene Füße und wechseln Sie oft die Socken. Manche Herbalisten empfehlen, die Füße mit einer Mischung aus Gelbwurzpuder und Talkumpuder einzupudern, um Feuchtigkeit zu absorbieren und die Pilze abzutöten. Pilzinfektionen sind ziemlich hartnäckig und es kann mehrere Wochen (oder sogar Monate) dauern, bis sich eine Besserung einstellt.

Vorzeitiger Haarausfall

In meiner Familie neigen die Männer dazu, früh eine Glatze zu entwickeln. Ich bin fünfunddreißig, habe volles Haar und möchte, dass dies noch lange so bleibt. Gibt es pflanzliche Mittel gegen Haarausfall?

Um in Ihnen keine übertriebenen Hoffnungen zu wecken, muss ich leider sagen, dass Haarausfall zu einem großen Teil genetisch bestimmt ist. Deshalb kann man dagegen auch nur wenig tun. In manchen Fällen kann eine Schilddrüsenunterfunktion oder eine andere Erkrankung Haarausfall auslösen, und wenn dieses Grundleiden dann behandelt wird, kehren auch die Haare zurück. Es gibt Pflanzen, die in dem Ruf stehen, einer vorzeitigen Alterung und damit auch frühem Haarausfall entgegenzuwirken, doch diese Behauptungen sind wissenschaftlich bislang nicht belegt. Einen Versuch könnten sie aber durchaus wert sein. Die Chinesen schwören, dass Fo-Ti, ein beliebtes asiatisches Tonikum, dem Grauwerden der Haare und anderen Anzeichen des Alters vorbeugt. Nehmen Sie davon bis zu 3-mal täglich 1 Kapsel. Herbalisten empfehlen außerdem, beim ersten Anzeichen von Haarausfall die Kopfhaut vor der Haarwäsche mit Rosmarinextrakt einzureiben. Wie bereits erwähnt, soll die der Prostatagesundheit dienende Sägepalmenfrucht angeblich den Haarwuchs stimulieren.

Sexuelle Störungen

Ich habe schon viel über pflanzliche Aphrodisiaka gehört. Gibt es tatsächlich eine Heilpflanze gegen Impotenz?

Lange bevor der Name Viagra in aller Munde war, behandelte man in Afrika Impotenz mit der Rinde des Yohimbe-Baums. In den Vereinigten Staaten ist das verschreibungspflichtige Medikament *Yohimbine* zur Behandlung der Impotenz offiziell zugelassen. Eine schwächere Variante des Yohimbine ist unter der Bezeichnung *Yohimbe* frei verkäuflich. Yohimbine kann jedoch Leberschäden hervorrufen und einen plötzlichen Blutdruckabfall auslösen. Es sollte daher, wenn überhaupt, nur unter ärztlicher Kontrolle eingenommen werden. Ein Mann, der unter chronischer Impotenz leidet, sollte sich auf jeden Fall ärztlich behandeln lassen. Das Problem könnte körperliche Ursachen haben, etwa eine schlechte Durchblutung des Penis, oder aber auf übermäßigen Stress oder andere psychische Faktoren zurückzuführen sein. In beiden Fällen kann eine medizinische Behandlung Abhilfe bringen.

Schlechte Durchblutung infolge von Arterienverhärtung (Arteriosklerose) ist eine der Hauptursachen der Impotenz. Einer Arteriosklerose kann man vorbeugen, indem man das Rauchen aufgibt und sich fettarm, mit viel Obst und Gemüse, ernährt. Zumindest eine Studie belegt, dass Ginkgo biloba helfen kann, bei Männern, die an Impotenz aufgrund schlechter Durchblutung leiden, die sexuelle Funktion wiederherzustellen. Wie Viagra hilft Ginkgo bei der Regulierung des Stickstoffoxydgehaltes im Körper, der für die Durchblutung und die Fähigkeit, Freude und Schmerz zu empfinden, wesentlich ist. Vielleicht haben Sie schon gehört, dass Ginkgo die Gehirnleistung stimuliert; dies geschieht durch eine Verbesserung der Durchblutung im Gehirn. Die Durchblutung des Penis wird durch Ginkgo in ähnlicher Weise angeregt. Obgleich diesbezüglich keine wissenschaftlichen Studien vorliegen, vermute ich, dass vom Kiefernrindenextrakt, das einige Eigenschaften mit Ginkgo gemeinsam hat, eine ähnliche Wirkung ausgehen müsste. Nehmen Sie täglich 60 mg Ginkgo- oder Kiefernrindenextrakt. Und hier noch eine gute Nachricht: Männer, die Herzmedikamente einnehmen müssen, dürfen Viagra nicht anwenden. Pflanzliche Arzneien wie Ginkgo oder Kiefernrindenextrakt werden Herzpatienten jedoch schon seit Jahrhunderten ohne schädliche Nebenwirkungen verabreicht. Wenn bei Ihnen eine Potenzstörung vorliegt, Sie aber kein Viagra nehmen dürfen, sollten Sie mit Ihrem Arzt einmal über eine Einnahme dieser pflanzlichen Mittel sprechen.

Übergewicht

Ich bekomme einen »Bierbauch«, obwohl ich gar kein Bier trinke! Was kann ich tun, um abzunehmen?

Fettleibigkeit im Bauchbereich – der »Bierbauch« – ist ein typisch männliches Problem. Aerobische Übungen sind eine gute Methode, Übergewicht abzubauen, auch am Bauch. Weiter ist eine fettarme, ballaststoffreiche Ernährung wichtig. Eine Kombination aus unreifer Bitterorange, Malvenblätter- und Grüntee-Extrakt kann die Gewichtsabnahme unterstützen, weil dadurch der Stoffwechsel angeregt und so Fett schneller verbrannt wird. Zusätzlich kann das ayurvedische Kraut Gymnema sylvestre das Verlangen nach süßen, kalorienreichen Speisen reduzieren.

Muskelkater

Ich bin ein Wochenendsportler, der am Montagmorgen oft mit schmerzenden Muskeln erwacht. Haben Sie eine Empfehlung für mich?

Arnikasalbe wirkt wohltuend auf überanstrengte Muskeln ein. Befolgen Sie die Packungsvorschriften. Um unangenehme Reizungen zu vermeiden, sollten Sie sie aber nur auf unverletzte Haut auftragen. Eukalyptussalbe fördert ebenfalls die Durchblutung der schmerzenden Körperpartien, wodurch ein angenehmes Wärmegefühl entsteht. Mehrmals täglich nach Bedarf anwenden. Zusätzlich kann Silberweidenrinde, ein pflanzlicher Aspirinersatz, Schmerzen und Entzündung lindern. Bei Bedarf alle 3 bis 4 Stunden 2 Tabletten einnehmen.

Gereizte Haut nach der Rasur

Ich habe empfindliche Haut. Nach dem Rasieren bildet sich in meinem Gesicht oft ein lästiger roter Ausschlag. Gibt es pflanzliche Produkte, die dagegen helfen?

Zaubernuss wirkt bei milden Hautreizungen lindernd. Reiben Sie die Haut gleich nach der Rasur damit ein. Ringelblumensalbe hilft ebenfalls ausgezeichnet, wenn Sie sie nach der Rasur auftragen. Außerdem können Sie täglich Aloe-Gel anwenden, um der Haut Feuchtigkeit zurückzugeben und die Heilung zu fördern.

8. KAPITEL **Kräuter als Jungbrunnen**

Im Jahr 1900 betrug die durchschnittliche Lebenserwartung fünfzig Jahre. Überlegen Sie einmal, was das bedeutet – damals befand man sich mit fünfundzwanzig schon im mittleren Alter! Im Gegensatz dazu prognostizieren die Demographen, dass die im Laufe des zwanzigsten Jahrhunderts geborenen Kinder im Durchschnitt acht Jahrzehnte leben werden, und viele noch länger. Tatsächlich sind die Menschen über fünfundsiebzig die in den USA am stärksten wachsende Bevölkerungsgruppe. Die moderne Medizin und der technische Fortschritt haben, was die Dauer unserer Lebensspanne angeht, Wunderbares geleistet: Zweifellos haben Impfungen, Antibiotika und andere High-Tech-Erfindungen unser Leben um Jahre verlängert. Was jedoch die Lebensqualität dieser zusätzlichen Jahre angeht, gibt es noch eine Menge zu tun. Zu viele Menschen sind während ihrer späteren Jahre krank und damit beschäftigt, zwischen allen möglichen Arztpraxen hin und her zu pendeln. Meines Erachtens ist es sinnlos, das Leben zu verlängern, wenn diese letzten Jahrzehnte bei schlechter geistiger und körperlicher Gesundheit durchlitten werden. Erfreulicherweise muss dies aber keinesfalls so sein. Ich bin zu dem Schluss gelangt, dass die meisten Krankheiten, die mit dem Altwerden assoziiert werden, nicht Resultat des Alterns selbst sind, sondern Folge gesundheitlichen Raubbaus. Unsere neuen Erkenntnisse in der Pflanzenheilkunde können uns helfen, bis ins hohe Alter stark und vital zu bleiben.

Seit über fünftausend Jahren sind sich die Kenner der Pflanzenheilkunde der simplen Tatsache bewusst, dass Ernährung und Lebensweise einen wesentlichen Einfluss auf die Gesundheit haben. Bis vor wenigen Jahren galten Ärzte, die diese Philosphie vertraten, als radikal und Anhänger der holistischen Medizin wurden abschätzig betrachtet. Erst im letzten Jahrzehnt begann der medizinische Berufsstand widerwillig, den Zusammenhang zwischen fettreicher

Ernährung und zahlreichen Krankheiten zu akzeptieren, einschließlich Krebs und Herzerkrankungen. Erst seit wenigen Jahren untersuchen die führenden Krebsforscher endlich die Möglichkeit, aus Früchten und Gemüse krebsbekämpfende oder -verhütende Chemikalien zu gewinnen. Während die offizielle Medizin sich Zeit lässt, verwenden Naturheiler längst Heilpflanzen, um das Wohlbefinden zu fördern und Krankheiten vorzubeugen. Meiner Ansicht nach wird die Verbindung der High-Tech-Medizin des einundzwanzigsten Jahrhunderts mit der Pflanzenheilkunde allen Menschen ein längeres, glücklicheres und produktiveres Leben ermöglichen.

Hier sind einige Pflanzen, die Ihnen helfen werden, den Körper stark, schlank und gesund und den Geist beweglich zu halten:

Geistig klar und fit bleiben

»Wo habe ich nur wieder meine Autoschlüssel?«

»Es ist mir wirklich peinlich, aber ich habe Ihren Namen vergessen.«

Kommt Ihnen das bekannt vor? Haben Sie das Gefühl, geistig nicht mehr so fit zu sein wie früher? Oder fällt es Ihnen schwer, sich zu konzentrieren? Brauchen Sie länger, um sich neues Wissen anzueignen? Seien Sie versichert, dass Sie sich damit in guter Gesellschaft befinden! Jenseits des fünfzigsten Lebensjahres treten subtile, aber doch spürbare Veränderungen der Gehirnfunktionen auf, die ziemlich lästig und störend werden können. Besonders das Kurzzeitgedächtnis lässt nach, weswegen wir beispielsweise eine Telefonnummer oder eine Verabredung vergessen, wenn wir sie uns nicht aufschreiben. Diese mit dem Alter einhergehenden Veränderungen der geistigen Funktionen werden durch eine verlangsamte Produktion bestimmter Chemikalien im Gehirn hervorgerufen, der so genannten *Neurotransmitter*, die für Lernvermögen und Gedächtnis eine wichtige Rolle spielen. Schwache Gesundheit, schlechte Ernährung, Schlafmangel und sogar

Langeweile können das Problem verschärfen. (Ein warnender Hinweis: Medikamente können das Nachlassen der geistigen Kräfte verschlimmern. Falls Sie Medikamente einnehmen müssen und sich verwirrt, ungewöhnlich reizbar oder unkonzentriert fühlen, sollten Sie mit Ihrem Arzt über diese Symptome sprechen.)

Um dem Alterungsprozess des Gehirns entgegenzuwirken, können Sie die folgenden Heilpflanzen ausprobieren. Bedenken Sie aber, dass die Wirkung sich nicht über Nacht einstellt; es kann mehrere Wochen dauern, bis eine spürbare Veränderung eintritt.

Ginkgo biloba

Eine gute Gesundheit des Herz-Kreislauf-Systems ist für ein gesundes Gehirn unverzichtbar. Ginkgo hilft, den Gehalt an Stickstoffoxyd im Körper zu regulieren, der für die Steuerung des Blutkreislaufs wesentlich ist. Wenn die Durchblutung des Gehirns durch Arteriosklerose (Arterienverhärtung) behindert wird, kann das die geistigen Funktionen beeinträchtigen. In vielen Fällen ist Senilität nicht auf die Alzheimer-Krankheit zurückzuführen, sondern auf durch Arteriosklerose verursachte Durchblutungsstörungen. Ginkgo kann helfen, den Blutfluss zum Gehirn zu verbessern, wodurch die geistigen Kräfte wieder zunehmen. Mehrere europäische Studien belegen, dass Ginkgo bei älteren Menschen die geistige Klarheit verbessern kann, und zumindest eine amerikanische Studie belegt, dass Ginkgo das Fortschreiten der Alzheimer'schen Erkrankung bremst. In einer kürzlich veröffentlichten deutschen Studie erhielt eine Gruppe älterer Patienten Ginkgo-Extrakt, während einer Vergleichsgruppe ein Placebo verabreicht wurde. Bei der Ginkgo-Gruppe zeigte sich eine verbesserte geistige Reaktionszeit und diese Patienten waren aufmerksamer und konzentrierter als jene, die lediglich das Placebo erhalten hatten. Bei den Patienten, die vor der Einnahme von Ginkgo die langsamste geistige Reaktionszeit gezeigt hatten, stellte sich nach Verabreichung des Ginkgo-Extraktes die größte Verbesserung ein.

Nehmen Sie täglich mindestens 120 mg Ginkgo. (Die besten Resultate lassen sich erzielen, wenn Sie Ginkgo in Kombination mit 400 IE Vitamin E und anderen Gehirn-Stimulanzien wie Huperzia serrata, Gotu Kola, Schizandra, DMAE (Dimethyl-Aminoethanol, einer natürlichen in Lebensmitteln vorkommenden Substanz, die die Gehirnleistung verbessert), Phosphatidyl-Cholin, Inositol und Serin einnehmen.)

Huperzia serrata

Diese Pflanze enthält Huperzin A, das in Tierversuchen eine Verbesserung der Gedächtnisleistung bewirkte. Interessant ist, dass Huperzia-Tee in China traditionell als Mittel gegen Vergesslichkeit und nachlassende geistige Kraft verordnet wird. Sie erhalten Huperzia-Kapseln oder -Extrakt im Reformhaus.

Gotu Kola oder Brahmi

Diese Pflanze wird sowohl in der chinesischen als auch in der indischen Medizin genutzt, um stressbedingte Beschwerden und Gedächtnisprobleme zu behandeln. Zwischen diesen beiden scheinbar nicht zusammenhängenden Symptomen besteht eine interessante Verbindung. Wenn wir unter Stress stehen, erzeugt unser Körper Stresshormone, die mit der Zeit jedes Organ unseres Körpers angreifen können, auch das Gehirn. Die chronische Ausschüttung von Stresshormonen kann im Gehirn gerade jene Bereiche schädigen, die für das Gedächtnis zuständig sind! Daher erstaunt es nicht, dass in Studien nachgewiesen wurde, dass Menschen, die ein sehr stressiges Leben geführt haben, im Alter über schlechtere kognitive Funktionen verfügen als solche, die keinem unerbittlichen Stress ausgesetzt waren. Es ist interessant, dass traditionelle Heiler um die Beziehung zwischen Stress und Erinnerungsvermögen wussten, lange bevor dieser Zusammenhang von der Wissenschaft entdeckt wurde.

In Tierversuchen konnte eine Verbesserung des Gedächtnisses durch Gotu Kola nachgewiesen werden. Gotu Kola enthält Antioxidantien, die die Gehirnzellen vor freien Radikalen schützen. Man vermutet, dass das jahrzehntelange kumulative Einwirken freier Radikaler maßgeblich zur Vergesslichkeit im Alter beiträgt.

Gotu Kola ist in speziellen pflanzlichen Präparaten zur Verbesserung der Gehirnfunktionen enthalten, wird aber auch einzeln in Kapselform und als Extrakt angeboten.

Rosmarin

Dieses Kraut enthält Substanzen, die die Aufspaltung von Acetylcholin im Gehirn hemmen. Ein Mangel an Acetylcholin gilt als wichtiger Faktor bei Senilität im Allgemeinen und der Alzheimer-Krankheit im Besonderen. Rosmarin ist außerdem ein wertvolles Antioxidans, das helfen kann, die Zellen vor den Angriffen freier Radikaler zu schützen. Verwenden Sie beim Kochen frischen oder getrockneten Rosmarin oder besorgen Sie sich im Reformhaus Rosmarin-Kapseln.

Heilpflanzen für ein gesundes Herz

Die Art, wie Menschen sterben, verrät eine Menge darüber, wie sie gelebt haben. In den meisten westlichen Ländern – ganz besonders in den Vereinigten Staaten – sind Herzerkrankungen die häufigste Todesursache. Zugegeben, Krebs folgt dicht darauf an zweiter Stelle, doch während des größten Teils des zwanzigsten Jahrhunderts und sicherlich auch noch lange Zeit im einundzwanzigsten Jahrhundert wird der Herzinfarkt die häufigste Todesart sein. Von seltenen Ausnahmen abgesehen, sind Herzkrankheiten eine Folge der Lebensweise. Stress, Rauchen, eine an gesättigten Fetten (aus Fleisch und Milchprodukten) reiche Ernährung und Bewegungsmangel sind die wichtigsten Faktoren. Gegen die koronare Herzerkankung gibt es keine Wundermedizin, mit der sich die Krankheit verhüten oder behandeln lässt. Wenn Sie Ihr Herz gesund erhalten wollen, müssen Sie sich jener schädlichen Gewohnheiten und Verhaltensweisen bewusst werden, die das Risiko einer Erkrankung erhöhen. Es gibt einige pflanzliche Mittel, die Ihr Bemühen um ein gesundes Herz unterstützen können. Zusätzlich zur Anwendung einiger dieser Mittel empfehle ich Ihnen die Einnahme von täglich 500 IE Vitamin E (als Trocken-Succinat) und 400 μg Folsäure.

Weißdorn

Wie bereits erwähnt, beginnt unser Gedächtnis mit fortschreitendem Alter nachzulassen, was auf bestimmte altersbedingte Veränderungen im Gehirn zurückzuführen ist. Auch das Leistungsvermögen unseres Herzens lässt nach, was aber weniger auffällig ist. Die Pumpleistung des Herzens sinkt allmählich, sodass der Körper weniger gut mit Blut versorgt wird. Weißdorn ist ein mildes Herztonikum, das die Pumpleistung des Herzens verbessern kann. Es wird oft älteren Patienten verordnet, die noch nicht das in der Wirkung wesentlich stärkere Digitalis brauchen, deren Herz aber doch etwas Stärkung von außen benötigt. Weißdorn verbessert die Durchblutung des Herzmuskels und senkt den Blutdruck. Nehmen Sie täglich bis zu zwei 200-mg-Kapseln. (Um mein Herz zu stärken, nehme ich 2-mal täglich 1 Kombinationskapsel, die neben Weißdorn Traubenkernextrakt, entkoffeiniertes Grüntee-Extrakt, gemischtes Tocopherol, Cayennepfeffer und Co Q10 enthält.)

Traubenkernextrakt

Jahrtausendelang hat man Wein zu medizinischen Zwecken verwendet, doch erst seit kurzem wissen wir, dass sich viele dieser positiven Eigenschaften auch in den Traubenkernen finden. Traubenkernextrakt, das sich rasch wachsender Beliebtheit erfreut, enthält so genannte *Bioflavonoide*, bei denen es sich um hoch wirksame Antioxidantien handelt. Traubenkernextrakt beugt auf mehreren Wegen Herzkrankheiten vor. Erstens verhindern die darin enthaltenen Antioxidantien eine Oxidation des »schlechten« Cholesterins LDL. Ein hoher Gehalt an oxidiertem LDL-Cholesterin im Blut soll erheblich zur Bildung von Fettablagerungen in den Arterien beitragen, den so genannten Plaques, die zur Arteriosklerose führen. Zweitens wirken die Flavonoide synergistisch mit Vitamin C zusammen und stärken die Kapillaren, die feinsten Blutgefäße, was für eine gute Durchblutung sorgt. Flavonoide sind außerdem natürliche Entzündungshemmer, was nicht nur bei Arthritis hilfreich ist, sondern auch Entzündungen in Blutgefäßen vorbeugt, die zu einer Verhärtung der Arterien führen können. Nehmen Sie täglich zwei 30-mg-Tabletten Traubenkernextrakt ein. Aber essen Sie außerdem Weintrauben! Die Schale der Trauben enthält bestimmte Bestandteile, die ebenfalls gut für das Herz sind.

Rot fermentierter Reis (Red Yeast)

Wenn bei Ihnen ein erhöhter Cholesterin- und Triglyzeridspiegel vorliegt, ist dieses altbewährte chinesische Heilmittel möglicherweise genau das Richtige für Sie. Es senkt nicht nur wirksam den Gehalt des »schlechten« Cholesterins im Blut, sondern reduziert außerdem die Triglyzeride und senkt das Risiko eines Herzinfarkts oder Schlaganfalles. Wie auch die synthetischen Lipidsenker sollte Red Yeast aber nicht von Personen eingenommen werden, die an einer Lebererkankung leiden oder viel Alkohol trinken. Am besten ist es, das

Mittel unter ärztlicher Kontrolle einzunehmen, wobei der Arzt Ihnen auch Informationen über gesunde Ernährung und Ausgleichssport geben wird. Die durchschnittliche Dosis beträgt 2-mal täglich zwei 600-mg-Kapseln.

Grüntee-Extrakt

Der in Asien sehr beliebte grüne Tee ist eine weniger stark verarbeitete Form des im Westen bevorzugten schwarzen Tees. Grüner Tee enthält als Polyphenole bezeichnete Flavonoide, bei denen es sich möglicherweise um noch wirkungsvollere Antioxidantien handelt als selbst Vitamin C und E. (Zwar enthalten alle Teevarianten Flavonoide, doch die im grünen Tee gelten als besonders wirksam.) Zahlreiche Studien zeigen, dass Teetrinker seltener am Herzen erkranken als andere Menschen. Einer groß angelegten Studie in den Niederlanden zufolge zeigte sich bei den Männern, die den meisten Tee tranken und deren Ernährung den höchsten Gehalt an Flavonoiden aufwies, ein deutlich reduziertes Risiko für tödliche Herzanfälle. Die Polyphenole im grünen Tee sollen die Oxidation des LDL-Cholesterins hemmen. Sie können entweder grünen Tee trinken oder aber Grüntee-Extrakt in Tablettenform einnehmen. Dabei bevorzuge ich entkoffeiniertes Grüntee-Extrakt.

Leinsamenöl

Vor vielen tausend Jahren, in der Zeit der Jäger und Sammler, verzehrten unsere Vorfahren den Lein zusammen mit anderen Wildkräutern und -gräsern. Unsere moderne Ernährung – mit einem hohen Anteil an industriell verarbeiteten Fertigprodukten – ist völlig anders und weist einen Mangel an vielen wesentlichen Nährstoffen auf. Leinsamen ist zum Beispiel eine ausgezeichnete Quelle für Omega-3-Fettsäuren, »gute« Fette, an denen es der westlichen Durchschnittsernährung oft fehlt. Es ist wissenschaftlich nachgewiesen, dass Omega-3-Fettsäuren den Gesamtcholesterin- und den Triglyzeridspiegel senken und der Bildung von Blutgerinnseln vorbeugen. Manche Studien deuten darauf hin, dass Omega-3-Fettsäuren sogar die Konzentration des Eiweißstoffes Homocystein im Blut reduzieren können, dessen erhöhtes Vorkommen das Risiko von Herzinfarkt und Schlaganfall vergrößert. Wie Sie in dem Abschnitt über Krebs lesen werden, schützt dieses gute Fett offenbar auch vor verschiedenen Krebserkrankungen. Worauf warten Sie also? Indem Sie Leinsamenöl-Nahrungsergänzungsmittel einnehmen, können Sie Ihrem Körper zusätzlich Omega-3-Fettsäuren zuführen. Leinsamenöl gibt es im Kühlregal Ihres Naturkostladens oder in Kapselform. Nehmen Sie täglich 2 Esslöffel des Öls oder zwei 1000-mg-Kapseln ein.

Guggul

Würden Sie in Indien leben und unter schlechten Blutfettwerten leiden, würde Ihr ayurvedischer Arzt Ihnen Guggul als Teil der täglichen Therapie empfehlen. Indische Studien belegen, dass Guggul erhöhte Cholesterin- und Triglyzeridwerte senken kann, was Schutz vor Herzinfarkt und Schlaganfall bedeutet. Noch besser ist, dass Guggul nicht die unerfreulichen Nebenwirkungen konventioneller cholesterinsenkender Medikamente aufweist, zu denen Magenreizungen, Übelkeit und mögliche Leberschäden zählen. Guggul kann außerdem den Spiegel des »guten« HDL erhöhen. Nehmen Sie täglich 1 standardisierte 500-mg-Guggul-Kapsel.

Kurkuma

Manche regionale Küchen sind von Natur aus gut für das Herz. Dabei kommt mir sofort die indische Küche in den Sinn, bei der viele Gerichte mit Currypulver gewürzt werden, einer Kombination fettverbrennender, antioxidantischer Kräuter, die die Arterien sauber halten. Kurkuma ist das Gewürz, das dem Curry seine typische gelbe Farbe verleiht. Kurkuma senkt den Cholesterinspiegel, indem es die Galleproduktion in der Leber anregt, die dann überschüssiges Cholesterin abbaut. Außerdem besitzt es eine natürliche blutverdünnende Wirkung, wodurch der Bildung von Herzinfarkte und Schlaganfälle auslösenden Blutgerinnseln vorgebeugt wird. Kurkuma ist in Kapselform erhältlich. Nehmen Sie täglich ein bis drei Kapseln.

Sojabohne

Japan ist das Land auf der Welt, wo die wenigsten Männer am Herzinfarkt sterben, und bei den Frauen ist diese Rate immerhin auch noch die zweitniedrigste. Wenn Japaner jedoch in die USA auswandern, sind sie nach kurzer Zeit genauso anfällig für Herzleiden wie die Amerikaner. Es muss also offenbar etwas geben, das die Japaner in Japan vor Herzerkrankungen schützt und das ihnen abhanden kommt, wenn sie ihr Heimatland verlassen. Kurz gesagt, es ist ihre Ernährung. Vor der Invasion durch westliche Fastfood-Ketten, die in den letzten Jahren stattfand, bestand die japanische Ernährung hauptsächlich aus Gemüse, Reis, Fisch und den verschiedenen Variationen des Soja – von Tofu über Tempeh bis Miso. Soja ist in Japan ein fester Bestandteil der täglichen Ernährung. Und die Sojabohne enthält viele Bestandteile, die vor Herzerkrankungen schützen. Erstens enthält sie natürliche Antioxidantien. Diese verhindern Schädigungen durch freie Radikale, die sonst einen Anstieg des »schlechten« Cholesterins und eine Schädigung des Herzmuskels selbst bewirken können. Zweitens hat man wissenschaftlich nachweisen können, dass Sojaeiweiß bei Tieren und Menschen den Cholesterinspiegel senkt. Drittens blockiert der Soja-Inhaltsstoff Genistein ein Enzym, das das Wachstum und die Wanderung von Zellen fördert und so zur Bildung von Ablagerungen in den Arterien beiträgt. Es ist leicht, Soja in die tägliche Ernährung aufzunehmen. Denjenigen, die nicht regelmäßig Soja essen können, empfehle ich, Soja-Isoflavone als Nahrungsergänzung einzunehmen oder täglich ein Sojamilchgetränk zu trinken.

Typ-II-Diabetes oder Insulinresistenz

Die Bezeichnung *Diabetes* meint eine Gruppe von biochemischen Störungen, die es dem Körper erschweren, Zucker und Stärke zu verarbeiten, die so genannten Kohlenhydrate. Am häufigsten sind die Diabetes Typ I und Typ II. Die Typ-I-Diabetes oder jugendliche Diabetes tritt in der Jugend auf und beruht auf der Unfähigkeit der Bauchspeicheldrüse, genug Insulin zu produzieren, jenes Hormon, das Glukose oder Zucker so aufspaltet, dass er vom Körper verwertet werden kann. Die Typ-II- oder Altersdiabetes wird nicht durch mangelnde Insulinproduktion hervorgerufen, sondern durch eine Insulinresistenz von Körperzellen. In beiden Fällen entsteht ein erhöhter Blutzuckerspiegel, der allmählich die Proteine im Körper zerstört, was zu einer ernsten Schädigung von Geweben und Organen führt. Bei fortschreitender Erkrankung kann es zu Nerven- und Nierenschäden, Herzerkrankungen und Erblindung kommen.

Die Typ-II-Diabetes hat in der westlichen Welt geradezu epidemische Ausmaße angenommen. In Deutschland leiden an ihr etwa 4,5 Millionen Menschen. Man schätzt, dass bei jedem vierten Erwachsenen eine genetische Prädisposition für diese Krankheit besteht. Da die Typ-II-Diabetes sich erst spät im Leben entwickelt und die Baby-Boomer-Generation nun ihr fünftes und sechstes Lebensjahrzehnt erreicht, wird die Zahl der Diabetiker exponentiell ansteigen. Bei Siebzigjährigen liegt die Wahrscheinlichkeit, an Diabetes zu erkranken, zwanzigmal höher als bei Fünfzigjährigen. Diabetes ist aber durchaus vermeidbar. Die Lebensweise und die Ernährung spielen bei ihrer Entstehung eine große Rolle. Übergewicht und eine vorwiegend sit-

zende Lebensweise sind wesentliche Risikofaktoren. Bei Übergewichtigen können schon eine Gewichtsabnahme und mehr Bewegung das Erkrankungsrisiko drastisch verringern. Da Zucker die Bildung schädlicher freier Radikaler fördert, kann eine Ernährung, die
reich an Antioxidantien ist, zusammen mit den entsprechenden Nahrungsergänzungsmitteln der Diabetes vorbeugen. Wenn Sie viel frisches Obst und Gemüse verzehren, industriell verarbeitete und stark
gezuckerte Nahrungsmittel meiden und pro Woche zweimal fettreichen Meeresfisch essen, senken Sie damit Ihr Risiko drastisch. Hül-
senfrüchte (Soja, Linsen, Bohnen und dergleichen), die vom Körper
nur langsam verdaut werden, sind eine gute Wahl, da sie plötzlichen
Zuckerüberschüssen vorbeugen, die andernfalls den körperlichen
Stoffwechsel überstrapazieren können. Und meiden Sie Limonade
und andere stark gezuckerten Getränke. Eine kürzlich veröffentlichte
Studie belegt, dass das Risiko für die Entwicklung einer Insulinresistenz
bei den Frauen am höchsten liegt, die viele gesüßte Erfrischungsgetränke zu sich nehmen. Und wie jeder gesundheitsbewusste Mensch
weiß, hat auch das Rauchen einen schädlichen Einfluss. Bei Diabetikern erhöht es das Risiko für Nervenschädigungen. Zusätzlich rate
ich, täglich 400 IE Vitamin E (als Trocken-Succinat) einzunehmen.
Nehmen Sie außerdem bis zu 3 200-µg-Kapseln Chrom-Picolinat,
500 mg Magnesium und 50 mg Lipoinsäure. Die folgenden pflanzlichen Mittel können ebenfalls helfen, den Blutzuckerspiegel zu regulieren. (Wenn Sie sich wegen Diabetes in ärztlicher Behandlung
befinden oder Medikamente einnehmen, sollten Sie die Einnahme
zusätzlicher pflanzlicher Mittel oder etwaige Ernährungsumstellungen
unbedingt mit Ihrem Arzt absprechen.)

Leinsamenöl

Eine Studie aus den Niederlanden belegt, dass die Glukose-Intoleranz,
eine Vorstufe der Diabetes, seltener bei denjenigen Menschen auftritt,
die Fisch essen. Bereits eine kleine Menge Fisch pro Tag (knapp

30 Gramm) genügt, um das Risiko deutlich zu senken. Fisch enthält Omega-3-Fettsäuren, die außerdem reichlich im Leinsamenöl vorkommen. Nehmen Sie täglich zwei 1000-mg-Kaspeln oder zwei Esslöffel Leinsamenöl ein. Das Öl im Kühlschrank lagern.

Curry

Bei Currypulver handelt es sich um eine Gewürzmischung, die reich an Chrom ist, einem Mineral, das den Blutzuckerspiegel regulieren hilft. Curry ist außerdem sehr wohlschmeckend und ein wunderbarer Beitrag zur gesunden Ernährung. Es passt ausgezeichnet zu Huhn, Gemüse und Fisch.

Gymnema sylvestre

Ayurvedische Ärzte benutzen diese Pflanze zur Behandlung der Diabetes. Sie ist als »Zucker-Killer« bekannt und soll außerdem den Appetit auf Süßigkeiten reduzieren. Nehmen Sie täglich zwei 200-mg-Kapseln ein.

Balsambirne

Sie wird in der traditionellen chinesischen ebenso wie in der indischen Medizin eingesetzt. Studien belegen, dass die Balsambirne bei Typ-II-Diabetes helfen kann, den Blutzuckerspiegel zu normalisieren. Nehmen Sie jeweils ½ Stunden vor den Mahlzeiten eine 500-mg-Kapsel.

Knoblauch

In Tierversuchen konnte nachgewiesen werden, dass bestimmte Inhaltsstoffe des Knoblauchs zu einer Senkung des Blutzuckerspiegels beitragen können. Da frischer Knoblauch sehr gut schmeckt, empfehle ich, ihn oft zum Würzen zu verwenden. Doch es sind auch Knoblauchkapseln erhältlich. Nehmen Sie täglich eine geruchsfreie 200-mg-Kapsel gereiften Knoblauchs.

Gutes Sehen im Alter

Kaum etwas kann uns im Alter so stark beeinträchtigen wie das Nachlassen der Sehkraft. Zwei Augenleiden sind unter alten Menschen besonders verbreitet: Katarakt (Grauer Star) und Makula-Degeneration. Beim Grauen Star kommt es zu einer Trübung der Augenlinse, wodurch der Lichteinfall in die Pupille behindert und die Sicht unscharf und verschwommen wird. Grauer Star entsteht durch die ständige Einwirkung des Sonnenlichts. Sie lässt freie Radikale entstehen, die gesundes Gewebe zerstören können. Der Graue Star ist so verbreitet, dass Sie ihn, wenn Sie nur lange genug leben, vermutlich auch bekommen werden! Unbehandelt kann er zur Erblindung führen.

Die Makula-Degeneration, bei Menschen über sechzig die häufigste Ursache für einen unheilbaren Verlust der Sehkraft, wird ebenfalls durch freie Radikale verschlimmert, wenn nicht gar verursacht. Bei der Makula handelt es sich um eine kleine Mulde auf der Netzhaut, die für das scharfe Sehen zuständig ist. Schäden an der Makula können unsere Sehkraft erheblich beeinträchtigen und Aktivitäten wie Lesen, Schreiben und Autofahren sehr erschweren oder gar unmöglich machen.

Eine gesunde Lebensweise kann helfen, unsere Sehkraft auch im Alter zu bewahren. Bei Rauchern liegt das Risiko sowohl für Grauen

Star als auch für Makula-Degeneration deutlich höher, also lautet auch hier wieder einmal die klare Botschaft: Schluss mit dem Rauchen! Der reichliche Verzehr von Obst und Gemüse, die gute Antioxidantienquellen sind, kann ebenfalls das Risiko nachlassender Sehkraft deutlich senken. Die Vitamine C und E aus der Nahrung und aus Nahrungsergänzungsmitteln sind gleichermaßen hilfreich. Eine fettreiche Ernährung, die zu verstopften Arterien und verschlechterter Blutversorgung der Augen führt, kann das Risiko für eine Makula-Degeneration deutlich heraufsetzen. Außerdem rate ich dazu, bei intensiver Sonneneinstrahlung eine Sonnenbrille zu tragen, die sowohl UVA- als auch UVB-Strahlen abblockt. Die folgenden Pflanzen können ebenfalls helfen, Ihre Sehkraft zu erhalten:

Ringelblume

Die Ringelblume enthält viel Lutein, ein Karotinoid, das nicht nur in gelben Früchten und Gemüsen vorkommt, sondern auch in hoher Konzentration in der Makula des Auges vorhanden ist. Wissenschaftler vermuten, das es dort als Schutz vor freien Radikalen dient. Ringelblume oder aus Ringelblume gewonnener Lutein-Extrakt ist in zahlreichen Pflanzenpräparaten für die Augengesundheit enthalten. Oft wird es mit Zeathanthin kombiniert, einem anderen in der Makula vorhandenen Karotinoid. Es konnte wissenschaftlich nachgewiesen werden, dass Menschen, die sich lutein- und zeathanthinreich ernähren, deutlich seltener an Makula-Degeneration erkranken.

Blaubeere

Blaubeeren enthalten Anthocyaniside, Antioxidantien, die die Mikrodurchblutung im Auge fördern. Anthocyaniside fördern außerdem die Bildung des Netzhautpigmentes, das dem Auge hilft, sich an unterschiedliche Lichtverhältnisse anzupassen. Nehmen Sie täglich drei 500-mg-Kapseln ein.

Amalaki

Diese sehr Vitamin-C-haltige Pflanze wird bei Sehschwäche verordnet. Der hohe Vitamin-C-Gehalt wirkt gegen freie Radikale, bevor sie die Linse und Makula des Auges zerstören können. Es gibt ayurvedische Präparate gegen Altersbeschwerden, die Amalaki enthalten.

Starker Körper, starke Knochen

Etwa die Hälfte aller Männer und Frauen über fünfzig entwickeln Osteoporose, ein Leiden, bei dem die Knochen dünner und schwächer werden, sodass es leichter zu Knochenbrüchen kommt. Osteoporose ist eine typische Alterskrankheit. In der Jugend bildet sich die Knochensubstanz rasch neu, doch wenn wir alt werden, schwindet mehr Knochensubstanz als ersetzt werden kann.

Rauchen und starkes Trinken (mehr als zwei alkoholische Getränke pro Tag) können den Knochenverfall beschleunigen. Eine Ernährung mit einem hohen Anteil gesättigter Fette, Limonade und Koffein kann dem Körper wichtige Mineralien entziehen, unter anderem Magnesium und Kalzium, die für die Neubildung von Knochensubstanz wesentlich sind. Andererseits können wir unsere Knochen durch eine Ernährung schützen, die reich an fettarmen Milchprodukten, Soja, Obst und Gemüse ist, ergänzt durch regelmäßiges Belastungstraining (Spazierengehen, Hantelübungen, Tennis und sanftes Aerobic). Zusätzlich zu den Pflanzenmitteln, die ich hier empfehle, sollten Sie täglich 1500 mg Kalzium einnehmen, kombiniert mit 400 IE Vitamin D und 500 mg Magnesium.

Soja-Isoflavone

Ein Abbau wichtiger Hormone, etwa des Östrogens, gilt als wichtige Ursache für die mangelnde Regenerationsfähigkeit der Knochen bei älteren Menschen. Neue Forschungen deuten darauf hin, dass die Isoflavone – östrogenähnliche Inhaltsstoffe des Soja – für eine bessere Kalziumaufnahme im Körper sorgen und so dem Knochenabbau entgegenwirken.

Ich selbst nehme, um Knochenabbau vorzubeugen, eine Kombinationstablette, die Soja-Isoflavone, Kalzium, Magnesium, Vitamin D und ein weiteres Mineral, Boron, enthält. Wenn Sie pflanzliche Präparate zur Vorbeugung gegen Osteoporose einnehmen möchten, sollten diese Soja-Isoflavone enthalten.

Traubenkern- und Grüntee-Extrakt

Traubenkerne und grüner Tee enthalten Flavonoide, die für den Erhalt des *Kollagens* bedeutsam sind, eines wichtigen Bestandteils der Knochen. Ich verwende ein Kombinationspräparat, aber Sie können die Extrakte natürlich auch einzeln einnehmen. Grüner Tee ist in Teebeuteln oder Tablettenform erhältlich. Traubenkernextrakt wird als Kapsel und als Tablette angeboten. (Eine Kapsel Grüntee-Extrakt entspricht 1 ½ Tassen grüner Tee.) Nehmen Sie 2-mal täglich 100 mg Traubenkernextrakt ein.

Leinsamenöl

Die Omega-3-Fettsäuren im Leinsamenöl wirken sich positiv auf den Kalziumhaushalt aus, der für starke Knochen von entscheidender Bedeutung ist. Überzeugt Sie das? Falls Sie noch kein Leinsamenöl nehmen, sollten Sie es von nun an unbedingt tun!

Sexuelle Verjüngungskuren

Ich habe es schon oft gesagt und wiederhole es auch an dieser Stelle: Den Körper stark und gesund zu erhalten ist der beste Weg, sich auch im Alter einer erfüllten Sexualität zu erfreuen. Alle Nahrungsergänzungsmittel, die ich Ihnen in in diesem Kapitel empfehle, tragen zum Erhalt einer guten Gesundheit bei, die der Schlüssel zu einem glücklichen, erfüllten Leben ist. Krankheitsbedingte Erschöpfung, ein schmerzgeplagter Körper und ein depressiver Geist tragen nicht zu einem aktiven Sexleben bei. Ungesunde Gewohnheiten wie Rauchen, schlechte Ernährung und Bewegungsmangel können einer befriedigenden sexuellen Beziehung im Wege stehen. Achten Sie darauf, sich vital und gesund zu erhalten, dann wird eine erfüllte Sexualität die natürliche Folge sein. Offen gesagt, bin ich bezüglich pflanzlicher Mittel, denen eine sexuell stimulierende Wirkung nachgesagt wird, ziemlich skeptisch – es gibt kaum Studien, die solche Behauptungen eindeutig belegen. Aber wenn Sie wollen, können Sie die folgenden Mittel ausprobieren:

Hafer

Dem Hafer sagt man nach, dass er die Libido sowohl bei Männern als auch bei Frauen anregen könne. Probieren Sie also aus, ob es bei Ihnen funktioniert. Nehmen Sie täglich 1 bis 3 Kapseln des Extraktes.

Guarana

Diese südamerikanische Pflanze steht in dem Ruf, sexuell stimulierend zu wirken, wobei ich allerdings nicht recht weiß, warum. Sie ist, ähnlich wie die Kaffeebohne, eine Koffeinquelle. Also lässt sich der Ruf vielleicht damit erklären, dass Guarana Sie davor bewahrt, in einer romantischen Nacht vorzeitig einzunicken. Beachten Sie, dass Guarana, wie starker Kaffee, stimulierend wirkt und Schlafstörungen hervorrufen kann. Nehmen Sie maximal drei 500-mg-Kapseln täglich.

Damiana

Diese Pflanze wird in Mittelamerika als Aphrodisiakum gepriesen. Naturheiler verordnen sie Männern, die an Harnwegsinfekten leiden. Damiana soll bei Männern und Frauen als mildes Stimulans wirken. Nehmen Sie bis zu 3-mal täglich eine 60-mg-Kapsel.

Ginkgo biloba

Ähnlich wie Viagra kann Ginkgo die Durchblutung der Geschlechtsorgane bei Männern und Frauen verbessern. Studien belegen, dass Ginkgo bei Männern die sexuelle Leistung steigert. Während aber Viagra praktisch sofort wirkt, kann es bei Ginkgo mehrere Wochen dauern, bis sich ein Effekt bemerkbar macht. Das Warten lohnt aber durchaus – Ginkgo hat nämlich keine schädlichen Nebenwirkungen! Nehmen Sie täglich zwei 60-mg-Tabletten.

Die Abwehrkräfte stärken

Was das Altern angeht, richten wir unsere Aufmerksamkeit vor allem auf die äußerlich sichtbaren Veränderungen, auf Falten und grau werdendes Haar. Dabei lassen wir außer Acht, dass einige der besonders tiefgreifenden Veränderungen leise und schleichend innerhalb des Körpers stattfinden. So ist etwa die Auswirkung des Alterungsprozesses auf das Immunsystem ein sehr wesentlicher Faktor. Wenn wir altern, finden dort Veränderungen statt, die sich höchst negativ auf unsere Gesundheit auswirken können. Unsere T-Abwehrzellen büßen an Stärke ein, was uns anfälliger für Infektionen macht. Eine Erkältung, die wir in der Jugend leicht abschütteln konnten, setzt uns, wenn wir die Sechzig überschritten haben, deutlich stärker zu und kann weit ernstere Folgen nach sich ziehen. Deshalb werden ab sechzig routinemäßige Grippeimpfungen dringend empfohlen. Unsere krebsbekämpfenden NK (Natürliche Killer)-Zellen werden träge, sodass Krebsgeschwüre leichter entstehen können. Aus diesem Grund nimmt das Krebsrisiko mit fortschreitendem Alter immer mehr zu. Während unser Immunsystem also äußeren Attacken weniger entgegenzusetzen hat, beginnt es oft gleichzeitig aus bislang noch nicht völlig geklärten Gründen, unser eigenes »freundliches« Körpergewebe anzugreifen, was zu Autoimmunkrankheiten wie Arthritis deformans führt. Die allgemeine Schwächung der Immunfunktionen wird als Immunseneszenz bezeichnet.

Immunseneszenz ist keineswegs unvermeidlich: Wir können viel tun, um uns bis ins Alter ein starkes, funktionstüchtiges Immunsystem zu bewahren. Ernährung und Lebensweise spielen hierbei eine wesentliche Rolle. Ein Mangel an wichtigen Nährstoffen wie den antioxidantisch wirkenden Vitaminen C und E, Selen, Zink und Vitamin B 6 kann die körperlichen Abwehrkräfte älterer Menschen schwächen. Oft fällt es schwer, genug Nährstoffe allein aus der Nahrung zu beziehen, weswegen ich es so wichtig finde, geeignete Nahrungsergänzungsmittel zu nehmen. Auch Schlafmangel kann die Aktivität wichtiger Immunzellen beeinträchtigen. Sanftes körperliches Training wirkt stimulierend auf das Immunsystem. Übertreibungen sollte man dabei aber vermeiden, denn ein zu ehrgeiziges Sportprogramm, bei dem man sich hinterher völlig erschöpft fühlt, schwächt die Immunabwehr.

Manche Heilkräuter wie Holunder, Mutterkraut und Echinacea sind ausgezeichnete Immunstimulanzien, wirken aber am besten bei einer akuten Erkrankung. Hier sind zwei pflanzliche Mittel, die Sie vorbeugend einnehmen können, um Ihr Immunsystem zu stärken:

Kiefernrindenextrakt

Zusätzlich zu seinen anderen wunderbaren Wirkungen kann Kiefern-rindenextrakt Ihr Immunsystem auf Trab bringen. Es ist reich an Fla-vonoiden und fördert die Wirksamkeit eines anderen für die Immun-abwehr wichtigen Antioxidans, des Vitamin C. Bei Tierversuchen zeigte sich, dass Kiefernrindenextrakt in Mäusen die Immunkräfte gegen ein HIV-artiges Virus und Alkoholismus stärkte, die bei beiden Krankheiten normalerweise stark geschwächt sind. Kiefernrinden-extrakt aktiviert außerdem jene natürlichen Killerzellen, die Krebs bekämpfen. Im Gegensatz zu anderen abwehrstärkenden Pflanzen-arzneien wie Echinacea, die nur während akuter Erkrankungen ein-genommen werden sollten, eignet sich Kiefernrindenextrakt unbe-denklich für eine regelmäßige tägliche Einnahme. Die empfohlene Dosis liegt bei zwei 30-mg-Kapseln täglich.

Berberitze

Lange vor der Entdeckung von Impfungen und Antibiotika benutzten die Ärzte im alten Ägypten die Berberitze, um der Ausbreitung von Seuchen vorzubeugen. Heute noch wird sie von ayurvedischen Hei-lern bei Magen-Darm-Beschwerden angewendet. Die Berberitze ent-hält Berberin, dem eine stimulierende Wirkung auf die Makrophagen zugeschrieben wird, jene weißen Blutkörperchen, deren Aufgabe es ist, Bakterien, Viren und andere fremde Eindringlinge unschädlich zu machen. Die Berberitze ist außerdem Krebsmitteln beigemischt wor-den, etwa der »Hoxsey-Formula«, die außerdem noch Roten Klee und andere Kräuter enthielt. Die eklektischen Ärzte des neunzehnten Jahrhunderts verordneten Berberitze gegen Syphilis. Berberitze soll-te nicht während Schwangerschaft und Stillzeit angewendet werden. Sie ist in vielen Pflanzenpräparaten zur Stärkung des Immunsystems enthalten, zusammen mit anderen pflanzlichen Immunstimulanzien wie Osha und Astragalus.

Pflanzliche Krebsbekämpfer

Auch wenn wir ihn nicht als Teil des Alterungsprozesses an sich betrachten, so ist Krebs doch in hohem Maße eine Alterskrankheit. Das Krebsrisiko steigt im Alter drastisch an. Tatsächlich ist damit zu rechnen, dass Krebs in der westlichen Welt den Herzinfarkt bald vom ersten Platz der Todesstatistik verdrängen wird. Ich möchte nicht den Eindruck erwecken, Krebs sei unvermeidlich; das ist er gewiss nicht.

Vielleicht überrascht es Sie zu erfahren, dass nach Schätzung des National Cancer Institute der USA mindestens die Hälfte aller Krebsfälle auf Umweltfaktoren wie Rauchen, starken Alkoholkonsum, schlechte Ernährung und Bewegungsmangel zurückzuführen ist. Mit anderen Worten, Sie können Ihr Krebsrisiko drastisch senken, indem Sie positive Veränderungen in Ihrem Leben vornehmen. Vieles von dem, was Sie tun sollten, um Herzerkrankungen vorzubeugen, kann auch helfen, Sie vor Krebs zu bewahren.

Wenn Sie viel frisches Obst und Gemüse essen, nicht zu viele gesättigte Fette zu sich nehmen und für regelmäßige körperliche Bewegung sorgen, tun Sie damit nicht nur Ihrem Herzen Gutes, sondern vergrößern auch die Chance auf ein krebsfreies Leben erheblich. Nicht zu rauchen und den Alkoholkonsum auf ein bis zwei Gläser pro Tag zu beschränken ist ein weiterer wichtiger Schritt für die Gesundheit. Die »guten« Fette – Omega-3-Fettsäuren –, die ich bereits für die Herzgesundheit empfohlen habe, eignen sich auch ausgezeichnet zur Krebsvorbeugung. Natürlich gibt es keinen garantierten Schutz gegen diese Krankheit. Auch die Gene und andere noch unbekannte Faktoren können eine Rolle spielen, aber es leuchtet ein, dass das Risiko deutlich niedriger ist, wenn Sie Ihren Körper stark und vital erhalten. Nachfolgend nenne ich einige pflanzliche Helfer, mit denen Sie meines Erachtens das Schicksal ebenfalls zu Ihren Gunsten beeinflussen können.

Brokkolisprossen

Brokkolisprossen enthalten mehr Krebs hemmende Substanzen als voll ausgereifter Brokkoli. Sie schmecken gut im Salat oder als Snack zwischendurch. Wie viele von Ihnen wissen, enthält Brokkoli mehrere Krebs hemmende Bestandteile, darunter die Indole, die Karzinogene im Körper deaktivieren können. Indole können außerdem die Wirkung des Östrogens abschwächen, das das Wachstum verschiedener bösartiger Tumore stimulieren kann. Brokkoli enthält auch noch andere wichtige Phytochemikalien, die Sulforaphane, die die körpereigene Produktion krebsabwehrender Enzyme stimulieren. Daher ist es ein wichtiger Schritt, Brokkolisprossen zum Bestandteil der täglichen Ernährung zu machen.

Grüner Tee

Zahlreiche Studien belegen, dass grüner Tee – wie ihn die Japaner bevorzugen – gegen viele Krebsarten schützt, darunter Darm-, Lungen-, Speiseröhren-, Bauchspeicheldrüsen- und Hautkrebs. Einer kürzlich veröffentlichten Studie zufolge liegt das Krebsrisiko bei japanischen Frauen, die regelmäßig grünen Tee trinken, deutlich niedriger als bei jenen, die dies nicht tun. Der grüne Tee enthält Polyphenole, die einigen Studien zufolge noch wirksamere Antioxidantien sein sollen als Vitamin C und E. Sie können grünen Tee trinken oder das Extrakt einnehmen. Trinken Sie ihn im Sommer eisgekühlt anstelle von Cola oder Limonade! Meiden Sie aber die industriell hergestellten gezuckerten teehaltigen Erfrischungsgetränke. In ihnen ist vermutlich zu wenig grüner Tee enthalten, um eine positive Wirkung zu entfalten.

Knoblauch

Seit Hippokrates steht Knoblauch wegen seiner Krebs hemmenden Eigenschaften in hohem Ansehen. Inzwischen hat die Wissenschaft Belege für diese Ansicht der alten Heiler gefunden. Eine kürzlich in China durchgeführte Studie zeigt, dass Menschen, die viel Knoblauch und andere Gemüse aus der Lauchfamilie verzehren, etwa Zwiebeln und Schnittlauch, ein geringeres Risiko haben, an Magenkrebs zu erkranken. Knoblauch hemmt offenbar die Bildung krebserregender Nitrosamine, die entstehen, wenn bestimmte Chemikalien in Nahrungsmitteln von den Verdauungssäften aufgespalten werden. Wissenschaftler am Memorial Sloan Kettering Cancer Center in New York fanden heraus, dass gereifter Knoblauch im Reagenzglas das Wachstum von Prostatakrebszellen dramatisch reduzieren kann. Ich versuche, so viel frischen Knoblauch wie möglich zu essen, und nehme ihn außerdem als Nahrungsergänzung ein. Ich empfehle, täglich eine 500-mg-Kapsel rohen, gereiften, geruchsfreien Knoblauch einzunehmen. Wenn Sie Ihr Essen gerne mit Knoblauch würzen, den Knoblauchatem aber nicht mögen, können Sie nach dem Essen den Geruch mildern, indem Sie einen Zweig Petersilie kauen.

Soja

Seit 1995 *Earl Mindell's Soy Miracle* veröffentlicht wurde, befinde ich mich auf einem Ein-Mann-Kreuzzug mit dem Ziel, die Amerikaner dazu zu bringen, mehr Soja zu essen. Warum trete ich so leidenschaftlich für Soja ein? Eine wissenschaftliche Studie nach der anderen belegt, dass viele Krebserkrankungen in asiatischen Ländern, wo Soja fester Bestandteil der täglichen Ernährung ist, deutlich seltener vorkommen als im Westen. Wenn Sie in Europa oder Nordamerika leben, ist Ihr Risiko, an Brustkrebs oder Prostatakrebs zu sterben, zehn- bis zwanzigfach höher als bei Menschen in Asien! Soja enthält ein ganzes Arsenal Krebs hemmender Substanzen, von denen viele gegen die Wirkung bestimmter starker Hormone schützen. Ich habe Tofu, Miso-Suppe, Tempeh, vegetarische Soja-Burger und Sojamilch in meinen täglichen Speiseplan aufgenommen. Wenn Sie nicht genug Soja-Lebensmittel essen, können Sie stattdessen Soja-Isoflavone als Nahrungsergänzung einnehmen. Oder Sie trinken täglich einen Soja-milch-Shake. (Bei den Nahrungsergänzungsmitteln sollten Sie darauf achten, dass sie auch die wichtigen Phytochemikalien Daidzein und Genistein enthalten.)

Asiatische Pilze (Reishi, Maitake, Shiitake)

Diese Pilze schmecken nicht nur ausgezeichnet, sondern enthalten außerdem starke Krebsbekämpfer. Vor allem können Sie dem Körper durch eine Stärkung des Immunsystems helfen, Krebszellen zu zer-stören. In Japan setzt man aus diesen Pilzen gewonnene Substanzen zur Krebsbehandlung ein. Pilzextrakte sind als Kapseln oder Tablet-ten erhältlich, aber ich empfehle Ihnen, diese wunderbaren Lebens-mittel in Ihren Speiseplan aufzunehmen. Sie eignen sich hervor-ragend für Suppen, Pasta und als Beilage für Soja-Burger. Wenn Sie sich eine köstliche, krebsbekämpfende Delikatesse gönnen möchten, versuchen Sie einmal eine Pastasauce mit gegrillten Shiitake-Pilzen und sautiertem Brokkoli in Knoblauch und Olivenöl. Ich versichere Ihnen, Sie werden Sahne und Käse dabei kein bisschen vermissen!

9. KAPITEL **Gut aussehen**

Ganz gleich, ob Sie ein Mann oder eine Frau sind – gut aussehen können Sie nur, wenn Sie sich auch gut fühlen. Bevor Sie dieses Kapitel lesen, muss ich Sie allerdings warnen: Es gibt kein Mittel auf Erden, mit dem Sie die Folgen einer ungesunden Lebensweise maskieren könnten.

Die Resultate eines Lebens voller Tabakkonsum, Alkohol, ungesundem Essen und Bewegungsmangel lassen sich nicht unter Make-up verstecken oder mit einem Schwamm abwaschen.

Gesunde Ernährung, die richtigen Vitamine, regelmäßige Körperertüchtigung und genug Schlaf sind die wichtigsten Voraussetzungen für gutes Aussehen.

Für eine gesunde Haut ist es unerlässlich, täglich acht Gläser sauberen, gefilterten Wassers zu trinken.

Wenn Sie diese Lebensregeln befolgen, können pflanzliche Produkte Ihnen dabei helfen, Ihre Schönheit optimal zur Geltung zu bringen.

Pflanzliche Körperpflegeprodukte finden sich in Ladenketten wie *The Body Shop* oder *Spinnrad* ebenso wie im Bioladen, im Reformhaus oder in Drogerien.

Praktisch alle pflanzlichen Pflegemittel für Haut und Haar gibt es in fertig abgepackter Form.

Es kann aber auch viel Spaß machen, pflanzliche Kosmetika selbst herzustellen. Zumal Ihnen das Gelegenheit gibt, sie genau auf Ihre speziellen Bedürfnisse abzustimmen.

Pflanzen für eine gesunde Haut

Mit antioxidantischen Heilpflanzen der Hautalterung vorbeugen

Die meisten der verbreiteten Hautprobleme – von Krähenfüßen über Falten bis hin zum Krebs – werden durch über die Jahre kumulative Effekte der UVA- und UVB-Strahlung der Sonne verursacht. Beide Arten von UV-Strahlen stimulieren die Bildung freier Radikaler, die sowohl die äußeren als auch die inneren Schichten der Haut in Mitleidenschaft ziehen. Das führt nicht nur zu müder, alt aussehender Haut, sondern erhöht auch das Risiko, Hautkrebs zu entwickeln. Antioxidantische Cremes und Gels können dazu beitragen, die Haut vor Schäden durch freie Radikale zu schützen. In Zusammenwirkung mit Vitamin C regen sie außerdem die Bildung von Kollagen an, aus dem sich die stützende Gewebeschicht unter der äußeren Haut aufbaut. Pflanzliche Hautpflegeprodukte auf der Basis von Kiefernrinde, Traubenkernen und grünem Tee lassen die Haut nicht nur jugendlicher aussehen, sondern bieten möglicherweise sogar einen Schutz vor Krebs. Um der Haut zusätzlich schützende Antioxidantien zuzuführen, wählen Sie Hautpflegeprodukte, die Vitamin C und E in hoch wirksamer Form enthalten.

Hilfe bei trockener, juckender Haut

Menschen mit trockener Haut sollten aggressive Seifen und Gesichtsreiniger meiden, da sie der Haut zusätzlich schützendes Öl entziehen. Verwenden Sie rückfettende, nicht mit Aromastoffen versetzte Seifen mit natürlichen Inhaltsstoffen wie Kakaobutter, Aloe, Jojoba-Öl und Weizenkeimöl. Kamille ist ein ausgezeichneter Hautreiniger, der die Haut nicht austrocknet. Verwenden Sie nach dem Duschen oder

Baden stets eine Feuchtigkeitscreme, um zu verhindern, dass die Haut austrocknet und spannt. Aloe- und Jojoba-Produkte sind hier eine gute Wahl. Während der kalten Jahreszeit sollten Sie die Haut 2-mal täglich mit einem Feuchtigkeitsspender einreiben. Und sorgen Sie außerdem für eine Befeuchtung von innen nach außen: Die tägliche Einnahme von Leinsamenöl als Nahrungsergänzung kann helfen, die natürliche schützende Talgproduktion der Haut wieder anzuregen.

Gereizte Haut

Kamille wirkt beruhigend auf empfindliche Haut. Calendula (aus der Ringelblume) hilft ebenfalls sehr gut bei leichten Hautreizungen.

Rissige Hände

Viele Menschen leiden, besonders im Winter, unter rissigen, aufgesprungenen Händen. Um Reizungen zu vermeiden, sollten Sie beim Geschirrspülen und anderen Haushaltsarbeiten baumwollgefütterte Gummihandschuhe tragen. Zusätzlich hilft eine selbstgemachte Handcreme – von der Sorte, mit der Ihre Großmutter ihre Hände seidig weich hielt: Mischen Sie ½ Tasse Rosenwasser mit 1 Tasse Glyzerin. In einem Glas- oder Plastikgefäß aufbewahren und bei Bedarf die Hände damit einreiben.

Hausgemachtes Gesichtsdampfbad

Mit ein paar Mark können Sie sich die Kräuter für ein Gesichtsdampfbad kaufen, für das Sie in einer Schönheitsfarm viel Geld ausgeben müssten. Es ist einfach, sehr entspannend und eine großartige Methode, verstopften Poren eine Tiefenreinigung zu gönnen. Bringen Sie einen Liter Wasser zum Kochen. Rühren Sie 2 Esslöffel Schafgarbe, 2 Esslöffel Lavendel, 1 Esslöffel Pfefferminze und 1 Esslöffel Fenchelsaat hinein. (Jede dieser Zutaten kann auch durch Beinwellwurzel, Kamille oder Orangenblüten ersetzt werden.) Stellen Sie den Topf in ein Waschbecken oder auf einen Tisch. Halten Sie Ihr Gesicht über den Topf und hängen Sie sich ein Handtuch über den Kopf. Schließen Sie die Augen. Lassen Sie den warmen Dampf in die Poren Ihrer Gesichtshaut eindringen. Atmen Sie dabei tief und entspannt. Trocknen Sie Ihr Gesicht nach fünf Minuten behutsam ab. Feuchtigkeitscreme auftragen. Danach wird ein gesundes Leuchten von Ihrer Haut ausgehen.

Gesichtspeeling

Obwohl viele verschiedene Sorten von Gesichtspeelings auf dem Markt sind, tun sie doch alle im Wesentlichen das Gleiche: Sie reinigen die Haut, indem sie Schmutz, überschüssiges Fett und abgestorbene Hautzellen entfernen. Da die meisten Peelings eine leicht aggressive Wirkung haben, können sie empfindliche Haut reizen. Generell sollten sie nicht öfter als 2- bis 3-mal pro Woche benutzt werden (bei trockener Haut sogar noch seltener). Es gibt viele wundervolle pflanzliche Produkte, die so traditionelle heilkräftige Pflanzen wie Aprikose, Aloe und Mandel enthalten. Aber auch einige der exotischeren Mischungen sind einen Versuch wert. Ich habe beispielsweise kürzlich ein ganz exzellentes Gesichtspeeling ausprobiert, das aus Seetang und Kräutern hergestellt wird. Wenn Sie Geld sparen möchten, können Sie Ihr Gesichtspeeling sehr leicht selbst herstellen. Eine Hand voll getrocknetes Mandelmehl mit etwas Wasser vermischt erfüllt diesen Zweck ziemlich gut. (Achten Sie aber darauf, dass Ihnen nichts davon in die Augen gerät.) Hinterher das Gesicht gründlich waschen und Feuchtigkeitscreme auftragen.

Pflanzliche Gesichtsmaske

Eine Gesichtsmaske beseitigt die äußere Schicht abgestorbener Hautzellen und zieht vergrößerte Poren zusammen. Die Haut sieht hinterher glatter und erfrischt aus. Es sind einige sehr gute pflanzliche Produkte auf dem Markt, aber Sie können sich mit Kräutern, die Sie vermutlich ohnehin im Haus haben, leicht Ihre eigene Maske herstellen. Geben Sie 1 Teelöffel Pfefferminzblätter in einen Liter kochendes Wasser. Abseihen und das Wasser aufbewahren. Geben Sie zu den Pfefferminzblättern 1 Esslöffel getrocknetes Mandelmehl und 1 Esslöffel Hafermehl hinzu. Geben Sie ein paar Esslöffel Wasser hinzu und verrühren Sie das Ganze zu einer dicken Paste. Auf das gereinigte Gesicht auftragen. Achten Sie darauf, dass nichts in die Augen gelangt. Warten Sie, bis die Maske getrocknet ist (meistens dauert das etwa 15 Minuten). Mit einem warmen Waschlappen abwaschen. Ihr Gesicht wird sich hinterher frisch und prickelnd anfühlen. Anschließend Feuchtigkeitscreme auftragen.

Schnelle Gesichtsmaske

Eine frische Papaya zerdrücken und auf das saubere Gesicht reiben. Trocknen lassen. Mit warmem Wasser abspülen.

Tolles pflanzliches Make-up

Wenn Sie rasch etwas farbliche Auffrischung im Gesicht benötigen, mischen Sie Zaubernuss mit einem Spritzer Kamillentee. Tupfen Sie sich mit einem Wattebausch ein wenig von dieser Mischung ins Gesicht. Dadurch werden Sie nicht nur erfrischt aussehen, sondern sich auch so fühlen.

Pflanzen für schönes Haar

Kur für trockenes Haar

Alle wünschen sich starkes, glänzendes, volles Haar, doch trockenes
Haar ist oft spröde und matt. Eine warme Öl-Pflegekur kann eine
natürliche Rückfettung bewirken, wenn dem Haar durch starke Sonneneinstrahlung, heiße Luft von Fön oder Trockenhaube und Haar-
spray zu viel Fett entzogen wurde. Diese Pflegekur hilft außerdem
hervorragend gegen Schuppen. Mischen Sie 1 Tasse natives, kaltge-
presstes Olivenöl (verwenden Sie ein leichtes, nicht zu stark duften-
des Öl) mit ½ Tasse getrockneter Rosmarinblätter. Auf dem Herd in
einem kleinen Topf erwärmen. Die Mischung von der Platte nehmen
und auf eine angenehm warme Temperatur abkühlen lassen. Haare
mit dem Kamm teilen und das Öl auf Haar und trockene Kopfhaut mit
einem Wattebausch auftragen. Achten Sie darauf, dass Sie wirklich
die ganze Kopfhaut damit betupfen. Haare mit einer Duschhaube
abdecken und darüber aus einem dünnen Handtuch einen Turban
wickeln. Lassen Sie das Öl 30 Minuten einziehen. Anschließend mit
einem milden pflanzlichen Shampoo gründlich auswaschen. Sie werden mehrmals einseifen und abspülen müssen, bis das Öl vollständig entfernt ist. Verwenden Sie keine zusätzlichen Haarpflegemittel –
Sie werden sie nicht benötigen. Führen Sie diese Kur einmal im
Monat durch. Ihr Haar wird dadurch glänzender und geschmeidiger
werden.

Rasche Spülung für trockenes Haar

Brühen Sie 2 Tassen Eibischtee auf. Abkühlen lassen. Nach der Haarwäsche die Haare damit spülen.

Pflegekur für fettiges Haar

Überaktive Talgdrüsen machen das Haar fettig und strähnig. Der Ackerschachtelhalm (auch Zinnkraut oder Silica genannt) ist hier das Kraut der Wahl, um übermässige Talgproduktion zu normalisieren und strähnigem, störrischem Haar neues Leben einzuflößen. Es gibt im Reformhaus mehrere kommerzielle Haarpflegemittel, die Ackerschachtelhalm beziehungsweise Silica enthalten.

Spülung für blonde Strähnen

Schon die alten Römern benutzten Kamille, um bei hellem Haar einen schönen Goldglanz zu erzeugen. Eine ausgezeichnete Blondierungsspülung erhalten Sie, wenn Sie 2 Esslöffel getrocknete Kamille in einen knappen halben Liter heißes Wasser geben. Eine halbe Stunde auf kleiner Flamme köcheln lassen. Geben Sie dann den Saft einer kleinen Zitrone hinzu. Nachdem Sie Ihr Haar mit Shampoo gewaschen haben, beugen Sie sich über das Waschbecken und gießen sich die Pflanzenmixtur langsam ins Haar. Achten Sie darauf, dass die Spülung sich auf dem ganzen Kopf gleichmäßig verteilt. Fangen Sie die überschüssige Flüssigkeit in einer Schale auf. Lassen Sie die Mischung eine Minute lang einziehen und schütten Sie dann die in der Schale gesammelt Flüssigkeit über Ihr Haar. (Achten Sie darauf, dass nichts in die Augen gelangt, denn der Zitronensaft kann ziemlich brennen.) Gründlich mit warmem Wasser ausspülen. Wöchentlich wiederholen. Sie werden an Ihrem Haar einen deutlichen Unterschied bemerken, besonders in der Sonne.

Spülung für dunkles Haar

Wenn Sie sich für Ihr Haar einen satten, dunklen Glanz wünschen, versuchen Sie es mit dem folgenden Rezept: Kochen Sie 2 Tassen normalen schwarzen Tee. Sie können dazu ganz gewöhnliche Teebeutel verwenden. Fügen Sie 2 Esslöffel getrocknete Rosmarinblätter hinzu. Dreißig Minuten köcheln und danach auf angenehm warme Temperatur abkühlen lassen.

Nach dem Haarewaschen beugen Sie sich über das Waschbecken und gießen sich die Mischung langsam ins Haar. Fangen Sie die überschüssige Flüssigkeit in einer Schale auf. Lassen Sie die Mischung eine Minute lang einziehen und schütten Sie dann die in der Schale gesammelte Flüssigkeit über Ihr Haar. Gut ins Haar einmassieren.

Gründlich mit warmem Wasser ausspülen. Wöchentlich wiederholen.

Haarspülung, um Shampoo-Rückstände zu entfernen

Wenn Sie die Haare mit Shampoo gewaschen haben, ist eine Essigspülung die beste Methode, um Shampoo-Rückstände zu entfernen, die das Haar matt und stumpf wirken lassen. Stellen Sie $\frac{1}{2}$ Tasse getrockneten Rosmarin und $\frac{1}{4}$ Tasse getrocknete Pfefferminzblätter in einer Schüssel bereit. Gießen Sie 2 Tassen klaren Apfelessig in einen Topf. Erwärmen Sie den Essig, bis er fast den Siedepunkt erreicht. Schütten Sie ihn über die Kräuter. Abkühlen lassen. Gießen Sie das Gemisch in einen Plastikbehälter und lassen Sie es eine Woche stehen, wobei Sie es täglich gut durchschütteln. Seihen Sie die Mischung durch ein doppelt geschlagenes grobes Tuch ab und fügen Sie ein paar Tropfen eines angenehm duftenden ätherischen Öls hinzu, um den Essiggeruch zu neutralisieren. Mischen Sie nach dem Haarewaschen $\frac{1}{2}$ Tasse dieses Kräuteressigs mit 3 bis 4 Tassen Wasser und spülen Sie mit dieser Mixtur abschließend Ihr Haar. Einmal wöchentlich anwenden, um Shampoo-Rückstände zu entfernen.

NICHT ZUR NACHAHMUNG EMPFOHLEN!

Vor ungefähr 120 Jahren glaubte man, die folgende hausgemachte Haarspülung fördere den Haarwuchs:

- 3 Liter Rum
- $\frac{1}{2}$ Liter Weingeist
- $\frac{1}{2}$ Liter Wasser
- 15 g Kanthariden-Extrakt (aus dem spanischen Fliegenkäfer)
- 15 g Hirschhornsalz
- 30 g Weinsteinsalz

Pflanzliche Augenpflege

Müde und erschöpft wirkende Augen können Sie frühzeitig gealtert wirken lassen. Schlafmangel, Umweltverschmutzung und Allergien sind mögliche Ursachen für rote, entzündete Augen. Um müde Augen zu erfrischen, legen Sie auf jedes Augenlid eine Gurkenscheibe. Entspannen Sie sich dann für 30 Minuten in einem abgedunkelten Raum. Danach werden sich Ihre Augen weniger gereizt und geschwollen anfühlen. Hüten Sie sich vor kommerziellen Augentropfen. Der häufige Gebrauch dieser frei verkäuflichen Präparate kann zu chronischen Augenreizungen führen. Wenn Sie eine Augenspülung machen möchten, sollten Sie es mit Augentrost versuchen. Mischen Sie 2 Esslöffel des Krautes mit $\frac{1}{2}$ Liter heißem Wasser. Abkühlen lassen. Abseihen. Gießen Sie sich die Mischung aus einem kleinen Becher in jedes Auge oder bringen Sie sie mit einem sauberen Wattebausch ins Auge. Verwenden Sie nicht denselben Wattebausch für beide Augen, da sonst eine mögliche Infektion vom einen auf das andere Auge übertragen werden könnte.

Pflanzliche Mittel für gesunde, kräftige Nägel

Wenn Ihre Nägel ständig abschilfern oder abbrechen oder wenn sich auf ihnen weiße Flecken zeigen, nehmen Sie nicht genug Kalzium mit der Nahrung auf. Essen Sie mehr Brokkoli, Kohl und fettarme Milchprodukte. Nehmen Sie zusätzlich Ackerschachtelhalm (Silica) als Nahrungsergänzung ein, weil dadurch die Kalziumaufnahme des Körpers verbessert wird.

Wenn Ihre Nägel trocken sind und splittern und die Nagelhaut zerfasert und angegriffen aussieht, kann auch eine Behandlung mit warmem Öl helfen. Erwärmen Sie in einem kleinen Topf ½ Tasse Mandelöl – lassen Sie es aber nicht zu heiß werden. Gießen Sie das Öl in eine Schüssel und baden Sie die Fingerspitzen jeder Hand 15 Minuten darin. Anschließend können Sie das restliche Öl in Nagelhäute, Hände und Fußsohlen einreiben, sodass Sie ein geschmeidiges, seidiges Gefühl haben.

10. KAPITEL **Aromatherapie**

*»Der Weg zur Gesundheit besteht darin, täglich ein aromatisches
Bad zu nehmen und eine duftende Massage zu erhalten.«*

HIPPOKRATES

Wenn mir Eukalyptusduft in die Nase steigt, erinnert mich das jedes
Mal an meine Kindheit in Kanada. Im Keller eines Hotels dort gab es
ein Dampfbad. Mein Vater und ich suchten es regelmäßig auf, um
unsere Poren zu reinigen und die Dämpfe einzuatmen, die aus Eimern
aufstiegen, in denen Eukalyptusblätter in heißem Wasser schwam-
men. Nie werde ich die Wirkung dieser Blätter vergessen. Meine Nase
wurde frei, meine Gedanken klar und wenn ich das Dampfbad verließ,
fühlte ich mich erfrischt und gut gelaunt.

Als ich viele Jahre später die Aromatherapie kennen lernte, begriff
ich, warum diese Dampfbäder so verlockend für mich gewesen
waren. Die Macht der Düfte ist das leitende Prinzip der Aromatherapie: der Einsatz von duftenden ätherischen Ölen für Entspannung und
Heilung. In manchen Fällen wird die Aromatherapie auch gezielt zur
medizinischen Behandlung bestimmter Erkrankungen eingesetzt.
Einige Öle können, wenn man sie in die Haut einmassiert, Muskelschmerzen und -verspannungen lindern. Manche Öle besitzen eine
stark antiseptische Wirkung.

Als im antiken Athen die Pest ausbrach, drängte Hippokrates die
Leute, an den Straßenecken aromatisch duftende Kräuter zu verbrennen, um so eine Ausbreitung der Seuche zu verhindern. Selbst in
jenen primitiven Zeiten wusste der Vater der modernen Medizin also
bereits, dass die ätherischen Öle dieser Pflanzen medizinisch wirksam sind. Viele Jahrhunderte später entdeckten russische Wissenschaftler, dass Eukalyptusöl sich aufgrund seiner virusbekämpfenden
Eigenschaften wirkungsvoll zur Behandlung bestimmter Formen der
Influenza einsetzen lässt.

Heute werden ätherische Öle in der Regel nur äußerlich angewendet: Man kann sie inhalieren, ins Badewasser geben oder sich die
Haut damit einreiben. In verdünnter Form lassen sie sich auch innerlich als Arznei anwenden, was aber nur unter Konrtrolle eines erfahrenen Arztes oder Heilpraktikers geschehen sollte. Ein unverdünntes
ätherisches Öl sollte niemals eingenommen werden – es kann starke
Reizungen verursachen.

Heute kommt die Aromatherapie in der Alternativmedizin immer
mehr in Mode, doch praktiziert wird sie schon seit der Antike. Die
Ägypter rieben ihre Körper vor dem Geschlechtsverkehr mit Kreuzkümmel ein, um die Empfängnis zu fördern.

Auch bei der Einbalsamierung und Mumifizierung ihrer Toten
benutzten sie starke Öle, vermutlich als Desinfektionsmittel. Die alten
Römer trugen Rosengebinde auf dem Kopf, um sich von Kopfschmerzen zu kurieren. Indianer benutzten das Öl der Purpurwinde,
um Albträumen vorzubeugen, und Gelbholz-Parfüm, um Liebesge-
fühle zu fördern.

Mehrere wissenschaftliche Studien belegen den therapeutischen
Wert ätherischer Öle. So haben Forscher an der Universität von Mai-
land erfolgreich Depressionen und ängstliche Unruhe mit Aerosol-
Ölen behandelt, also durch das Versprühen ätherischer Öle. Englische Wissenschaftler berichteten unlängst, dass eine Aromatherapie
mit Lavendel bei Pflegeheimpatienten mit Schlafstörungen ebenso gut
wirkte wie Schlaftabletten. Und natürlich gibt es bei Lavendel, im
Gegensatz zu synthetischen Schlafmitteln, keine Nebenwirkungen am
anderen Morgen!

Wie funktioniert die Aromatherapie? Die durch die Nase einge-
atmeten ätherischen Öle stimulieren die Geruchsorgane, die mit
jenen Teilen des Gehirns in Verbindung stehen, wo die Emotionen
kontrolliert werden. Wenn man die ätherischen Öle auf die Haut reibt,
stimulieren sie, so sagen Aromatherapeuten, eine Reaktion der Ner-
venenden auf der Hautoberfläche. Diese Reaktion wird durch das Ner-
vensystem bis zur Hypophyse oder Hirnanhangdrüse weitergeleitet.
Im Gegenzug steuert die Hypophyse über eine Kette chemischer
Reaktionen, ob wir uns gestresst oder entspannt fühlen.

Unterschiedliche Öle lösen unterschiedliche körperliche und emotionale Reaktionen aus. Manche beruhigen uns; andere erregen uns. Manche machen uns glücklich; andere versetzen uns in eine besinnliche Stimmung. Manche fördern unsere spirituelle Seite; andere steigern unseren Wunsch nach sinnlichen Freuden.

Ätherische Öle sind in Kräuterläden, Reformhäusern und Naturkostgeschäften erhältlich. Sie sind sehr stark: schon einzelne Tropfen erzielen eine große Wirkung. Hier sind einige Tipps zum Umgang mit ätherischen Ölen:

■ *Atmen Sie die Dämpfe niemals direkt aus der Flasche ein. Geben Sie 1 oder 2 Tropfen in eine Schüssel mit dampfend heißem Wasser. Bedecken Sie Kopf und Schüssel mit einem Handtuch, um den Dampf einzuatmen.*

■ *Wenn Sie ein Bad mit einem ätherischen Öl nehmen möchten, geben Sie 5 oder 6 Tropfen davon ins warme Badewasser.*

■ *Für Massagen nehmen Sie 3 oder 4 Tropfen des passenden ätherischen Öls. Benutzen Sie dafür ausschließlich verdünnte, speziell für die Anwendung auf der Haut vorgesehene Öle.*

■ *Eine andere unbedenkliche Möglichkeit, in den Genuss der wohltuenden Wirkung ätherischer Öle zu kommen, besteht darin, ein paar Tropfen in eine Duftlampe zu geben. Sie erhalten sie überall dort, wo es auch die Öle selbst zu kaufen gibt.*

Nachfolgend finden Sie eine Liste gebräuchlicher ätherischer Öle und der ihnen jeweils zugeschriebenen Wirkungen:

Anis	sorgt für Bewusstheit
Apfel	erzeugt gute Laune
Basilikum	fördert Frieden und Glück
Benzoe	energetisierend
Bergamotte	sorgt für guten Schlaf
Citronella	reinigt den Körper
Dill	schärft den Verstand
Eukalyptus	fördert die Heilung
Fenchel	für ein langes Leben

Flieder	fördert Liebesgefühle
Gardenia	erzeugt friedliche, liebevolle Gefühle
Gartenraute	beruhigt
Gartenwicke	macht glücklich
Gelbe Narzisse	fördert Liebesgefühle
Gewürznelke	fördert die Heilung
Ginster	erzeugt innere Ruhe
Grüne Minze	fördert die Heilung
Hopfen	fördert den Schlaf
Hyazinthe	hilft über seelischen Schmerz hinweg
Ingwer	energetisiert
Iris	fördert Liebesgefühle
Jasmin	fördert Liebe, Sex und Schlaf
Kaffee	schärft Bewusstheit und Verstand
Kamille	fördert Schlaf und Ruhe
Kampfer	energetisiert
Kardamom	steigert Liebe und sexuelles Verlangen
Katzenminze	beruhigt
Knoblauch	wirkt heilend und reinigt den Körper
Koriander	verbessert das Gedächtnis
Kreuzkümmel	stärkt das Immunsystem
Kümmel	energetisiert
Lavendel	wirkt gegen Schlaflosigkeit
Lilie	fördert inneren Frieden
Limette	energetisierend
Lorbeer	fördert Wachheit und mediale Fähigkeiten
Magnolie	fördert Liebesgefühle
Maiglöckchen	verbessert das Gedächtnis
Majoran	fördert den Schlaf
Mimose	fördert hellsichtige Träume
Muskatnuss	energetisierend
Myrrhe	fördert die Heilung
Narzisse	steigert Liebesgefühle
Nelke	energetisiert
Orange	schenkt Freude und Energie

Pfefferminze	schärft den Verstand
Pinie	fördert die Heilung
Ringelblume	für eine gute Gesundheit
Rose	schenkt Liebe und Frieden
Rosmarin	für ein langes Leben
Safran	energetisierend
Salbei	verbessert das Gedächtnis
Sandelholz	fördert Heilung und Sexualität
Schafgarbe	steigert die Bewusstheit
Schwarzer Pfeffer	fördert Wachheit und Konzentration
Sellerie	sorgt für guten Schlaf
Thymian	für eine gute Gesundheit
Tulpe	reinigt den Körper
Vanille	gut für Sex und Liebe
Verbena	fördert Liebesgefühle
Wacholder	fördert die Heilung
Wasserlilie (Seerose)	schenkt Frieden und Glück
Weihrauch	fördert die Spiritualität
Ylang-Ylang	gut für Sex und Liebe
Ysop	reinigt den Körper
Zedernholz	fördert die Spiritualität
Zimt	energetisiert und schenkt Bewusstheit
Zitrone	schenkt Gesundheit und Energie
Zitronenminze	energetisiert
Zwiebel	stärkt das Immunsystem
Zypresse	fördert die Heilung

Danksagung

Meine tiefe und dauerhafte Dankbarkeit möchte ich jenen Freunden und Mitarbeitern ausdrücken, die mir bei der Vorbereitung dieses Buches geholfen haben, ganz besonders: J. Kenney, Linus Pauling, Harold Segal, Bernard Bubman, Mel Rich, Sal Messineo, Arnold Fox, Dennis Huddleson, Stewart Fisher, dem verstorbenen Robert Mendelsohn, Gershon Lesser, David Velkoff, Rory Jaffee, Vicki Hufnagel, Donald Cruden, Joel Strom, Nathan Sperling. Ein besonderer Dank geht an Rob McCaleb von der Herb Research Foundation für seine Unterstützung. Auch möchte ich Carol Colman Gerber und meiner Lektorin Caroline Sutton für ihre Hilfe danken. Einen besonderen Dank verdient mein Agent Richard Curtis für seine langjährige Unterstützung. Zum Abschluss möchte ich meine Dankbarkeit gegenüber dem Dominion Herbal College zum Ausdruck bringen, wo ich mein Examen als staatlich geprüfter Herbalist ablegte und einen Magistergrad in Kräuterheilkunde erwarb.

Bibliografie

»Aloe vera: The Powerful Healing Herb«. The Vitamin Connection 37–39, Nov./Dez. 1990.

Al-Hindawi, M. K., al-Khafaji, S. H. und Abdul-Nabi, M. H. »Antigranuloma Activity of Iraqi Withania Somnifera.« Journal of Ethnopharmacology 37, No. 2: 113–116, 1992.

Austin, Frederick G. »Schistosoma Mansoni Chemoprophylaxis with Dietary Lapachol.« The American Journal of Tropical Medicine and Hygiene: 412–419. Vol. 23, No. 3, 1974.

Bankhofer, Prof. Hademar. Gesundheit aus dem Kochtopf. München: Heyne, 2000.

Blumenthal, Mark. »A Guide to Sedative Herbs.« Health Food Business 40–67, Juni 1990.
– »Herbal Update.« Whole Foods: 48, April 1991.
– »South American Herbs.« Health Food Business: 52–53, Februar 1990.

Boericke, William. Pocket Manual of Homeopathic Materia Medica. Philadelphia, PA: Boericke & Runyon, 1927. (Dt.: Handbuch der homöopatischen Materia medica. Heidelberg: Medizinverlage Heidelberg, 1996.)

»Botanical Field Producing Hearty Growth Areas.« Whole Foods: 46–98, November 1990.

»Botanicals Generally Recognized as Safe.« Herb Research Foundation, Boulder, CO.

Botanical Research Summaries, Eclectic Dispensatory of Botanical Therapeutics. Eclectic Institute, Portland, OR.

Braeckman, J. »The Extract of Serenoa Repens in the Treatment of Benign Prostata Hyperplasis: A Multicenter Open Study.« Current Therapy Research 55: 776–785, 1994.

Briggs, Colin J. »Evening Primrose: La Belle de Nuit, The King's Cureall.« Canadian Pharmacy Journal 119 (5): 249–252, 54, Mai 1986.

Brody, Jane E. »Personal Health: A Note of Caution in Exploring the World of Medicinal Herbs: It's a Jungle Out There.« The New York Times: 15. Februar 1990.
– »Fortified Foods Could Fight Off Cancer.« The New York Times: 19. Februar 1991.

Brown, Donald. »Botanical Medicine in America: The Medical Connection.« Let's Live: 50–52, Februar 1990.

Brown, L., Hankinson S. E., Seddon, J. M., et al. »A Prospective Study of Carotenoid Intake and Cataracts Among U.S. Men.« American Journal of Epidemiology, 174: 554 (Abs. 213).

Cameron, E. und Pauling, L. Cancer and Vitamin C. Phil., PA: Camino Books, 1993.

»Capsules. (The Pacific Yew Tree.)« Pharmacy West: 30. Januar 1991.

Carotenoid Fact Book, La Grange, Ill.: 1996. VERIS Research Information Service.

Carter, James P. »Gamma-Linolenic Acid as a Nutrient.« Food Technology 42 (6): 72, 74–75, 78–79, 81–82, Juni 1988.

Castleman, Michael. »Friend or Foe?« (Comfrey) The Herb
Quarterly 44: 18–23, Winter 1989.
– »An Herbal Remedy for Migraines.« The Herb Quarterly 43:
8–11, Herbst 1989.

Chihal, Jane H. »Premenstrual Syndrome: An Update for the
Clinician.« Obstetrics and Gynecology Clinics of North America 17
(2): 457–479, Juni 1990.

Cichoke, A. »Maitake: The King of Mushrooms.« Townsend Letter for
Doctors 130: 432–433, Mai 1994.

Colbin, Annemarie. Food and Healing. New York: Ballantine Books,
1986.

Combest, W. L. und Nemecz, G. »Echinacea.« U.S. Pharmacist 22
vol. 10 126–132, 1997.

Cousins, E., Lee, R. und Packer, L. »ESR Studies of Vitamin C
Regeneration, Order of Reactivity of Natural Source Photochemical
Preparations.« Biochemistry and Molecular Biology International,
45: 583–597, 1998.

Crellin, John K. und Philpott, Jane. Herbal Medicine Past and
Present, vol. 2. A Reference Guide to Medicinal Plants. Durham:
Duke University Press, 1990.

Culpeper, Nicholas. Culpeper's Complete Herbal. London:
W. Foulsham & Co., Ltd.

Dobelis, I. und Ferguson, G. Reader's Digest Magic and Medicine of
Plants. Pleasantville, NY: Reader's Digest Books, 1986.

»Extract from Kudzu Vine Curbs Alcohol Desire; Diadzein and
Daidzein.« The Addiction Letter 9 no. 12, Dezember 1993.

Farnsworth, Norman R., Akerele, O., et. al. »Medicinal Plants in Therapy.« Bulletin of the World Health Organization: 63 (6) 965–981, 1985.

Fox, Timothy R. »Aloe Vera: Revered, Mysterious Healer.« Health Foods Business: 45–4, Dezember 1990.

Gabriel, Ingrid. Herb Identifier Handbook. New York: Sterling Publishing Company, 1979. (Dt.: Die farbige Kräuterfibel: Heil- und Gewürzpflanzen. Wiesbaden: Falken-Verlag, 1970.)

»Garlic Folk and Fact.« Whole Foods: 75, Januar 1991.

Grandinetti, Deborah. Prevention: 48–50, Dezember 1988.

Hassam, A. G. »The Role of Evening Primrose Oil in Nutrition and Disease.« The Role of Fats in Human Nutrition. Chichester, England: Ellis Horwood, 1985.

Hashim, S., Aboobaker, Madhubala, R., et. al. »Modulatory Effects of Essential Oils From Spices on the Formation of DNA Adduct by Aflatoxin BI in Vitro.« Nutrition and Cancer 21: 169–175, 1994.

Harrer, G., et. al. »Treatment of Mild/Moderate Depression With Hypericum.« Phytomedicine 1: 3–8, 1994.

Hausman, Patricia, and Hurley, Judith Benn. The Healing Foods: The Ultimate Authority on the Curative Power of Nutrition. Emmaus, PA: Rodale Press, 1989. (Dt.: Essen Sie sich gesund. Rheda-Wiedenbrück: Bertelsmann-Club, 1997.)

Hepinstal, S., et. al. »Extracts of Feverfew Inhibit Granule Secretion in Blood Platelets and Polymorphonuclear Leucocytes.« The Lancet: 1071–1073, 11. Mai 1985.

»Herb: Just Another 4-Letter Word for Drug.« Longevity: 51–55, April 1991.

Heymsfield, S., Allison, D., Vasseli, J., et. al. »Garcinia Cambogia (Hydroxycitric Acid) as a Potential Antiobesity Agent.« JAMA 280-18, 11. November 1998.

»Origins of Nutrition and Diabetes.« Nutrition Today: 13–18, Jan./Feb. 1991.

Hobbs, Christopher. »The Chaste Tree: Vitex agnus castus.« Pharmacy in History 33 (1): 19–22, 1991.

Höhne, Anita, Hochenegg, Dr. med. Leonhard. Brainfood – Powernahrung fürs Gehirn. München: Heyne, 2000.

Holmes, Peter. The Energetics of Western Herbs Integrating Western and Oriental Herbal Medicine Traditions. Vol. 1. Boulder, CO: Artemis Press, 1989.

Horrobin, David E. und Manku, Mehar S. »Clinical Biochemistry of Essential Fatty Acids.« Omega 3 Essential Fatty Acids: Pathophysiology and Roles in Clinical Medicine. Alan R. Liss, Inc.: 21–53.

Igram, Cass. The Cure Is in the Cupboard: How to Use Oregano for Better Health. Knowledge House, New York, 1997.

Kail, Konrad. »Natural Stimulants.« Health Food Business: 51–52, Januar 1991.

Keller, K. L., und Fensje, N. A. »Uses of Vitamins A, C and E and Related Compounds in Dermatology: A Review.« Journal of the Academy of Dermatology 39: 611–625, 1998.

Kloss, Jethro. Back to Eden. Loma Linda, CA: Back to Eden Publishing Company, 1936.

Knekt, P., Jarvinen, R., Reunanen, A., et al. »Flavonoid Intake and Coronary Mortality in Finland, a Cohort Study.« British Medical Journal (Clinical Research Ed.) 312 (7029): 478–481.

Kronick, Jeff. »New Ways of Looking at Herbs for Americans.«
Whole Foods: 54–56, Februar 1990.

»Oil of Evening Primrose.« Lawrence Review of Natural Products.
März 1989.

Le Bars, P. L., Katz, M. M., et al. »A Placebo-Controlled, Double-Blind,
Randomized Trial of an Extract of Ginkgo Biloba for Dementia.«
North American Egb Study Group, JAMA 278 (16): 1327–1332.

Leung, Albert Y. »The Proper Use of Herbs.« Whole Foods: 8183,
November 1990.
– »The Herbal News.« 2: Herbst 1990.

Longcope, Christopher. »Relationships of Estrogen to Breast Cancer,
of Diet to Breast Cancer, and of Diet to Estradiol Metabolism.«
Journal of the National Cancer Institute 82 (11), 6. Juni 1990.

Leyel, C. F. Herbal Delights. New York: Gramercy Publishing
Company, 1938.

Lucas, Richard. Common and Uncommon Use of Herbs for Healthful
Living. West Nyack, NY: Parker Publishing Company, Inc., 1969.

Lust, John. The Herb Book. New York: Bantam Books, 1974.

Mabley, Richard. The New Age Herbalist. London: Gaia Books,
1988.

Mars, Brigette. »Herbs to Know About During Pregnancy.« Let's Live:
74–75, Februar 1991.

Matthew, B., und Sankaranarayanan, P. »Evaluation of Chemo-
prevention of Oral Cancer with Spirulina Fusiformis.« Nutrition and
Cancer 24 no. 2: 198–202, 1995.

McCaleb, Rob. »What's New With Ginseng?« Herb Research Foundation, 18. Dezember 1990.

Michnovicz, Jon, und Bradlow, H. Leon. »Induction of Estradiol Metabolism by Dietary Indole-3-carbinol in Humans.« Journal of the National Cancer Institute 82 (11), 6. Juni 1990.

Mindell, Earl. Earl Mindell's Vitamin Bible. New York: Warner Books, 1985. (Dt.: Die Vitamin-Bibel. München: Heyne, 1986.)
– Earl Mindell's Soy Miracle. New York: Fireside Press, 1995.

Mindell, Earl. Die Nährstoffbibel. Handbuch der Nahrungs-ergänzungsmittel. München: Heyne, 1999.

Mindell, Earl. Die Ernährungsbibel. München: Heyne, 2001.

Mowrey, Daniel B. Guaranteed Potency Herbs: Next Generation Herbal Medicine. New Canaan, CT: Keats Publishing Company, 1990.
– The Scientific Validation of Herbal Medicine. New Canaan, CT. Keats Publishing, 1994.

Müller-Wohlfahrt, Dr. Hans-Wilhelm. So schützen Sie Ihre Gesund-heit. München: Zabert Sandmann, 2000.

Münzing-Ruef, Ingeborg. Kursbuch gesunde Ernährung. München: Heyne, 2000.

Murphy, J. J., Hepinstall, S., und Mitchell, J. R. A. »Randomized Double-Blind Placebo Controlled Trial of Feverfew in Migraine Prevention.« The Lancet: 189–192, 23. Juli 1988.

Murthy, N. Anjneya, und Pandey, D. P. Ayurvedic Cure for Common Diseases. New Delhi: Orient Paperbacks, 1982.

Packer, Lester und Colman, Carol. The Antioxidant Miracle. New York: John Wiley and Sons, 1999.

Passwater, Richard A. »Antioxidant Nutrients and Heart Disease.« Whole Foods: 49–52.

Peterson, Nicola. Culpeper Guides: Herbs and Health. London: Webb & Bower, 1989.

Privitera, James R. Olive Leaf Extract: A New/Old Healing Bonanza for Mankind. Corvina, CA: Nutrascreen, 1996.

Rice-Evans, C. und Packer, L. Flavonoids in Health and Disease. New York: Marcel Dekker, Inc., 1998.

Rose, Jeanne. Modern Herbal. New York: Perigee Books, 1987.

Ryman, Danièle. The Aromatherapy Handbook. Essex, England: The C.W. Daniel Company, Ltd., 1989. (Dt.: Handbuch der Aromatherapie. München: Heyne, 1990.)

Salmi, H. A., et al. »Effects of Silymarin on Chemical, Functional and Morphological Alternations of the Liver.« Scandinavian Journal of Gastroenterology 17: 517–521, 1982.

Santillo, Humbart. Natural Healing with Herbs. Prescott Valley, AZ: Hohm Press, 1984.

Shansugasundaram, E. R. B., et al. »Use of Gymnema Sylvestre Leaf Extract in the Control of Blood Glucose in Insulin-Dependent Diabetes Mellitus.« Journal of Ethnopharmacology 30: 281–294, 1990.

Shewell-Cooper, W. E. Plants, Flowers and Herbs of the Bible. New Canaan, CT: Keats Publishing, 1977.

Shibata, Shoji, Osamu, Tanaka, et al. »Chemistry and Pharmacology of Panax.« Economic and Medicinal Plant Research 1: 218–284. London: Academic Press, Inc., 1985.

Sikora, R., et al. »Ginkgo Biloba Extract in the Therapy of Erectile Dysfunction.« Journal of Urology 141: 141–188a, 1989.

Simopoulos, A. »Omega-3 Fatty Acids in Health and Disease and in Growth and Development.« American Journal of Clinical Nutrition. 54: 438–463, 1991.

Singh, Y. N. »Kava: An Overview.« Journal of Ethnopharmacology 37, 1: 13–15, 1992.

Smit, H. F., Woerdenbag, H. J., Singh, R. H., et al. »Ayurvedic Herbal Drugs with Possible Cytostatic Activity.« Journal of Ethnopharmacology 47: 75–84, 1995.

Stanway, Andrew. The Natural Family Doctor: The Comprehensive Self-Help Guide to Health and Natural Medicine. London: Gaia Books Ltd., 1987. (Dt.: Der große Ratgeber natürliche Medizin. Ravensburg: Meier, 1988.)

Stolzenburg, William. »Garlic Medicine: Cure in Cloves?« Science News: 157, 8. September 1990.

Swenson, A. Allien. Your Biblical Garden: Plants of the Bible and How to Grow Them. Garden City, NY: Doubleday and Co., 1981.

Syed, T. A., et al. »Management of Psoriasis with Aloe Vera Extract in a Hydrophylic Cream: a Placebo-Controlled-Double Study.« Trop Medicine & Internal Health 1: 505–509, 1996.

Teeguarden, Ron. Chinese tonic herbs. Tokyo: Japan Publications, 1984.

Teel, R. W., et al. »Antimutagenic Effects of Polyphenol Compounds.« Cancer Letter 66, no. 2: 107–23, 30. September 1992.

Tham, D. M., Gardner, C. D., und Haskell, W. L. »Potential Health Benefits of Dietary Phytoestrogens: a Review of Clinical, Epidemiological and Mechanistic Evidence.« Journal of Endocrinology and Metabolism 83: 2223–2225, 1998.

»The Top Ten Herbs of the '90s.« Health Food Business: 46–83, Oktober 1989.

Tisserand, Robert. Aromatherapy: To Heal and Tend the Body. Santa Fe: Lotus Press, 1988.

Tobe, John H. Proven Herbal Remedies. Ontario, Canada: Provoker Press, 1969.

Tyler, Varro E. »Plant Drugs in the 21st Century«. Economic Botany 40 (3): 279–288, 1986.

»Up and Coming Herbs: A Look Toward the Herbal Horizon.« Whole Foods: 24–26, April 1991.

Volz, H., und Kieser, M. »Kava-kava Extract WS 1980 versus Placebo in Anxiety Disorders – a Randomized Placebo-Controlled 25 Week Out Patient Trial.« Pharmacopsychiatry 30: 1–5, 1997.

»Vulnerable Yew Tree Yields Cancer Treatment.« National Geographic, April 1991.

Wagner, H., Kikino, Hiroshi und Farnsworth, Norman R. »Siberian Ginseng (Eleutherococcus senticosus): Current Status as an Adaptogen.« Economic and Medicinal Plant Research, London: Academic Press, 1985.

Ward, Harold. Herbal Manual. London: The C.W. Daniel Company Ltd., 1936.

Weed, Susan S., Wise Woman Herbal Childbearing Year. Woodstock, NY: Ash Tree Publishing, 1986.

Weil, Andrew. »A New Look at Botanical Medicine.« Whole Earth Review 64, Herbst 1989.

Weiner, Michael. Herbs and Immunity. San Rafael, CA: Quantum Books, 1990.
– »Native American Herbs: A New Look at a National Resource.« Health Food Business: März 1991.

Yang, C. S., et al. »Tea and Cancer.« Journal of the National Cancer Institute 85 (13): 1038–1049.

Zand, Janet. »Herbal Programs for Women's Health.« Health Food Business: 40–41, Januar 1991.

Zhao, K. S., Mancini, C., und Dorio, G. »Enhancement of Immune Response in Mice by Astragalus Menbranaceus Extracts.« Immunopharmacology 20: 225–243, 1990.

Zhu, Xiao-Dong, und Tang, Xi Can. »Improvement of Imparted Memory in Mice by Huperzine A and Huperzine B.« Acta Pharmacologia Sinica 6: 492–497, 1988.

Zuchrua, Zakay-Rones, Muncuoglo, M., et al. »Inhibition of Several Strains of Influenza Virus in Vitro and Reduction of Symptoms by an Elderberry Extract (Sambucus nigra) During an Outbreak of Influenza B. Panama.« The Journal of Alternative and Complementary Medicine 1: 361–369, 1995.

Zusätzlich haben sich die folgenden Publikationen als Quellen von unschätzbarem Wert erwiesen:

Herbalgram, ein Newsletter, der von der Herb Research Foundation, Austin, Texas, herausgegeben wird.

The Lawrence Review of Natural Products, St. Louis, Missouri.

Pharmacist's Letter, Stockton, California.

Register

A

1-Arginin 170
Abführmittel 37, 100, 176, 178, 184, 221, 238, 248
–, synthetische 248
Abschürfungen 90
Abwehr, körpereigene 53, 102
Acacia greggii 238
Acemannan 37
Acetaminophen 9, 14, 138
Acetylcholin 92, 145, 291
Acetylcholin-Esterase-Hemmer 145
Ackerschachtelhalm (Equisetum arvense) 177, 319, 322
Adaptogen (s. a. Ginseng) 75, 231
Ae buchoko (s. a. Amerikanischer Faulbaum) 238
Aescin 146
Aids 101 f., 130, 159, 239
Aids-Viren 38
Akne 10, 162
Alant (Inula helenium) 178
– als Schleimlöser 178
– und Amenorrhöe 178
– und Atemwegsinfekte 178
– und Keuchhusten 178
– und Menstruation 178
– und Schwangerschaft 178
– und Verdauungsbeschwerden 178
Alaunwurzel 238
Aldosteron 160
Alfalfa (Madicago sativa) 175, 178 f., 211, 249
– als Abführmittel 178

– als Appetitanreger 178 f.
– als Diuretikum 178 f.
– als Nährstoffquelle 179
– als Stärkungsmittel 178 f.
– als Tee 175
– und Arthritis 178
– und Autoimmunkrankheiten 179
– und Blasenentzündungen 179
– und Harnwegsinfekte 178
– und Herzerkrankungen 178
– und Krebs 178
– und Lupus 179
– und Rheuma 179
– und Verdauung 175
– und Verstopfungen 179
Alkaloide 19
Alkohol 47, 109, 293, 313
– Abhängigkeit 109 f.
– Kater 109
Alkoholiker, genesende 88
Alkoholismus 105, 225, 307 f.
Allergien 14, 46, 56–59, 120, 141, 170, 227 f., 241, 245, 321
– Medikamente 228
– Symptome 14, 57, 59, 120
Allicin 106
Allium 19
Alltagsbeschwerden 18
Aloe vera (Aloe barbadensis) 30, 36 ff., 207, 211, 251 f., 283, 314 ff.
– als Gel 36, 39, 251 ff., 283
– als Hautpflegemittel 37
– als Lösung 39
– und Aids-Viren 38
– und ältere Menschen 38

Aloe vera und Immunsystem 38
– und Insektenstiche 38
– und Kinder 38
– und Mundraumgeschwüre 38
– und Nierenleiden 37
– und Schuppenflechte 37
– und Schwangerschaft 38
– und Sonnenbrand 37
– und Verbrennungen 37
– und Verdauungsstörungen 36
– und Verstopfung 37
Alter, geistige Funktionen 288
Ältere Menschen 38
Altern 144, 287
Alternativmedizin 10
Alterungsprozess 21, 68, 82, 104, 289, 305 f., 308
Alzheimersche Krankheit (»Alzheimer«) 21, 71, 73, 289, 291, 302
Amalaki (Phyllantus emblica) 212, 302
– und Essstörungen 212
– und Hauterkrankungen 212
– und Husten 212
– und Immunsystem 212
– und Tumore 212
– und Verdauung 212
Amazonas-Regenwald, Heilpflanzen des 19
Amenorrhöe 178, 181
Ames, Bruce 51
Amöbenruhr 106, 223
Amole Indian (s. a. Seifenpflanze) 238
Amoxicillin 17
Amphetamine 10
Anämie 63 f., 113 f., 158 f., 198 f., 230, 275
Ananas 19, 59, 245, 255
Anbau, biologischer 24

Andorn (Marrubium vulgare) 175, 179 f.
– als mildes Stimulans 179
– als Schleimlöser 179
– als Tee 175
– und Erkältungen 179 f.
– und Fieber 179
– und Gliederschmerzen 180
– und Husten 179 f.
– und Hustenreiz 180
– und Schwitzen 179 f.
– und Verdauung 180
Angelikatee 175
– und Krämpfe 175
– und Verdauung 175
Angina Pectoris 168 f., 213
Angstattacken 170
Ängstlichkeit 214
Anis (Pimpinelle anisum) 175, 180 f., 238, 274, 325
– als Schleimlöser 181
– als Tee 175
– und Anregung der Milchproduktion 180 f.
– und Bauchschmerzen 181
– und Blähungen 181
– und Erkältung 180
– und Husten 180 f.
– und Krämpfe 180
– und Menopause-Beschwerden 180 f.
– und Nase 175
– und Nebenhöhlen 175
– und Säuglingskoliken 180
– und Schnupfen 181
– und Übelkeit 181
– und Verdauungsstörungen 180 f.
Anspannung, nervöse 88
Anthocyanidine 54
Anthocyaniside 277
Antibabypille 62, 182, 269

Antibiotika   10, 14, 52, 99, 124, 131,
   220, 223, 277, 287
Antidepressivum   176
Antigoagulatin   127
Antihistamine   14
– und »Verstärkungsreaktionen«   14
Antikoagulans   106
Antioxidantien (s. a. Flavonoide)
   20 f., 71, 82, 104, 124, 164 f., 242,
   252, 291, 293 f., 296, 298, 301 f., 307,
   309, 314
Antipilzmittel, natürliches   261
Antiseptikum, starkes   188
Anti-Stress-Arzneien, pflanzliche
   259
Apfel (Pyrus malus)   39 f., 175, 248,
   261, 320, 323, 325
– als Essig   261, 320, 323 f.
– und Blutzuckerspiegel   40
– und Cholesterin   40
– und Durchfall   40
– und Ernährung   39
– und Flavonoide   39
– und Grauer Star   39
– und Krebs   39
– und Pektin   40
– und Rheuma   40
– und Verdauung   40
– und Verstopfung   40
Aphrodisiaka für Frauen   275
Aphrodisiakum   42 f., 55, 76, 78, 125,
   157, 188, 191, 207, 214 f., 234 f., 275,
   284, 305
Apigenin   98
Apos-ipoco (s. a. Alaunwurzel)   238
Appetit   60, 67–70, 153, 176, 178 f.,
   185, 187, 189, 193, 225
– Anreger   60, 67 f., 153, 178 f., 185,
   187, 189, 193
– Zügler   69 f.
Aprikose   316
Aqui he binga   237

Arnika (Arnika montana)   41, 253, 286
– als Lotion   253
– als Salbe   286
– als Schleimlöser   41
– als Schmerzmittel   41
– als Stimulans   41
– und Arthritis   41
– und Hautreizung   41
– und Muskelschmerzen   41
– und Prellungen   41
– und Wundheilung   41
Aromatherapie   17, 26, 112, 323 ff.
Arterienverkalkung (s. a. Arteriosklerose)   56
Arteriosklerose   165, 284, 289, 293
Arthritis   18, 41, 56, 58 f., 66, 69, 93,
   102, 111, 115, 128 f., 146, 152, 160 ff.,
   171, 178, 186, 195, 219, 232, 253,
   306 ff.
– deformans (s. a. Autoimmunkrankheiten)   66, 128 f., 306
– Entzündungen   59
– Symptome   111
Artischocke (Cynara scolymus)
   42, 275
– als Aphrodisiakum   42
– und Cholesteringehalt   42
– und entwässernde Wirkung   42
– und Galleproduktion   42
– und HDL   42
– und Herzerkrankung   42
– und Leberfunktionen   42
– und Triglyzeride   42
Arzneien, pflanzliche   14, 17
Ärzte, ayurvedische   48, 56
A sat chiot sake   237
Ashwagandha (Withania somnifera)
   43 ff., 56, 212
– als Aphrodisiakum   43
– als Stimulans   45
– als Tonikum   43
– und Bluthochdruck   44

Ashwagandha und Chemotherapie
45
– und chronische Krankheiten
43
– und Erkältungen 44
– und grippale Infekte 44
– und Herzkrankheiten 44
– und Immunsystem 43 f.
– und Krebs 43 f.
– und Rheuma 43
– und Tumore 44
Asiatischer Panax (s. a. Ginseng)
260
A six sixie 237
Aspirin 9 f., 14, 59, 129, 138, 154 f.,
270
– und Magenreizungen 59
– und Reye-Syndrom 14
Aspirinersatz, pflanzlicher
255, 286
Asthma 71, 119, 128, 136, 166, 169,
196, 228 f.
Astragalus (Astragalus
membranaceous) 30, 44 f., 133,
220, 261, 307
– als Stimulans 45
– und Bluthochdruck 44
– und Diabetes 44
– und Erkältungen 44
– und grippale Infekte 44
– und Herzkrankheiten 44
– und Immunsystem 44
– und Krebs 44
Atemauffrischer, pflanzliche 257
Atemwegserkrankungen 229
Atemwegsinfekte 178, 204, 223
Ätherische Öle 320, 324 ff.
– Anis 325
– Apfel 325
– Basilikum 325
– Benzoe 325
– Bergamotte 325
– Citronella 325
– Dill 325
– Eukalyptus 325
– Fenchel 325
– Gartenraute 326
– Gartenwicke 326
– Gelbe Narzisse 326
– Gewürznelke 326
– Ginster 326
– Grüne Minze 326
– Hopfen 326
– Hyazinthe 326
– Ingwer 326
– Iris 326
– Jasmin 326
– Kaffee 326
– Kamille 323
– Kampfer 326
– Kardamom 326
– Katzenminze 326
– Knoblauch 326
– Koriander 326
– Kümmel 326
– Lavendel 326
– Lilie 326
– Limette 326
– Lorbeer 326
– Magnolie 326
– Maiglöckchen 326
– Majoran 326
– Mimose 326
– Muskatnuss 326
– Myrrhe 326
– Narzisse 326
– Nelke 326
– Orange 326
– Pfefferminze 327
– Pinie 327
– Ringelblume 327
– Rose 327
– Rosmarin 327
– Safran 327

- Salbei 327
- Sandelholz 327
- Schafgarbe 327
- Schwarzer Pfeffer 327
- Sellerie 327
- Thymian 327
- Vanille 327
- Verbena 327
- Wacholder 327
- Wasserlilie 327
- Weihrauch 327
- Ylang-Ylang 327
- Zedernholz 327
- Zimt 327
- Zitrone 327
- Zitronenminze 327
- Zwiebel 327
- Zypresse 327
Aufstoßen 193, 246
Auge 46, 54, 238, 321
- Blutzirkulation 54
- Infektionen 321
- Krankheiten 238
- Reizungen, allergisch bedingte 46
Augentrost (Euphrasia officinalis) 46, 321
- als Astringens 46
- als Tonikum 46
- und Allergien 46
- und allergisch bedingte Augenreizungen 46
- und Erkältungen 46
- und Sehkraft 46
Ausdauer 61 f., 79, 105, 168, 280
Ausgleichssport 294
Autoimmunerkrankungen 66, 179, 219, 249, 306
Ayurveda (s. a. Medizin, ayurvedische) 29
AZT (Aids-Medikament) 101

B

Ba Dan Xing Ren (s. a. Mandel) 221
Baldrian (Valeriana officinalis) 9, 15, 47 f., 258 f., 265, 269
- als Beruhigungsmittel 175
- als Tee 175
- und andere Sedativa 48
- und Lähmungserscheinungen 48
- und Menstruationskrämpfe 47
- und nervöse Unruhe 47
- und Panikattacken 47
- und PMS 47
- und Schlaflosigkeit 47
- und Schwächung des Herzschlags 48
- und Stress 47
- und stressbedingte Muskelverkrampfungen 47
Ballaststoffe 247
Balsambirne (Momordica charantia) 48 f., 299
- und Aids 49
- und Blutzuckerspiegel 49
- und HIV-Infektion 49
- und Immunsystem 49
- und Schwangerschaft 49
- und Stillzeit 49
- und Typ-II-Diabetes 48
Balsamtanne 237
Bänderverletzungen 50
Bärentraube (s. a. Uva Ursi)
Bärlapp, chinesischer 91 f.
Basilikum (Omicum basilicum) 49 f., 175, 246, 325
- und Blähungen 50
- und Erbrechen 50
- und Magenkrämpfe 50
- und Übelkeit 50
- und Verdauungsstörungen 50
Batipi (s. a. wilde Päonie) 237

Bauchkrämpfe   87, 92, 189, 202, 246, 248
Bauchschmerzen   181
Bauchspeicheldrüse   175
Bauchspeicheldrüsenkrebs   83, 309
Beinkrämpfe   80
Beinwell (Symphytum officinale)   21, 50 ff., 253
–, russischer   51
– und Bänderverletzungen   50
– und Darmstörungen   50 f.
– und Hautreizungen   50 f.
– und Hautwunden   50 f.
– und Insektenstiche   50 f.
– und Krebsrisiko   51
– und Leberkrebs   50
– und Leberschäden   50
– und Magengeschwüre   50 f.
– und Sehnenverletzungen   50
– und wunde Brustwarzen   52
Beinwellwurzel   316
Belastungen, emotionale   135
Belastungen, schwere körperliche   85
Belastungstraining   302
Benediktenkraut (Cnicus benedictus)   181 f.
– und Amenorrhöe   181
– und Antibabypille   182
– und Blutgerinnsel   181
– und Blutungen   181 f.
– und Leberstörungen   181
– und Menstruationszyklus   181
– und Östrogeneinnahme   182
– und Schwangerschaft   182
Benommenheit   104, 255
Benzoe   325
Berberitze (s. a. Sauerdorn)   244, 250
Bergamotte   325
Beruhigungsmittel   87, 175, 189, 192

Beschwerden   17, 142, 151
– beim Urinieren   151
–, männliche   17
–, stressbedingte   142
Beta-D-Glucan   141
Beta-Glucan (s. a. Hafer)   86
Beta-Sisosterol   141, 281
Bewegung   48, 292, 304, 308, 313
–, körperliche   48
– Mangel an   292, 304, 308, 313
Bienenpropolis   52 f., 243
– und desinfizierende Eigenschaften   52
– und Geschwüre   53
– und Halsschmerzen   53
– und Hautwunden   53
– und Herpesbläschen   53
– und körpereigene Abwehrkräfte   53
– und Magengeschwüre   52
– und Staphylokokken-Infektionen   52
– und Zahnfleischentzündungen   53
Bindehautentzündung   222
Bioflavonide   53, 168, 245, 293
Bitterorange   285
Bitterorange, unreife (s. a. Zhi Shi)   227
Blähungen   50, 67 f., 87, 122, 136, 139, 153, 176, 181, 189, 191 ff., 198, 201 f., 204, 206, 246 f.
Blasenentzündung (Blasenbeschwerden, Blaseninfektion)   123, 160, 167, 176, 179, 183, 219, 238, 276, 281
Blaubeere (Vaccinium myrtillus)   (s. a. Heidelbeere)   53 f., 124, 175, 277, 301
– als Tee   175
– und Anthocyanidine   54
– und Blutzirkulation im Auge   54
– und freie Radikale   54

– und Kurzsichtigkeit 54
– und Nachtblindheit 53
– und Phytochemikalien 54
– und Sehkraft 54
– und Sehpurpur 54
– und Sehschwäche 53
Blutalkoholspiegel 110, 225 f.
Blutdruck 45, 68, 75, 79, 101, 106 f.,
   113 f., 120, 128 f., 131, 141, 153, 160 f.,
   168, 170, 172, 174 f., 213, 222, 226, 284
Blutfette 55
Blutfettwerte 60, 85 f., 107, 213, 295
Blutgefäße 85
Blutgerinnsel 60, 68, 72, 94, 107, 111,
   172, 181, 228, 295
Blutgerinnung 127
Bluthochdruck 12, 44, 63 f., 76,
   228 f., 245, 266, 279
Blutreiniger 81, 152, 195
Blutungen 181 f., 187, 269
Blutzuckerspiegel 40, 48 f., 55, 75,
   136, 297 ff.
Bockshornklee (Griechisch Heu,
   Trigonella Graecum) 54 f., 175,
   211, 243
– als Aphrodisiakum 55
– als Schleimlöser 55
– als Schmerzstiller 55
– als Tee 175, 243
– und Blutfette 55
– und Blutzuckerspiegel 55
– und Diabetes 55
– und Erkältungen 54, 175 f.
– und Halsschmerzen 54 f.
– und Hautreizungen 55
– und Heiserkeit 55
– und Husten 55
– und Nebenhöhlen 175
– und verstopfte Ohren 175
Boron 303
Borretsch (Borago officinalis) 175,
   182

– als Tee 175
– als Schleimlöser 182
– und Anregung der Milchproduktion 182
– und Erschöpfung, nervöse 182
– und Magengeschwüre 182
– und Melancholie 175
– und PMS 182
Bossowey (s. a. Anis) 238
Boswellia (Indischer Weihrauch,
   Boswellia serata) 43, 56 f., 254
– als Creme 57
– als Salbe 57
– und Allergien 56
– und Arterienverkalkung 56
– und Arthritis 56
– und Cholesterinwerte 56
– und Dickdarmentzündungen 56
– und Entzündungen 56
– und freie Radikale 56
– und Gelenkbeschwerden 56
– und Herzerkrankungen 56
– und Morgensteifigkeit 56
– und Psoriasis 56
– und Triglyzeridwerte 56
Boswellia-Säuren 56
Brahmi (s. a. Gotu Kola) 212, 290
Brechmittel 203
Brechreiz 188
Brekhmann, I. I. 74
Brennnessel (Urtica dioica) 57 f.,
   175, 245, 275, 281
– als harntreibendes Mittel 57
– als Tee 175
– und allergische Symptome 57
– und Blutdruck 175
– und Diabetes 58
– und Erzeugung von Enzymen 57
– und Harnwegsbeschwerden 57
– und Herzkrankheiten 58
– und Heuschnupfensymptome 57
– und Insektenstiche 57

349

Brennnessel und Nierenkrankheiten 58
– und Nierenschäden 58
– und Nierensteine 57
– und Prostatavergrößerung 57
– und Vergiftungssymptome 58
Brennnesselwurzel 140 f.
Brokkoli 311, 322
Brokkolisprossen 309
Bromelain 19, 58 f., 246, 255, 280
– und allergische Symptome 59
– und arthritische Entzündungen 59
– und Corticosteroide 59
– und Prellungen 59
– und Sportverletzungen 59
– und Verdauung 59
– und Verdauungsstörungen 59
– und Wundheilung 59
Bronchialinfektionen 91
Bronchien, verschleimte 169 f.
Bronchitis 67, 79, 166, 192, 229
Brustbeere (s. a. Da T'sao) 229
Brust 52, 83, 110, 116, 129, 145, 151, 172, 222, 241, 263 f., 266, 268, 310
– Empfindlichkeit 268
– Krebs 83, 110, 116, 145, 172, 222, 266, 310
– Krebsrisiko 263 f., 266
– Schmerzen 241
– Spannungen in der Menstruation 151
– wunde Warzen 52
– Zysten 129
Buchu (Barosma betulina) 175, 183
– als Diuretikum 183
– als Stimulanz 183
– als Tee 175
– und Blasenentzündungen 183
– und Harnwegserkrankungen 183
– und Niereninfektionen 183
– und Prostatabeschwerden 183

Buchweizen, wilder 237
Bundesinstitut für Arzneimittel, Kommission E beim 15
Bupleurum (s. a. Chai Hu) 225
– und ängstliche Unruhe 225
– und Fieber 225
– und Schmerzen 225
– und Übelkeit 225
B-Vitamine 159

C

Cajueiro 232
– und Erkältung 232
– und Grippe 232
– und sexuelle Funktionen 232
– und Vitamin C 232
Calendula (s. a. Ringelblume) 253, 256, 315
– als Ohrentropfen 256
Candida 100, 135
Candida albicans 270
Cannabis 184
Capsaicin-Salbe 254
Carnosinsäure 144
Cascara sagrada (Rhamnus purshiana) 183 f., 248
– als Abführmittel 184
– und Durchfall 184
– und Schwangerschaft 184
– und Verstopfung 184
Cashew (s. a. Cajueiro) 232
Cayennepfeffer (Capsicum frutescens) 60 f., 110, 232, 254, 260, 292
– als Appetitanreger 60
– als Creme 61
– als Salbe 61
– als Tee 260
– und Blähungen 60
– und Blutfettwerte 60
– und Blutgerinnsel 60

- und Cluster-Kopfschmerzen 60
- und Entzündungen 60 f.
- und Gastroenteritis 61
- und Hämorrhoiden 61
- und LDL 60
- und Magen-Darm-Erkrankungen 61
- und Magenkrämpfe 61
- und Magensäfte 60
- und Nierenschäden 61
- und Schmerzen 60
- und Stoffwechsel 60
- und Triglyzeride 60
- und Verdauung 60
Centella (s. a. Gotu Kola) 274
Chai Hu (s. a. Bupleurum) 225
Chemotherapie 45, 65, 116
Chicoréetee 175
- und Leberfunktionen 175
Chinarindenbaum 12
Chinesische Glockenblume (Platycodon, s. a. Jie Eng) 229
Chinin 12
Chlorella-Tabletten 257
Cholera 106
Cholesterin 15, 40, 42, 56, 59, 75 f., 78 f., 85 ff., 106, 111, 117, 121 f., 128 f., 131, 139, 141, 147 f., 154 ff., 172, 188, 224, 232, 293, 295 f.
- Gehalt 42
- Senker, pflanzliche 148
- Spiegel 15, 59, 75 f., 78 f., 86 f., 106, 111, 117, 121 f., 128 f., 131, 147, 154 ff., 188, 224, 293, 296
- Spiegel gesamt 85, 172, 295
- und »gutes« Cholesterin (s. a. LDL) 42
- und Herzerkrankungen 40
- Werte 56, 141, 147 f., 232
»Cholestin« (s. a. Reis, rot fermentierter)
Chorey, Elias J. 72

Chuan Xin Lian (s. a. Andrographis) 220 f.
Citronella 325
Ciwuja 280
Cluster-Kopfschmerzen 60
Coleus Forskohlii 213
- und Angina Pectoris 213
- und Blutdruck 213
- und Herzschwäche 213
Cordonopsis (Cordonopsis tangshen) 227
- als Energiespender 227
- als Tonikum 227
- und Sodbrennen 227
- und Verdauung 227
Cordyceps (Chinesische Kernkeule, Cordyceps sinensis) 61 f., 280
- als Tonikum 62
- und Ausdauer 61 f.
- und Leistungssport 62
- und Verbesserung der Lungenkapazität 62
- und Stress 62
- zur Potenzsteigerung 62
Corticosteroide 59
Coumadin 108
»Cramp Bark« (s. a. Schneeball, amerikanischer)
Culpeper, Nicholas 31 ff., 81, 126, 160, 172, 178, 182, 188 f., 198, 200 f., 206
Curry 254, 296, 299

D

Da T'sao (Brustbeere, Jujuba-Dattel) 229
- beruhigende Wirkung 229
- und Schlaflosigkeit 229
- und Schwindel 229
Daidzein 156 f., 226, 311
Daidzin 226

Damiana (Turnea aphrodisica) 184 f., 275
- als Abführmittel 184
- als Tonikum 184
- und Impotenz 184
- und Verstopfung 185
Dang Shen (Salvia) 230
- und Menstruation 230
Darmkatarrh 67
Darmkrebs 83, 110, 309
Darmstörungen 50 f.
Datil (s. a. Yucca) 238
De Materia Medica 30
Deepak Chopra (ayurvedischer Heiler) 210
Demenz 72
»Denker-Tee« 176
Deodorantien, pflanzliche 257
Depressionen 15, 80, 95 ff., 165, 241, 324
Desinfektionsmittel 132, 201, 253
Diabetes 44, 48, 55, 58, 72, 116, 120, 214 f., 297, 299
- Typ I 48, 297
- Typ II 48, 297, 299
  - und Erblindung 48
  - und Herzerkrankungen 48
  - und Junk Food 48
  - und Nervenschäden 48
  - und Nierenschäden 48
Dickdarmentzündungen 56
Dietary Supplement Health and Education Act (DSHEA) 9
Digitalis (s. a. Fingerhut) 11, 46, 292
Dill (Aniethum graveolens) 22, 185, 246, 274, 325
- als Appetitanreger 185
- und Blähungen 185
- und Milchproduktion 185
- und Mundgeruch 185
- und Reizmagen 185
- und Sodbrennen 185
- und Verdauungsbeschwerden 185
Dioskurides (griechischer Arzt der Antike) 30, 37, 126
Diuretikum 80, 136, 152 f., 158, 167, 175 f., 178 f., 188, 195 f., 202, 213, 219, 249
DMAE 92
Dong quai (Angelica sinensis) (s. a. Tang Kuei) 62 ff., 226, 269
- und Anämie 63 f.
- und Antibabypille 62
- und Bluthochdruck 63 f.
- und Hitzewallungen 63
- und Hormonersatztherapie 63
- und Lichtüberempfindlichkeit 64
- und Menopause-Beschwerden 63 f.
- und Menstruationszyklus 62 ff.
- und Mineralien 63
- und PMS 62 f.
- und Schlaflosigkeit 63
- und Schwangerschaft 64
- und Sonnenbrand 64
- und Vitamine A, B und E 63
Dou Fu (s. a. Tofu) 222
- und Brustkrebs 222
- und Ernährung 222
- und Geschwüre 222
- und Prostatakrebs 222
- und Wundheilung 222
Drehschwindel 72
Duftöle 17
Durchblutung 71 f., 80 f., 105, 115, 168 f., 186, 200, 221, 285, 289
- Störungen 72, 289
Durchfall 40, 122, 184, 192, 194, 196, 247 ff.

E

E. Coli 276 f.
Ebers, Georg 32

Echinacea (Echinacea angustifolia)
    9, 53, 64 ff., 99, 133, 211, 219, 243,
    253, 256, 261, 306
- als Öl 253
- und Autoimmunkrankheiten 64 f.
- und bakterielle Infektion 65 f.
- und Chemotherapie 65
- und Erkältungen 64 ff.
- und Halsschmerzen 65
- und Hautwunden 65
- und Immunsystem 65 f.
- und Schlangenbisse 65
- und Schnupfen 64
- und Virusinfektionen 64 f.
- und Wachstum von Tumoren 65
- und Zahnschmerzen 65
Eibe, pazifische 276
Eibisch (Althea officinalis) 66 f., 242,
    318
- als Schleimlöser 67
- als Tee 242, 318
- und Bronchitis 67
- und Darmkatarr 67
- und Erkältung 67
- und Husten 67
- und Kolitis 66 f.
- und Magengeschwüre 66 f.
Eierstockkrebs 12, 276
Eisen 159, 198, 275
Eklektiker (amerikanische Ärzte-
    gruppe) 31
Ekzeme 82, 90, 100, 128, 195, 201,
    258
Ellaginsäure (s. a. Antioxidantien)
    124
Eleutheroside (s. a. Ginseng,
    sibirischer) 79
Empfängnisverhütung 236
Energiespender, pflanzliche 84 f.,
    227, 260
English Physician Enlarged, The
    (s. a. Culpeper) 30

Entspannung 80, 191
Entzündungen 20 f., 56, 58 f., 60 f.,
    71, 126 f., 155, 171, 205, 224
-, allergische 71
-, arthritische 21
Entzündungshemmer, natürliche
    43, 141, 152, 223, 255, 258, 293
Enzyme 19, 245, 309
-, krebsabwehrende 309
Ephedra (s. a. Meerträubchen)
    12, 227 f.
Ephedra, amerikanische 120
- und Fieber 120
- und Heuschnupfen 120
- und Kopfschmerzen 120
Ephedrin 12, 119
- als Schlankheitsmittel 119
- und Missbrauch 119
Epidural 273
Epilepsie 212
Episiotomie (Scheidendammschnitt)
    80, 273
Epstein-Barr-Krankheit 130, 162
Erblindung 48, 297, 300
Erbrechen 50, 78, 127, 138, 167, 223,
    247
- bei Migräne 127
Erektionsprobleme 170
Erinnerungsvermögen 92, 291
Erkältungen 9, 12, 15, 18, 44, 46,
    54 f., 64 ff., 67 f., 79 f., 89 f., 93, 99 f.,
    102, 120, 131 ff., 137, 146, 161, 175 f.,
    179 f., 180, 186, 197, 203, 222, 227,
    230, 232, 237, 241 ff., 255, 261
- Beschwerden 93, 146, 255
- Mittel 12, 243, 261
- Symptome 120
Ernährung 11, 14, 39, 48, 222, 266,
    287 f., 297, 308, 313
Erschöpfung 125, 131, 162, 182, 231
-, körperliche 231
-, nervöse 182

Erschöpfungssyndrom, chronisches 130

Essentielle Fettsäuren 159

Essstörungen 212

Estragol 51

Eukalyptol 186

Eukalyptus (Eucalyptus globulus) 186, 234, 254, 286, 323, 325
- als Öl 323
- als Salbe 286
-, antiseptische Wirkung 186
- und Arthritis 186
- und Durchblutung 186
- und entzündete Haut 186
- und Erkältung 186
- und Rheuma 186

Extrakte 19, 25
-, biologisch aktive 19
-, homöopathische 25

F

Fan Jia (s. a. Cayennepfeffer) 225

Fan Mu Gua (s. a. Papaya) 224

Fang-Feng (Sileris) 231
- und Immunsystem 231
- und Muskelkrämpfe 231

Fast Food 247, 296

Fehlgeburten 94

Fenchel (Foeniculum vulgare) 67 f., 175, 211, 246, 316, 325
- als Appetitanreger 67 f.
- als Hustenmittel 67 f.
- als Öl 67
- als Tee 175
- Saat 316
- und arthritische Schmerzen 68
- und Bauchspeicheldrüse 175
- und Blähungen 67 f.
- und Erkältung 68
- und Gelenkschmerzen 68
- und Gelenksteifigkeit 68
- und Husten 68
- und rheumatische Gelenkentzündungen 68
- und Verdauung 68

Fettabsonderung der Haut, Normalisierung der 177

Fette, gesättigte 43, 302

Fettleibigkeit 48, 111

Fettsynthese 69 f.

Feuchtigkeitscreme, pflanzliche 250

»Fewerfew« (s. a. Mutterkraut)

Fibrinogen 106

Fibrome 123

Fieber 17, 90, 120, 126, 129, 146, 152, 179, 195, 224 f., 241, 243 f.
-, rheumatisches 17

Fieberbläschen 89

Fingerhut (Digitalis purpurea) 11, 21, 45
- als Herztonikum 45
- als Herz-Kraut 45
- Dosierung 45
- und Herzrhythmusstörungen 45
- und Herzschwäche 21, 45

Fitness 279, 282

Flavonoide 39, 72, 82, 104 f., 146, 294, 303, 307
- und Alterungsprozess 104
- und Vitamin C 104

Fleming, Alexander (s. a. Penicillin) 32

Flieder 326

Flohsamen (s. a. Psyllium) 139, 248

Folat 148

Folsäure 158, 292

Food and Drug Administration (FDA) 13, 51, 119, 170, 233

Fo-Ti (Polygonum multiflorum) 68 f., 284
- als Stärkungsmittel 68
- als Tonikum 69
- als Verjüngungsmittel 68

– und Alterungsprozess 68
– und Blutdruck 68
– und Blutgerinnsel 68
– und Fruchtbarkeit 68
– und Herzkrankheiten 68
– und Krebs 68 f.
Frauen-Ginseng (s. a. Dong Quai)
  62 ff., 226
Frauenmantel (Alchemilla vulgaris)
  187
– als Appetitanreger 187
– und Blutungen 187
– und Menstruation 187
– und Reizungen, vaginale 187
Frauenwurzel 166, 181
Fruchtbarkeit 68, 228
Fungizid, natürliches 283
Funktionen, sexuelle 232
Füße, müde 87
Fußpilz 129, 135, 173, 201, 260 f.

G

Galen (griechischer Arzt der Antike)
  30, 39
Gallenfluss 111
Gallenproduktion 42, 224
Gan Cao (s. a. Süßholz) 224
Gan Jiang (s. a. Ingwer) 223
Garcinia cambogia 69 f.
– als Appetitzügler 69 f.
– und Arthritis 69
– und Fettsynthese 69 f.
– und Gewichtsreduzierung 69 f.
– und Herzinfarktrisiko 70
– und Schlaganfallrisiko 70
– und Schlankheitsprodukte 70
– und Schwangerschaft 70
– und Speicherung von Körperfett
  70
– und Stillzeit 70
– und Triglyzeride 70
– und Zahnfleischentzündung 69
Gardenia 326
Gartenraute 326
Gartenwicke 326
Gastroenteritis 61
Gebärmutter 89, 126, 178, 269
– Kräftigung 178
– Krämpfe 96, 269
– Rückbildung 89
Gebärmutterkrebs 107, 149
Geburtenkontrolle 236
Gedächtnis 80 f., 92, 288, 290
»Gedächtniskraut« (s. a. Rosmarin)
Gehirn 71 f., 80, 285, 288 ff.
– altersbedingte Störungen 72
– Durchblutung 71, 289
– Funktionen 80, 288
– Leistung 71, 285, 290
– und Stimulantien 290
Gelbe Narzisse 326
Gelbholz-Parfüm 324
Gelbsucht 111, 195
Gelbwurz 46, 211, 243, 250, 270
Gelenke 56, 68, 93, 128, 132, 155,
  158, 163, 166, 171, 200, 263
– Beschwerden 56
– Beweglichkeit 163
– Entzündungen 68
– geschwollene 155
– Schmerzen 68, 93, 128, 132, 171,
  200, 263
– Schwellungen 158
– Steifigkeit 68
– und Rheumatismus 166
Genistein 156 f., 311
Gerard, John 30, 190
Geschwüre 53, 222
Gesicht 188, 315 ff.
– Dampfbad 315
– Maske 317
– Peeling 316
– Reiniger 188

Gesundheit 15, 17, 279
– Probleme 17, 279
–, männliche 279
–, weibliche 17
– Vorsorge 15
Gewicht 69 f., 215, 298
– Abnahme 215, 298
– Reduzierung 69 f.
Gewürznelke (Carophyllum
  aromaticus) 187 f., 207, 250, 326
– als Antiseptikum, starkes 188
– als Aphrodisiakum 188
– und Brechreiz 188
– und Zahnschmerzen 188
Gicht 153, 202
Ginger Ale 272
Gingko (Gingko biloba) 16, 71 ff., 92,
  170, 256, 284, 289 f., 305
– und allergische Entzündungen 71
– und altersbedingte Gehirnstörungen 72
– und Alzheimer 71, 73
– und Alzheimersche Krankheit 73
– und Asthma 71 f.
– und Blutgerinnsel, Verhinderung
  72
– und Demenz 72
– und Diabetes 72
– und Drehschwindel 72
– und Durchblutung 71 f.
– und Flavonoide 71 f.
– und freie Radikale 71
– und Gehirndurchblutung 71
– und Gehirnleistung 71
– und Hämorrhoiden 73
– und Herzkrankheiten 71
– und Herzmedikamente, Einnahme
  72
– und Husten 71
– und Konzentrationsvermögen
  72 f.
– und Krebs 71

– und Muskeltonus der Blutgefäße
  71
– und Nebenwirkungen 73
– und pheriphäre Durchblutungsstörungen 72
– und Phlebits 72
– und Potenzsteigerung 72
– und Schlaganfall 71
– und Schwerhörigkeit 72
– und Senilitätssymptome 71
– und Tinitus (Ohrengeräusche) 72
Ginseng 9, 16, 43, 62, 73 ff., 114,
  174 f., 217, 231, 260 f., 265, 275
– als Tee 175, 265
  – als Stimmungsheber 175
  – als Tonikum 175
–, amerikanischer (Panax
  quinquefolius) 74, 78 f.
  – als Aphrodisiakum 78
  – als Stimulans 78
  – und Cholesterinspiegel 78
  – und Erbrechen 78
  – und Krebstumore 78
  – und Stress 78
  – und Übelkeit 78
–, asiatischer (Panax ginseng) 73 ff.
  – als Aphrodisiakum 76
  – als Energiespender 73
  – und Cholesterinspiegel 75 f.
  – und geistige Spannkraft 73
  – und »Ginseng-Missbrauch-
    Syndrom« 75
  – und HDL 75
  – und Herzerkrankungen 76
  – und Hitzewallungen 74
  – und innere Unruhe 77
  – und Kaffeetrinker 76
  – und Kopfschmerzen 77
  – und körperliche Spannkraft 73
  – und Krebsbehandlung 75
  – und Krebstumore 76
  – und LDL 75

– und Lebensqualität 74
– und Menopause 74, 76
– und Mineralien 74
– und Nebenwirkungen 74
– und Nicht-Kaffeetrinker 76
– und Scheidenblutungen 77
– und Schwangerschaft 77
– und Stress 76
– und Vitamin C 77
– und Vitamine 74
–, indischer 43
–, roter 77
–, sibirischer (Eleutherococcus
   senticosus) 74, 79
– und Auffassungsgabe 79
– und Ausdauer 79
– und Blutdruck 79
– und Bronchitis 79
– und Cholesterinspiegel 79
– und Erkältungen 79
– und Herzkrankheiten 79
– und Infektionen 79
– und Konzentration 79
– und Leistungsvermögen 79
– und Lungenleiden
– und Schlaflosigkeit 79
– und Stress-Symptome 79
–, weißer 77
Ginsenoside (s. a. Ginseng) 76, 78
Ginster 326
Glaukom 240
Gliederschmerzen 180
Glingkolid B (s. a. Gingko) 72
– und Asthma 72
– und Organtransplantationen 72
– und toxische Schockreaktionen
   72
Glukose-Intoleranz 298
Glutathion (s. a. Antioxidantien) 21
Glycerin 315
Glycyrrhizin 160
Glykoside (s. a. Fingerhut) 21, 157 f.

Golden Seal (s. a. Kanadischer Gelbwurz, Kanadischer Orangewurz)
   9, 53
Gonorrhö 99
Gotu Kola (Centella asiatica) 80 f.,
   212, 274, 290
– als Diuretikum 80
– als fiebersenkendes Mittel 80
– als Nerventonikum 80
– als Schleimlöser 81
– und Beinkrämpfe 80
– und Depressionen 80
– und Durchblutung 80 f.
– und emotionale Störungen 80
– und Entspannung 80
– und Episiotomie 80
– und Erkältungen 80 f.
– und Gedächtnis 80 f.
– und Gehirnfunktionen 80
– und Hautentzündungen 80
– und Infektionen der oberen Atemwege 80
– und Kreislauf 80
– und Phlebitis 80 f.
– und Schilddrüsenüberfunktion 81
– und Schleimhautschwellungen 80
– und Schwangerschaft 81
Granatapfel 207
Grauer Star (Katarakt) 39, 300 f.
Grippe 10, 12, 16, 89 f., 99 f., 104, 195,
   203 f., 230, 232, 288
– Medikamente 16, 228
Große Klette (Articum lappa) 81 f.
– als Blutreiniger 81
– als Tee 176
– und arthritische Schmerzen 81 f.
– und Ekzeme 82
– und Hämorrhoiden 82
– und Hautreizungen 82
– und Hexenschuss 81
– und Ischias 81, 176
– und Rheuma 81 f.

Große Klette und Rückenschmerzen 82
- und Schlangenbisse 81
- und Schuppenflechte 82
- und Schwellungen 81
- und Soor 82
- und Urinfluss 81
Guarana (Paulina cupana) 84 f., 233, 304
- als Energiespender 84 f.
- als Tonikum 84
- und Koffein 84 f.
- und Konzentrationsvermögen 85
- und Schwangerschaft 85
- und schwere körperliche Belastungen 85
Guduchi (Tinospora cordifolia) 213
- als Diuretikum 213
- und Blutdruck 213
Guggul 295
Guggulipid (Commiphora mukuk) 85 f., 184, 213
- und Blutfettwerte 85 f.
- und Gesamtcholesterinspiegel 85
- und HDL 86
- und Herzerkrankungen 86
- und Herzinfarktrisiko 86
- und LDL 86
- und Schlaganfallrisiko 86
- und Triglyzeridspiegel 85
Guggulsteron (s. a. Guggulipid) 86
Gurgeln 201
Gurke (Cucumis sativus) 188
- als Diuretikum 188
- als Gesichtsreiniger 188
- und Cholesterinspiegel 188
- und Hautreizungen 188
- und Sommersprossen 188
- und Sonnenbrand 188
- und Verstopfungen 188
Gürtelrose 232

Gymnema sylvestre 214, 285, 299
- und Diabetes 214

H

Haar 129, 137, 172, 281, 283, 318
- Ausfall 172, 283
- Pflege 129, 318
-, trockenes 318
- Wachstum 137, 281
Hafer (Avena sativa) 86 f., 317
- als Beruhigungsmittel 87
- und Bauchkrämpfe 87
- und Blähungen 87
- und Cholesterinspiegel 86 f.
- und Hämorrhoiden 87
- und Magenverstimmung 87
- und müde Füße 87
- und Reizmagen 87
- und Verdauung 87
Hagebuttentee 176, 242
Hahnemann, Samuel 31
Hals 10, 53 ff., 65, 89, 167, 176, 194, 205, 237, 242 f.
- Beschwerden 167
- Entzündung 237
- Schmerzen 10, 53 ff., 65, 89, 161, 176, 194, 205, 242 f.
Hämorrhoiden 61, 73, 82, 87, 99 f., 115, 139, 146, 205, 239, 271 f.
Hände, rissige 315
Hanf 184
Harndrang 140, 150, 281
-, häufiger 150
Harnwegserkrankungen 57, 124 f., 152, 167, 176, 178, 183, 202, 305
Hausapotheke, pflanzliche 17
Haut 21 f., 27, 37, 41, 50 f., 53, 55, 65, 80, 82, 90, 96, 98, 100, 104, 107, 117, 129 f., 142, 150, 162 f., 173, 177, 188, 199 ff., 205, 212, 216, 251, 253 f., 258, 286 f., 314

- Alterung 314
- Ausschlag 104, 257
-, entzündete 186
- Entzündungen 80, 90, 100, 150, 258
- Erkrankungen 212, 222
- Geschwüre 216
-, gesunde 129
- Infektionen 163
- Irritationen 142
-, juckende 314
- Leiden 129 f., 212
- Parasiten 199
- Pflege 37, 129, 162
- Probleme 107, 221
- Reinigung 117, 251, 314
- Reizungen 27, 41, 55, 82, 96, 98, 129 f., 188, 200 f., 205, 253 f., 286 f.
- Schäden 90
-, trockene 314
- Verletzungen 132, 142, 253
- Wunden 50 f., 53, 65, 173
Hautkrebs 110, 116, 309, 314
HDL (High-density Lipoproteine, »schlechtes« Cholesterin) 42, 75, 86, 106, 139, 172, 213, 295 f.
Hefepilz-Infektion 131, 163, 223, 270
-, chronische 270
-, vaginale 163, 270
Heidelbeere (s. a. Blaubeere) 53, 124
Heildrogen aus Pflanzen 11
Heilkräuter 18, 25 ff., 35
- Anwendung 35
- Dosierung 28 ff.
- Einnahme 29
- Lagerung 27
- Nebenwirkungen 18
-, traditionelle 17
- und Antioxidantien 21
- und Kinder 36
- und Schwangere 36

- Zubereitungsformen 24 ff.
- ätherische Öle 26
- Cremes und Salben 26
- Extrakte 24
- getrocknet 25
- Kapseln 24
- Kombinationspräparate 26
- Nutraceuticals 26
- Pulver 25
- Tabletten 24
- Tees 25, 35
- Tinkturen 24 f.
Heilmethoden, alternative 13
Heilmittel 17
- aus China 17
- aus Indien 17
- aus Südamerika 17
- aus Tibet 17
Heilpflanzen 20, 212, 231, 236 ff., 314
-, antioxidantische 314
-, ayurvedische 212 ff.
- der nordamerikanischen Indianer 236 ff.
- Kombination von 20
-, südamerikanische 231 ff.
Heiserkeit 55, 89, 161, 194
Heißhunger 159
Helmkraut (Scutellaria lateriflora) 88, 260
- und genesende Alkoholiker 88
- und Kopfschmerzen 88
- und Menstruationskrämpfe 88
- und Muskelverspannungen 88
- und nervöse Anspannung 88
- und Schlaflosigkeit 88
Hepatitis 111, 161, 195
- B 161
- C 111
Herball or General Historie of Plantes, The (s. a. Gerard) 30
Herpes 53, 130, 163, 199
- Bläschen 53, 163

Herz   11 f., 15, 21, 23, 40, 42, 44 f., 48,
    56, 68, 70 ff., 76, 79, 82 f., 86, 106 f.,
    111, 116 f., 120 f., 129, 139, 141, 144,
    148, 154 f., 166, 168 f., 173, 178, 189,
    262, 288, 291 ff., 308
- Anfälle   294
- Erkrankungen   11, 15, 40, 42, 44,
    48, 56, 68, 70 f., 76, 79, 82 f., 86,
    106 f., 111, 116 f., 120 f., 129, 139, 141,
    144, 148, 154 f., 166, 173, 178, 266,
    288, 291 f., 295 ff., 308
- Infarkt   141, 148, 224, 293, 295 ff.,
    308
    - Risiko   70, 86
- Medikamente   72
- Muskel   168
- Patienten   168
- Rhythmusstörungen   12, 45
- Schlag, Schwächung   48
- Schwäche   21, 169
- Tonikum   45, 169, 189, 292
Herzgespann (Leonurus cardica)
    189
- als Beruhigungsmittel   189
- als Herztonikum   189
- Krankheiten   58
- und Schwangerschaft   189
Herz-Kraut   45
Herz-Kreislauf-System   289
Heuschnupfen   46, 57, 120, 169
- Symptome   57
Hexenschuss   81
Hill, John   126
Himbeerblätter (Rubus idaeus)   46,
    88 f., 175 f.
- als Tee   242, 273
- und Fieberbläschen   89
- und Gebärmutter   89, 176
- und Halsschmerzen   89
- und Heiserkeit   89
- und Menstruationskrämpfe   89
- und Wehenverkürzung   89

Hippokrates   30, 32, 52, 107, 210 f.,
    310, 323
Histamin   126
Hitzewallungen   63, 74, 165, 263 f.,
    266
HIV   49, 96, 105, 116, 159
Ho shou wu (s. a. Fo-Ti)   68 f.
Holunder (Sambucus nigra)   89 ff.,
    99, 131, 176, 242, 306
- als Tee   306
- Beeren   131
- und Abschürfungen   90
- und Bronchialinfektionen
    91
- und Ekzeme   90
- und Erkältungen   89 f.
- und Fieber   90
- und Grippe   89 f.
- und Hautentzündungen   90
- und Hautschäden   90
- und Husten   90 f.
- und Immunsystem   176
- und Infektionen der oberen Atem-
    wege   90
- und Muskelschmerzen   90
- und Neuralgien   89
- und Verbrennungen   90
- und Viren   90
- und Vitamine A, B und C
    90
Honig   35, 67 f., 172 ff., 196, 242, 246,
    248, 252
Hopfen (Humulus lupulus)   176,
    189 f., 259, 326
- als Appetitanreger   189
- als Schmerzmittel   190
- als Tee   176
- und Bauchkrämpfe   189
- und Blähungen   189
- und Schlaflosigkeit   189
- und Verdauungsbeschwerden
    189

Hormone 63, 123, 158, 251, 263 f.,
269
– Ersatztherapie 63, 263 f.
– Haushalt 269
– Produktion 158
– Schwankungen 123
Ho Shou Wu Fo-Ti 228
– als Tonikum 228
– und Blutgerinnsel 228
– und Fruchtbarkeit 228
– und Krebs 228
Huang Qui (s. a. Astralagus) 219 f.
Hühnersuppe als Erkältungsmittel
261
Huperzia serrata (Chinesischer Bär-
lapp, Qian Ceng Ta) 73, 91 f., 290
– und Erinnerungsvermögen 92
– und Gedächtnisleistung 92
– und Lernfähigkeit 92
Huperzin (s. a. Huperzia serrata) 92
– A 92
– B 92
Husten 36, 55, 67 f., 71, 90, 136 f.,
170, 172, 179 f., 190, 194 ff., 200,
203 f., 212, 224, 227, 229, 241 f.
Hu Suan (s. a. Knoblauch) 223
Hyazinthe 326
Hydroxizitronensäure, HCA
(s. a. Garcinia cambogia) 69 f.
Hypericin (s. a. Johanniskraut) 96
Hyperlipoproteinämie 106

I

Ibuprofen 59, 269
Immergrün, tropisches 12, 149,
240
Immunabwehr 44, 104, 220, 306
Immunfunktionen 142, 306
Immunschwäche 101
Immunseneszens 306
Immunstimulans 116, 306

Immunsystem 15, 38, 43 f., 49, 58,
65 f., 116, 130 ff., 154, 159, 176, 197,
212, 219, 231, 243 f., 256, 258, 306 f.,
311
Impfungen 287
Impotenz 184, 284
–, chronische 284
Indole 309
Infekt, grippaler 44, 102, 131 f., 193,
242
Infektion der oberen Atemwege 223
Infektionen 14, 21, 65 f., 79, 131 f.,
199, 279
– der Atemwege 80, 90, 119, 133, 220
Infektionskrankheiten 116
Influenza 323
Ingwer (Zingiber officinale) 30,
92 ff., 114, 176, 181, 223, 247, 252,
254, 256, 272, 326
– als Tee 176, 247, 272
– und Appetit 176
– und Arthritis 93
– und Bauchkrämpfe 92
– und Blutgerinnsel 94
– und Erkältungsbeschwerden 93
– und Fehlgeburten 94
– und Gelenkschmerzen 93
– und Morgenübelkeit 94
– und Ohrenschmerzen 93
– und Reisekrankheit 93 f.
– und Reizmagen 92 f.
– und Rheuma 93
– und Schuppen 93
– und Schwangerschaft 94
– und Übelkeit 176
– und Verdauungsstörungen 92
Inhaltsstoffe, pharmakologisch aktive
20
Inositol 73, 92, 290
Inositol-Hexanicotinat 86, 148
Insektenstiche 38, 50 f., 57, 162, 223,
241

Insulin 48, 297 f.
Interleukin-2 105
Ipecac (Cephalis ipecacuanha) 233
– und Erbrechen 233
– und Lebensmittelvergiftungen 233
Iris 238, 326
Ischias 81, 96, 176
Isoflavone 149, 156 f.

J

Jasmin (Jasminum officinale) 176,
191, 326
– als Aphrodisiakum 191
– als Tee 176
– und Entspannung 191
Jie Eng 229
– und Asthma 229
– und Atemwegserkrankungen
229
– und Bronchitis 229
– und Husten 229
– und Lungenkrankheiten 229
Johanniskraut (Hypericum
perforatum) 9, 15, 95 ff., 260
– als Schlankmacher 96
– als Schleimlöser 96
– als Tranquilizer 95
– und Depressionen 95 ff.
– und Gebärmutterkrämpfe 96
– und Hautreizungen 96
– und HIV 96
– und Ischias 96
– und Magengeschwüre 96
– und Menstruationskrämpfe 96
– und Muskelentspannung 96 f.
– und Rheuma 96
– und Rückenschmerzen 96
– und Schlafstörungen 95
– und Stress 96
– und Verbrennungen 96
– und Virusinfektionen 96

Jojoba 314 f.
– Öl 314
Juckreiz 221, 270, 283
Jugendelixier 230
Jujuba-Dattel (s. a. Da T'sao)
229
Jungbrunnen 287
Junk Food 48

K

Kaffee 326
Kakaobutter 314
Kalium 159, 161, 249
– Entzug 161
Kalzium 159, 177, 265, 302 f., 322
– Aufnahme 177
– Quellen 265
Kamille (Matricaria chamomilla)
97 ff., 174 ff., 246, 251, 258, 268, 270,
314 f., 317, 319, 323
– als Tee 176, 258, 268, 270, 317
– und Hämorrhoiden 99
– und Hautreizungen 98
– und Menstruationskrämpfe 98
– und nervöser Magen 98
– und Neuralgien 98
– und Rheuma 98
– und Rückenschmerzen 98
– und Schlaflosigkeit 98
– und Schwermut 97
– und Sonnenbrand 98
– und Stress 98
– und Zahnschmerzen 98
Kampfer 326
Kanadischer Gelbwurz 53, 99 ff.,
175
– als Abführmittel 100
– als Tee 175
– und antibiotische Wirkung
175
– und Blutdruck 101

– und Ekzeme 100
– und Erkältungen 99 f.
– und Gonorrhö 99
– und Grippe 99 f.
– und Hämorrhoiden 100
– und Hautentzündungen 100
– und Magengeschwüre 100
– und Pilzinfektionen 100
– und Scheidenentzündung 100
– und Scherpilzflechte 100
– und Schleimhautreizungen
  100 ff.
– und Schwangerschaft 101
– und Soor 100
– und Syphilis 99
– und Trichomonaden 100
– und Verdauungsstörungen 100
– und Verstopfung 100
– und Zahnfleischentzündung 100
Kanadischer Orangewurz
  (s. a. Golden Seal) 9
Kardamom (Elletaria cardamomum)
  191, 326
– und Blähungen 191
– und Verdauung 191
Karies 257
Karotinoide 113, 121 f., 142, 301
– Alphakarotin 121
– Beta-Karotin 121
Karzinogene 309
Katzendorn (Uncaria tomentosa)
  101 f.
– und Aids 101 f.
– und Arthritis 102
– und AZT 101
– und Erkältungen 102
– und grippale Infekte 102
– und Immunschwäche 101
– und körpereigene Abwehr 102
– und Krebs 101 f.
– und Verdauungsstörungen 101
Katzenklaue 238

Katzenminze (Nepeta cataria) 176,
  192, 248, 326
– als Antidepressivum 176
– als Beruhigungsmittel 192
– als Tee 248
– und Blähungen 192
– und Bronchitis 192
– und Durchfall 192
– und Krämpfe 192
– und nervöser Magen 192
– und Schwitzen 192
Kava-Kava (Piper methysticum)
  9, 102 ff., 259
– und Benommenheit 104
– und Hautausschläge 104
– und Krämpfe 103
– und Leberschäden 104
– und Muskelentspannung 103
– und Nervosität 103
– und Schlaflosigkeit 103
– und Stress 103
– und Tranquilizer 104
Keuchhusten 166, 178
Kiefernrindenextrakt
  (Pinus maritima) 104 f., 285, 307,
  314
– entzündungshemmende Wirkung
  104
– und Antioxidantien 104
– und Durchblutung 105
– und Flavonoide 104 f.
– und Grippe 104
– und Immunabwehr 104
– und Interleukin-2 105
– und Kolitis 104
– und Konzentrationsvermögen
  105
– und körperliche Ausdauer 105
– und Kreislaufstörungen 104
– und Rheuma 104
– und Schlaganfall 105
– und sportliche Leistung 105

Kinder 36, 38
Kittharz (s. a. Bienenpropolis) 52
Klee, roter (Trifolium pratense)
    148 ff., 176, 266
- als Schleimlöser 148
- und Hautentzündungen 150
- und Krebs 148 ff.
- und Menopause-Beschwerden
    149
- und Muskelentspannung 148
- und Osteoporose 149
Knoblauch (Allium sativum) 19, 21,
    30, 43, 106 ff., 110, 137, 207, 245, 283,
    302, 310 f., 326
- als Antikoagulans 106
- als Kapseln 271
- als Öl 256
- und Amöbenruhr 106
- und Blutdruck 106 f.
- und Blutfettwerte 107
- und Blutgerinnsel 107
- und Cholera 106
- und Cholesterinspiegel 106
- und Coumadin 108
- und Gebärmutterkrebs 107
- und Hautprobleme 107
- und HDL 106
- und Herzerkrankungen 106 f.
- und Infektionen 21
- und Krebs 106 f.
- und LDL 106
- und Ohrenschmerzen 106 ff.
- und Ohrinfektionen 106
- und Reinfarkte 107
- und Tuberkulose 106
- und Typhus 106
- und Überlebensrate bei Herzinfarkt
    107
- und Verdauung 107
- und Verstauchungen 108
- und Wundbrand 106
- und Wunddesinfizierung 106

Knochen 59, 177, 230, 264, 302 f.
- Abbau 264, 303
- Brüche 230, 302
- Stärkung der 177
- Substanz 59
- Verfall 302
Koenzym Q 10 (s. a. Antioxidantien)
    21
Koffein 84 f., 174, 234, 268, 302
- und Blutgefäße 85
- und Schlaf 85
- und Schwangerschaft 85
Kohlehydrate, raffinierte 48
Ko Ken (Pueraria) 230
- und Erkältung 230
- und Grippe 230
- und Magen-Darm-Beschwerden
    230
Koliken 206
Kolitis 66 f., 104, 139
Kollagen 164 f., 303, 314
Kombinationspräparate 245, 270,
    281
»König der Tonika« (s. a. Ren Shen)
    224
Königskerze, kleinblütige (Verbascum
    thapsus) 192 f., 234
- als Schleimlöser 192
- als Tee 243
- und Bronchitis 192
- und Durchfall 192
- und Infekt, grippaler 193
- und Magen-Darm-Beschwerden
    192
- und Magenkrämpfe 192 f.
- und Reizhusten 192 f.
Konzentrationsvermögen 72 f., 85,
    105, 233
Kopfhaut, trockene 318
Kopfschmerzen 9 f., 18, 29, 77, 88,
    120, 126, 129 f., 135, 138, 154, 216,
    225, 241, 255, 264, 268 f.

Kopfschmerzmittel, pflanzliche 255
Kopfschorf 128
Koriander 61, 326
– als Aphrodisiakum 61
Körperertüchtigung 313
Körperfett, Speicherung von 70
Körpergeruch 257
Körperpflegemittel, pflanzliche 17,
 27, 313 ff.
Kortison 160, 163
Kosi tube (Salix sericea) 238
Kosmetika, pflanzliche 313 ff.
Kou Chi Tza (s. a. Lychee) 229
– und Bluthochdruck 229
– und heiteres Gemüt 229
– und Krebs 229
– und Langlebigkeit 229
– und Nierenleiden 229
Krähenfüße 314, 203, 205, 271
Krämpfe 103, 175, 180, 184, 192, 201
Krankheiten, chronische 43, 131
Krätzmilben 201
Kräuter 10, 15, 20, 22 f., 29, 174 ff.
– als Tonikum 15
– Anwendung 174 ff.
– Arzneien
 – allergische Reaktion 22
 – Dosis 22
 – Nebenwirkungen 22
 – toxische Reaktion 22
 – und Schwangerschaft 22
– Heilkunde 10, 20, 29
– Produkte, Wirkstoffgehalt 23
– Therapie 36
– und Blutdruck 174
– und Cholesterinspiegel 15
– und Immunsystem 15
– und Krebs 15
– und Kreislauf 15
– und medizinische Wirkung 174 ff.
– und Schwangerschaft 174
»Kräuter-Geburt« 273

Krebs 12, 15, 21, 36, 39, 43 f., 51,
 57 f., 68 f., 71, 76, 78, 82 f., 101 f.,
 106 f., 110 f., 116, 121 f., 135, 137,
 141 f., 144 f., 148 ff., 154 ff., 160 f.,
 164 f., 178, 220, 222, 228 f., 234,
 239 f., 267, 276, 281 f., 288, 291, 295,
 306, 308 f.
– Behandlung 75
– Häufigkeit 83
– Risiko 51, 83, 306
– Sterblichkeit 156
– Wachstum 75, 156
Kreislauf 15, 80, 104, 203, 223
Kresotbusch 237
Kreuzdorn (s. a. Cascara) 183
Kreuzkraut 99
Kreuzkümmel 110
Kube (s. a. Salbei, Knospe) 238
Kudzu (Pueraria thunbergiana)
 109 f., 225 f.
– und Alkoholabhängigkeit 109 f.
– und Alkoholkater 109 f.
– und Blutalkoholspiegel 110
Kultur-Beinwell (s. a. Beinwell) 51
Kümmel (Carum Carvi) 61, 161,
 193 f., 246, 326
– als Aphrodisiakum 61
– als Appetitanreger 193
– als Schleimlöser 193
– und Anregung der Milchproduktion 193
– und Aufstoßen 193
– und Blähungen 193
– und Säuglingskoliken 194
– und Übelkeit 193
– und Verdauungsstörungen 193
Kurkuma (Circuma longa) 56, 110 f.,
 211, 254, 295 f.
– und antibakterielle Eigenschaften
 110
– und Arthritissymptome 111
– und Blutgerinnsel 111

Kurkuma und Brustkrebs 110
– und Cholesterinwerte 111
– und Darmkrebs 110
– und Fettleibigkeit 111
– und Gallenfluss 111
– und Gelbsucht 111
– und Hautkrebs 110
– und Hepatitis C 111
– und Herzerkrankungen 111
– und Krebs 110 f.
– und Magenbeschwerden 111
– und Menstruationsstörungen
    111
– und Schlaganfälle 111
Kurzsichtigkeit 54
Kurzzeitgedächtnis 288

L

Lähmungen 48, 201
Langlebigkeit 229
Lapachol 135
Lauchgewächse 107
– und Krebs 107
Läuse 201
Lavendel (Lavendula augustifolia)
    112 f., 316, 324, 326
– und Aromatherapie 112
– und Schlaflosigkeit 112
– und Sedativa 112
LDL (Low-density Lipoproteine,
    »gutes Cholesterin«) 60, 75, 83,
    86, 106, 147, 156, 164, 293 f.
Lebensmittelvergiftungen 233
Lebensqualität 74
Lebensstil 11
Lebensweise 14, 17
Leber 42, 50, 104, 113 f., 173, 175 f.,
    181, 195, 211, 266, 284, 292 f., 297 f.,
    300
– Erkrankungen 113 f., 293
– Flecke 173

– Funktion 42, 175 f., 195
– Probleme 148
– Schäden 50, 104, 284
– Störungen 181, 211
Leberkrebs 50
Leberzirrhose 113
Lecithin 113
Leinsamen 251, 294 f., 298 f., 303,
    315
– Öl 251, 294 f., 298 f., 303,
    315
Leistung, sportliche 105
Leistungssport 62
Leistungsvermögen 61 f., 74, 76,
    78 f., 152, 168, 280
– geistiges 78
– körperliches 61 f., 74, 76, 152
    – bei Herzpatienten 168
Lentinan 154
Lepidsenker, synthetischer
    293
Lepra 212
Lernfähigkeit 92
Lernvermögen 288
Leukämie 12, 149
Leukotrine (s. a. Boswellia) 56
Leyel, C. F. 33
Libido 125, 214, 304
Lichtüberempfindlichkeit 64
»Liebesäpfel« 207 (s. a. Alraun)
Lilie 326
Limette 326
Lippenherpes (Herpes simplex
    labialis) 204, 206
Lo Han Kuo (Curburbitaceae-Frucht)
    227
– und Husten 227
– und Verdauung 227
– und Yang 227
Lokalanästhetikum 221
Lomatuum-Wurzel 133
Lorbeer 326

Löwenzahn (Taraxacum officinale)
113 f., 176, 249, 268
– als Tee 176
– harntreibende Wirkung 113
– und Anämie 113 f.
– und Blutdruck 113 f.
– und diuretische Medikamente 114
– und Karotinoide 113
– und Lebererkrankungen 113 f.
– und Leberfunktionen 176
– und Leberzirrhose 113
– und Lecithin 113
– und Nierenfunktionen 176
– und Verdauung 113 f.
– und Vitamin A 113
Lu Hui (s. a. Aloe Vera) 221
Lunge 62, 79, 194, 201
– Leiden, chronische 79
Lungenkraut (Pulmonaria officinalis)
174, 194 f.
– als Schleimlöser 194
– und Durchfall 194
– und Halsschmerzen 194
– und Heiserkeit 194
– und Husten 194 f.
– und Lungenbeschwerden 194
Lungenkrebs 83, 172, 309
– Risiko 83
Luole (s. a. Basilikum) 221
Lupus (s. a. Autoimmunkrankheiten)
66, 179, 219, 249
Lu Rong als Aphrodisiakum 226
Lutein 142 f., 165, 264, 301
Lychee (s. a. Kou Chi Tza) 229
Lycopen 141

M

Ma Huang (s. a. Meerträubchen)
228
Mädesüß (Filipendula ulmaria) 195
– als Diuretikum 195
– und Arthritis 195
– und Fieber 195
– und Grippe 195
Magen 14, 50 ff., 59, 60 f., 66 f., 96,
98, 100, 111, 134, 138 ff., 160 f., 167,
182, 192 f., 198, 201, 221, 224 f.,
246 f., 248, 295
– Beschwerden 111, 134, 139, 246
–, gereizter 247
– Geschwüre 50 f., 52, 66 f., 96, 100,
139, 140, 160 f., 167, 182, 224
– Krämpfe 50, 61, 192 f., 198, 247
–, nervöser 98, 192
– Reizung 14, 59, 248, 295
– Säfte 60
– Säure 201
– Schmerzen 138, 161, 224 f.
– Störungen 201, 221
Magen-Darm-Beschwerden 61, 137,
153, 192, 197, 230, 307
Magenkrebs 83, 107, 172
Magnesium 298, 302 f.
Magnolie 326
Mahonie (Mahonia aquifolium)
(s. a. Oregon Grape) 195, 258
– als Blutreiniger 195
– als Diuretikum 195
– und Ekzeme 195
– und Hepatitis (Gelbsucht)
195
– und Leberfunktionen 195
– und Schuppenflechte 195
Maiglöckchen 326
Maisseidentee 176
– und Harnwegsinfekte 176
Maitake (Grifola frondosa) 116
– als Immunstimulans 116
– und Brustkrebs 116
– und Chemotherapie 116
– und Cholesterinwerte 116
– und Diabetes 116
– und Hautkrebs 116

Maitake und Herzkrankheiten 116
– und HIV 116
– und Immunsystem 116
– und Infektionskrankheiten 116
– und Krebs 116
– und Schlaganfälle 116
– und Triglyzeridwerte 116
Majoran 132 f., 326
Make-up, pflanzliches 317
Makula-Degeneration 143 f.,
 300 f.
Malaria 216
Malvenblätterextrakt 285
Mandel (Prunus amygdalus) 117,
 251, 316 f., 322
– Butter 117
– Mehl 317
– Öl 117, 251, 322
– und Cholesterinspiegel 117
– und Hautreinigung 117
– und Herzkrankheiten 117
Mariendistel 42
Mate (Ilex paraguarienesis) 234
– als Tonikum 234
– und Skorbut 234
– und Vitamin A 234
– und Vitamin-B-Komplex 234
– und Vitamin C 234
Matetee 176
Mäusedorn (Ruscus aculeatus) 115,
 176, 271
– als Diuretikum 176
– und Arthritis 115
– und Durchblutung 115
– und Hämorrhoiden 115
– und Ödeme 115
– und Restless-Leg-Syndrom 115
– und Rheuma 115
– und Verstopfung 115
Medikamente, diuretische 114
–, synthetische 13 ff., 47, 150
Medikamentenresistenz 14

Medizin, ayurvedische 49, 80, 85,
 129, 210 ff.
– der nordamerikanischen Indianer
 210
– des antiken Griechenlands 210
–, holistische 287
–, indische 12
–, konventionelle 17
–, südamerikanische 210
–, tibetische 210
–, traditionelle chinesische 210,
 216 ff.
Meerrettich (Armoracia lapathifolia)
 196
– als Diuretikum 196
– als Salbe 196
– als Schleimlöser 196
– und Asthma 196
– und Durchfall 196
– und Husten 196
– und Rheuma 196
– und Schwitzen 196
– und Steifigkeit 196
– und Verdauung 196
Meerträubchen (Ephedra, Epedra
 sinica) (s. a. Ma Huang) 119 ff.,
 274
– als Stimulans 120
– und Allergiesymptome 120
– und Asthma 119
– und Blutdruck 120
– und Diabetes 120
– und Erkältung 120
– und Herzerkrankungen 120
– und Infektionen der oberen
 Atemwege 119
– und Kopfschmerzen 120
– und Schilddrüsenerkrankungen
 120
– und Schwangerschaft 121
– und Stillen 121
– und Stoffwechsel 120 228

Melancholie 175
Melisse 51
Mengenangaben 26, 275
Menopause 63 f., 74, 76, 123, 149,
  155 ff., 156 f., 160 f., 165 f., 176, 180 f.,
  235, 263 ff.
- Beschwerden 63 f., 149, 155 ff.,
  156 f., 160 f., 176, 180 f., 235, 264,
  266
Menstruation 18, 29, 36, 47,
  62 ff., 88 f., 96, 98, 111, 137,
  151, 160, 165 f., 181, 187, 226,
  269 f.
- Krämpfe 18, 29, 36, 47, 88, 89, 96,
  98, 226, 269 f.
- Störungen 111, 160, 165 f.
- Zyklus 62 ff., 181
Mi Die Xiang (s. a. Rosmarin)
  225
Migräne 126 f., 138, 255
Milchproduktion, Anregung der 57,
  180 ff., 185, 193, 274
Milzstörungen 221
Mimose 326
Mineralien 26, 53, 63, 74, 159
Mittel, fiebersenkendes 80, 154
Mittelohrentzündung 223
Minze, grüne 176, 326
- als Tee 176
- und Blähungen 176
Möhre (Daucus carota) 121 f., 249,
  268
- und Blähungen 122
- und Cholesterinspiegel 121 f.
- und Durchfall 122
- und Herzerkrankungen 121
- und Krebs 121 f.
- und Nachtblindheit 122
- und Sehpurpur 122
- und Sehschwäche 122
- und Sodbrennen 122
- und Verdauung 122

Mönchspfeffer (Vitex agnus castus,
  Verbenacene) 123, 266, 268
- und Fibrome 123
- und Hormonschwankungen
  123
- und Menopause 123
- und PMS 123
Moosbeere (Vaccinium macro-
  carpon) 123 ff., 175, 276
- als Saft 276 f.
- und Antioxidantien 124
- und Blasenentzündung 123
- und freie Radikale 124
- und Harnwegsinfektionen 124 f.
- und Wunddesinfektion 124
Moos, isländisches (Cetraria
  islandica) 190
- und Husten 190
- und Tuberkulose 190
- und Verdauungsbeschwerden
  190
Morgensteifigkeit 56
Morgenübelkeit 94, 247, 272
Mormonentee (s. a. Ephedra,
  amerikanische)
Müdigkeit 230, 233
Müdigkeitssyndrom, chronisches 14,
  162
Muira Puama (Ptychopetalum
  olacoides) 125, 234
- als Aphrodisiakum 125
- und Erschöpfung 125
- und Libido 125
Multivitaminpräparate 16
Mundgeruch 185, 250, 257
Mundgeschwüre 38, 127, 197
Mundschleimhaut, Reizungen der
  167
Mundspülungen 197 f., 203
Mundtrockenheit 259
Mundwässer 250
Muskatnuss 326

Muskel 20, 41, 71, 88, 90, 96 f., 103,
134 f., 142, 148, 152, 176, 214, 221,
231, 235, 254, 279 f., 323
- Anspannung 20
- Aufbau 214, 279
- Entspannung 96 f., 103, 148, 176, 221
- Krämpfe 231
- Masse 152, 235
- Schmerzen 41, 90, 253 f., 323
- Tonus 71
- Verkrampfungen 47, 134 f.
- Verspannungen 88, 135, 323
- Wachstum 280
- Zerrungen 142
Muskelkater 286
Mutterkraut (Chrysanthemum parthe-
nium) 126 f., 216, 243 f., 255, 306
-, amerikanisches 256
- und Antigoagulatin 127
- und Arthritis 126
- und Blutgerinnung 127
- und Entzündungen 126 f.
- und Erbrechen bei Migräne 127
- und Fieber 126
- und Gebärmutter 126
- und Kopfschmerzen 126
- und Migräne 126 f.
- und Mundgeschwüre 127
- und Schwangerschaft 127
- und Stillen 127
- und Übelkeit 127
Muttermilch 274
Muxu (s. a. Zimu und Alfalfa) 219
Myrrhe (Commiphora myrrha) 30,
32, 197 f., 250, 326
- und Erkältungen 197
- und Husten 197
- und Immunsystem 197
- und Magen-Darm-Grippe 197
- und Mundgeschwüre 197
- und Mundspülungen 197
- und Zahnfleischentzündungen 197

N

Nachtblindheit 53, 122
Nachtkerze (Oenothera biennis)
127 ff., 254, 258, 268
- als Öl 254, 258, 268
- als Schmerzmittel 128 f.
- und Arthritis deformans 128 f.
- und Asthma 128
- und Blutdruck 128 f.
- und Brustzysten 129
- und Cholesterinspiegel 128 f.
- und Ekzeme 128
- und Gelenkschmerzen 128
- und Haut 129
- und Herzkrankheiten 129
- und Kopfschorf 128
- und PMS 129
- und Schlaganfall 129
- und Steifigkeit 128
Nagelpilz 162
Nährstoffquelle 179
Nahrungsergänzungsmittel 9, 48, 70,
86, 92, 105, 122, 143, 155 f., 265, 277,
279, 304, 306, 311
Nahrungsmittelzusätze 12
Nakadonup (s. a. Wilder Buchweizen) 237
Narzisse 326
Nasenbluten 223
Naturkosmetika 27
Nebenhöhlen 175
Neem (Azadirachta indica) 129 f.,
250
- entzündungshemmende Wirkung
130
- und Fieber 129
- und Fußpilz 129
- und Haarpflege 129
- und Hautleiden 129 f.
- und Hautpflege 129
- und Hautreizungen 129 f.

– und Kopfschmerzen 129 f.
– und Pilzinfektionen 129
– und Psoriasis 129
– und Scherpilzflechte 129
– und Warzen 129
– und Zahnfleischerkrankungen
  130
Nelke 326
Nelkenöl (s. a. Gewürznelke) 187 f.,
  250
Nervenschäden 48, 297 f.
Nerventonikum 80
Nervosität 76, 103, 134
Nesselfieber 221
Neuralgien 89, 98, 155
Neurotransmitter 288
Nieren 14, 37, 48, 57 f., 61, 158, 160,
  167, 176, 183, 219, 229, 238, 281, 297
– Beschwerden 160, 238
– Entzündungen 158
– Erkrankungen 58, 167
– Funktionen 176
– Infektionen 183, 281
– Leiden 37, 229
– Schäden 14, 48, 58, 61, 297
– Steine 57, 219
Nitrosamine 310
NK-Zellen 306

O

Ödeme 115, 161, 167, 175, 219, 249,
  268, 279
Ohnmacht 241
Ohren 93, 106, 172, 256
– Infektionen 106
– Schmerzen 93, 106 ff., 172, 256
–, verstopfte 175
Öle, ätherische 26, 320, 323 ff.
Olivenblattextrakt (Olea europaea)
  130 f., 243
– und Aids 130

– und Blutdruck 131
– und Cholesterinspiegel 131
– und chronische Krankheiten 131
– und chronische Virusinfektionen
  130 f.
– und Epstein-Barr-Krankheit 130
– und Erkältungen 131
– und Erschöpfungssyndrom,
  chronisches 130 f.
– und grippaler Infekt 131
– und Hefepilzinfektionen 131
– und Herpes 130
– und Immunsystem 130 f.
– und Infektionen 131
– und Schmerzen 131
– und Schnupfen 131
Olivenöl 43, 93, 131, 311, 318
Omega-3-Fettsäuren 251, 265, 267,
  294 f., 299, 303, 308
Orange 326
Orangenblüten 175 f., 316
– als Tee 176
– und gesunder Schlaf 176
Oregano (Oreganum vulgare) 132 f.,
  261, 270, 283
– als Desinfektionsmittel 132
– als Öl 261, 270, 283
– und Erkältungen 132
– und Infektionen 132
– und Gelenkschmerzen 132
– und grippaler Infekt 132
– und Hautverletzungen 132
– und Parasitenbefall 132
– und Pilzinfektionen 132
– und Psoriasis 132
– und Schnupfen 132
– und Warzen 132
Oregon Grape (s. a. Mahonie)
  258
Organtransplantationen 72
Osha (Ligusticum porteri) 133, 307
– und Erkältungen 133

Osha und Immunsystem 133
– und Infektionen der oberen Atemwege 133
– und Virusinfektionen 133
Osteoarthritis 152
Osteoporose 149, 156, 166, 263 ff.,
   302
Östrogen 156, 160, 165, 182, 264,
   266
– alternative Quelle 156
– Alternative zur Ersatztherapie 165
– Einnahme 182
–, pflanzliche 160, 266

P

Pacific Hew 149
Pah oh pimb (s. a. Katzenklaue,
   Acacia greggii) 238
Pai Shu 229
Pakitoki (s. a. Physaria) 237
Panax, asiatischer (s. a. Ginseng)
   260
–, sibirischer (s. a. Ginseng) 260
Panikattacken 47
Pannonzia (s. a. Schafgarbe) 238
Päonie, wilde 237
Papain 133
Papaya (Carica papaya) 133 f., 246,
   317
– und Magenbeschwerden 134
– und Verdauung 134
Papyrus Ebers (s. a. Ebers, Georg)
   32
Parasiten 132, 136, 199, 270
– Befall 132
– Infektion 136, 199
Parthenolid 126
Passionsblume (Passiflora incarnata)
   134 f., 259
– als Tranquilizer, natürlicher 134
– und Belastungen, emotionale 135

– und Kopfschmerzen 135
– und Muskelverkrampfungen 135
– und Muskelverspannungen 134 f.
– und nervöse Schlafstörungen 134
– und Nervosität, extreme 134
– und Schläfrigkeit 135
– und Schwangerschaft 135
Pasteur, Louis 106
Pastinaken 121
Pau d'Arco (Tabecula impetiginosa)
   135 f., 234, 270, 283
– und Blutzuckerspiegel 136
– und Candida 135
– und Fußpilz 135
– und Krebstherapie 135
– und Parasiteninfektionen 136
– und Pilzinfektionen 136
– und Verdauung 136
Pazifik-Eibe 12, 276
Pektin 40
Penicillin 12, 14, 32, 52, 106
–, russisches (s. a. Knoblauch) 106
Pennikinni (s. a. Wermut) 238
Pepsin 133
Petersilie (Petroselinum sativum)
   136 f., 173, 176, 257, 310
– als Diuretikum 136
– als Schleimlöser 136
– als Tee 176
– und Asthma 136
– und Blähungen 136
– und Erkältungen 137
– und Haarwachstum 137
– und Husten 136 f.
– und Krebs 137
– und Menstruation 137
– und Schwangerschaft 137
– und Verdauung 108
Pfefferminz 175
Pfefferminze (Mentha piperita) 32,
   51, 137 f., 176, 247, 255, 316 f., 327
– als Tee 176, 227, 247, 255

- und Blähungen 138, 176
- und Erbrechen 138
- und Kopfschmerzen 138
- und Magen-Darm-Beschwerden 137
- und Magenschmerzen 138
- und Migräne 138
- und Säuglingskoliken 138
- und Schlaflosigkeit 138
- und Sodbrennen 138
- und Übelkeit 138
- und Verdauung 138
Pfeffer, schwarzer 327
Pfeilwunden 236
Pfeilwurz 248
Pferdeminze 237
»Pflanze für den Mann«
  (s. a. Sarsaparilla)
Pflanzenarzneien 16 f., 22
- und Kinder 22
Pflanzenextrakte 23, 28, 35
-, standardisierte 23, 28
Pflanzenheilkunde 33, 71
-, chinesische 71
Pflanzenpräparate, konventionell her-
  gestellte 24
Pharmakognosie (Drogenkunde)
  11 f.
Phenylbutazon 163
Phlebitis 72, 80 f.
Phosphatidyl-Cholin 73, 92
Physaria 237
Phytinsäure 156
Phytochemikalien 20, 54, 226, 309,
  311
Phytoöstrogene 149, 156, 222,
  267
Phytosterole 141
Pilze, asiatische 311
Pilzinfektionen 282, 100, 129, 132,
  136, 199, 201, 234, 283
Pinie 327

PMS (Prämenstruelles Syndrom) 47,
  62 f., 123, 129, 161, 165 f., 182, 226,
  264, 268
Poku erop (s. a. Schwertlilie, Iris)
  238
Poleiminze 273
Polyphenole (s. a. Grüner Tee) 83
Polyphenole 97, 294, 309
- Extrakt 97
Pooy sonib 237
Potenz 62, 72, 152, 173
-, männliche 173
- Mittel 152
- Steigerung 62, 72
»Potenzholz« (s. a. Muira Puama)
Prellungen 41, 59, 201, 205, 253
Probiotika 271
Progesteron 264
Prolactin 268
Prostaglandin 126
Prostata 57, 140 f., 149 ff., 150 f., 183,
  280 f.
- Beschwerden 280, 140 f., 183
- Vergrößerung 15, 57, 140 f., 150 f.
Prostatakrebs 107, 141, 149, 151, 172,
  214, 220, 222, 280 f., 310
Proteasehemmer 156
Protein 159
Prozac, natürliches (s. a. Johannis-
  kraut) 95 ff.
PSA (Prostata-spezifische Antigene)
  151
Pseudoephedrin 12, 119
Pseudo-Hypericin 96
Psoriasis 56, 129, 132
Psyllium (Plantago psyllium)
  (s. a. Flohsamenschalen)
  37, 139 f., 248
- und allergische Reaktionen 139
- und Blähungen 139
- und Cholesterin 139
- und Hämorrhoiden 139

Psyllium und HDL 139
– und Herzkrankheiten 139
– und Kolitis 139
– und Magenbeschwerden 139
– und Magengeschwüre 139 f.
Pu Gong Ying (s. a. Löwenzahn) 223
Purpurwinde 324
Pycnogenol (s. a. Kiefernrindenextrakt) 105
– und Alkoholismus 105
– und HIV 105
Pygeum (Pygeum africanum) 57 f.,
   140 f., 281
– und Prostatabeschwerden 140 f.
– und Prostatavergrößerung 140 f.
Pyrroliziidin (s. a. Beinwell) 51

Q

Qualitätshinweis standardisiertes
   Pflanzenextrakt 28
Queckentee 176
– als Diuretikum 176
Quercetin (s. a. Flavonoide) 39, 172,
   245
Quindin 12
Quit chemboo (s. a. Süßholzwurzel)
   237

R

Radikale, freie 20, 21, 54, 56, 58, 71,
   82 f., 124, 144 ff., 164, 291, 296,
   300 ff.
Rauchen 279, 284, 292, 298, 300,
   302, 304, 308
Raucher 83
Rauschpfeffer (s. a. Kava-Kava)
   102 ff.
Reaktionszeit, geistige 290
Regenwälder, tropische (Pflanzen)
   239

Rehmannia E 230
– und Anämie 230
– und Knochenbrüche 230
– und Müdigkeit 230
Reinfarkte 107
Reis, rot fermentierter (Monascus
   purpureus) 86, 147 f., 293
– und Cholesterin 147 f.
– und Herzinfarkt 148
– und LDL 147
– und Leberprobleme 148
– und Schlaganfälle 148
– und schwangere Frauen 148
– und Schwerkranke 148
– und starke Trinker 148
– und stillende Frauen 148
– und Transplantationen 148
– und Triglyzeridwerte 147 f.
Reisekrankheit 93 f., 223, 255 f.
Reishi (Ganoderma ludicum) 141 f.,
   311
– und Allergien 141
– und arthritische Schmerzen 142
– und Blutdruck 141
– und Cholesterinwerte 141
– und Herzinfarkt 141
– und Immunfunktionen 142
– und Krebs 141 f.
– und Muskelzerrungen 142
– und nervöse Unruhe 142
– und Schlaflosigkeit 142
– und Schlaganfall 141
– und stressbedingte Beschwerden
   142
Reizhusten 192 f.
Reizmagen 87, 92 f., 158, 185
Reizungen, vaginale 187
Ren Shen (s. a. Ginseng) 224
Reserpin 12
Resistenz 14
Restless-Leg-Syndrom 115, 271
Reye-Syndrom 14

Rheuma 40, 43, 81 f., 93, 96, 98, 104, 115, 152 f., 158, 163, 171, 176, 179, 186, 234, 238
Ringelblume (Calendula officinalis) 142 ff., 253, 256, 286, 301, 315, 327
– als Salbe 286
– und Hautirritationen 142
– und Hautreizungen 142 f.
– und Hautverletzungen 142
– und Lutein 142 f.
– und Makula-Degeneration 142 ff.
– und Nahrungsergänzungsmittel 143
– und Schnittwunden 142
– und Verbrennungen 142
Rizinusöl 32
Rose 327
Rosenwasser 315
Rosmarin (Rosmarinus officinalis) 144 f., 291, 318, 320, 327
– als Extrakt 284
– als Konservierungsmittel 144
– und Brustkrebs 145
– und freie Radikale 144 ff.
– und Herzerkrankungen 144
– und Krebs 144 f.
– und Makula-Degeneration 144
– und vorzeitiges Altern 144
»Rosmarin-Studie« 144 f.
Rosskastanie (Aesculus hippocastum) 146 f., 272
– als Sonnenschutz 146
– als Vagotonikum 146
– und Arthritis 146
– und Erkältungsbeschwerden 146
– und Fieber 146
– und Hämorrhoiden 146
– und Krampfadern 146
– und toxische Wirkung 147
– und Veneninsuffizienz 146
»Roter-Klee-Formel« 149
Rückenschmerzen 82, 96, 98, 200

S

Safran 190, 207, 327
Sägepalmenfrucht (Serenoa serrulata) 15, 57 f., 140 f., 150 f., 281, 284
– und Beschwerden beim Urinieren 151
– und Brustspannungen 151
– und erschwertes Wasserlassen 150
– und häufiger Harndrang 150
– und Prostatakrebs 151
– und Prostatavergrößerungen 150 f.
Salbei (Salvia officinalis) 176, 198, 238, 327
– als Tee (»Denker-Tee«) 176
– und Blähungen 198
– und Magenkrämpfe 198
– und Mundspülungen 198
– und Schweißausbrüche 198
– und Tuberkulose 198
– und Verdauung 198
– und Zahnfleischentzündungen 198
Salicin 11, 154
Sammapo (s. a. Wacholderbeere) 238
Samthirschhorn (s. a. Lu Rong) 226
Sandelholz 327
Saponine (s. a. Süßholz) 21
– und Krebszellen, Wachstum 75 f.
–, unraffinierte (s. a. Ginseng) 75 f.
Saponin-Glykoside 152
Sarsaparilla (Smilax officinalis) 151 ff., 235

Sarsaparilla als Blutreiniger   152
– als Diuretikum   152
– als Entzündungshemmer   152
– als Potenzmittel   152
– als Tonikum   152
– als Verjüngungstonikum   152
– und Arthritis   152
– und Fieber   152
– und Harnwegserkrankungen   152
– und körperliches Leistungsvermögen   152
– und Aufbau von Muskelmasse   152
– und Osteoarthritis   152
– und Rheuma   152
– und Syphilis, sekundäre   152
Sauerdorn (s. a. Berberitze)   244
Säuglingskoliken   138, 173, 180, 194
Säureblocker   246
Schafgarbe   176, 238, 316, 327
– als Tee   176
– als Tonikum   176
Scheidenblutungen   77
Scheidenentzündung   100
Scherpilzflechte   81, 100, 129
Schilddrüse   120, 213
– Erkrankungen   120
– Funktion   213
– Überfunktion   81
Schizandra   290
– chinensis (Schizandra-Frucht)
   230 f.
– als Jugendelixier   230
– als Sedativum   230
– und körperliche Erschöpfung   231
– und Stress   231
Schlaf   85, 258 ff.
Schlaflosigkeit   47, 63, 79, 88, 98, 103,
   112, 138, 142, 165, 189, 206, 226, 229,
   241, 263
Schlafmangel   288, 306, 321
Schlafmittel, synthetische   324
Schlafstörungen   76, 95, 134, 305, 324

Schlaganfall   70 f., 86, 105, 116, 129,
   141, 148, 293, 295 f.
Schlangenbisse   65, 81, 119, 223
Schlankheitsmittel   227
Schlankheitsprodukte   70
Schlankmacher   96
Schleimhäute   14, 80, 100, 170
– Reizungen   100
– Schwellungen   80, 170
Schleimlöser   41, 55, 67, 80, 96, 136,
   148, 172 f., 175, 178 f., 181 f., 192 ff.,
   196, 201, 203, 243
Schmerzen   20, 60, 68, 81 f., 131, 142,
   176, 205, 225, 241
–, arthritische   68, 81 f., 142, 241
Schmerzmittel   41, 128 f., 163, 171,
   253, 270, 273
Schmerzstiller   55
Schneeball, amerikanischer   181
Schnittlauch (Allium schoenopra-
   sum)   19, 22, 198 f., 275
– und Anämie   198 f.
– und Eisen   198
– und Verdauung   198 f.
– und Vitamin C   198
Schnittwunden   142, 205
Schnupfen   10, 36, 64, 131 f., 181, 204,
   241
Schockreaktionen, toxische   72
Schuppen   93
Schuppenflechte   19, 37, 82, 195, 213,
   258
Schusswunden   236
Schwangerschaft   22, 36, 38, 49, 64,
   70, 77, 81, 85, 94, 101, 121, 127, 135,
   137, 153, 161, 163 f., 166, 178, 182,
   184, 189, 202, 247, 259, 269, 270,
   273, 307
Schwarznuss (Juglans nigra)   199 f.,
   258
– und bakterielle Infektionen   199
– und Ekzeme   199

– und Hautparasiten 199
– und Herpes 199
– und Parasiteninfektion 199
– und Pilzinfektionen 199
– und Schuppenflechte 199
– und Verdauung 199
– und Verstopfung 199
– und Warzen 199
Schweißausbrüche 198
Schweizer, Albert 106
Schwellungen 81
»Schwere Beine« (s. a. Restless-Leg-Syndrom) 271
Schwerhörigkeit 72
Schwerkranke 148
Schwermut 97
Schwertlilie 238
Schwindel 229, 241, 255 f.
Schwitzen 179 f., 192
Sebu mogoonobu 238
Sedativa 48, 112, 230
Seetang 316
Segumogoonbu 238
Sehkraft 46, 54
Sehnenverletzungen 50
Sehpurpur 54, 122
Sehschwäche 53 f., 122, 302
Seifenpflanze 238
Selbstdiagnose 18
Selbstmedikation 18, 241
Sellerie (Apium graveolens) 121, 172, 268, 306, 327
– als Appetitanreger 153
– als Diuretikum 153
– und Blähungen 153
– und Blutdruck 153
– und Gicht 153
– und Magen-Darm-Beschwerden 153
– und Rheuma 153
– und Schwangerschaft 153
– und Verdauung 153

Senf, weißer (Brassica hirta) 200
  (s. a. Senf, schwarzer)
Senf, schwarzer (Brassica nigra) 200
– als Öl 200
– als Pflaster 200
– als Pulver 200
– und Durchblutung 200
– und Gelenkschmerzen 200
– und Husten 200
– und Rückenschmerzen 200
Senilität 71, 289, 291
– Symptome 71
Sennesblättertee 176
– als Abführmittel 176
Serin 73, 92, 290
Serotonin 126
Seuchen 14
Sexualität 304
Shanghai-Grippe 14
Shanka puspi (Convolvulus Mycrophyllus) 214
– und Ängstlichkeit 214
– und nervöse Unruhe 214
Shatavari (Asparagus racemusus) 215, 275
– als Tonikum für Frauen 215
– und Diabetes 215
Shen Nong Ben Cao Jing 217
Shen Nong Herbal 74, 80, 160, 217
Shiitake (Lentius edodes) 154, 311
– und Cholesterinspiegel 154
– und Herzerkrankungen 154
– und Immunsystem 154
– und Krebs 154
»Signaturenlehre« 174
Silberweidenrinde (Salix alba) 11, 154 f., 244, 254 f., 269
– als Alternative zu Aspirin 155
– als fiebersenkendes Mittel 154
– und Entzündungen 155
– und geschwollene Gelenke 155
– und Kopfschmerzen 154

Silberweidenrinde und Neuralgien
155
– und Verdauung 154
Silica (s. a. Ackerschachtelhalm)
319, 322
Skorbut 234
So yaits 238
Society of Herbalists (s. a. Leyel, C. F.)
33
Sodbrennen 11, 122, 138, 141, 148,
155 ff., 161, 185, 227, 266 f., 296, 298,
302, 310
Soja (Glycine max) 155 ff.
– als alternative Östrogenquelle 156
– als Eiweißquelle, fettarme 157
– als Fleischersatz 155
– als Proteasehemmer 156
– Bohne 155, 296
– Eiweiß 296
– Milch 266
– Produkte 265, 282
– Isoflavone 141, 297, 303, 311
– Isolate 148
– und Cholesterinspiegel 155 ff.
– und Herzerkrankungen 155
– und Krebs 155 ff.
– und LDL 156
– und Menopause-Beschwerden
155 ff.
– und Osteoporose 156
Sommersprossen 188
Sonnenbrand 64, 98, 188, 251
Sonnenschutz 146
Soor 82, 100, 162 f., 250
Spannkraft 73
–, geistige 73
–, körperliche 73
Spargel (Asparagus officinalis)
157 f., 268, 275
– als Aphrodisiakum 157
– als Diuretikum 158
– und Anämie 158

– und Folsäure 158
– und Gelenkschwellungen 158
– und Hormonproduktion 158
– und Menstruationskrämpfe 157
– und Milchproduktion bei Stillenden
157
– und Nierenentzündungen 158
– und Reizmagen 158
– und Rheuma 158
Speiseröhre 167
Speiseröhrenkrebs 83, 309
Spirulina (Arthrospira platenis)
158 f.
– und Aids 159
– und Anämie 159
– und B-Vitamine 159
– und Eisen 159
– und essenzielle Fettsäuren 159
– und Heißhunger 159
– und HIV 159
– und Immunsystem 159
– und Kalium 159
– und Kalzium 159
– und Mineralien 159
– und Protein 159
– und Vitamine 159
Sport 11
Sportverletzungen 59
Squawtee (s. a. Ephedra,
amerikanische)
Staphylococcus MRSA (s. a. Staphylo-
kokken-Infektion) 52
Staphylokokken-Infektionen 14, 52
Stärkungsmittel 68, 178 f.
Steifigkeit 30, 128, 161, 196, 266
–, arthritische 161
Steroide 21, 235, 257, 279 f.
–, natürliche 21
–, synthetische 279
Stevia (Stevia rebaudiana) 235
– als Süßungsmittel 235
Stillen 70, 121, 127, 148, 274, 307

Stimmungsheber 175
Stimmungsschwankungen 264, 268
Stimulanz 41, 45, 78, 120, 179, 183
Stoffwechsel 60, 120, 215, 227
Störungen, emotionale 80
Streptokokken-Infektion 17
Stress 47, 62, 76, 78 f., 96, 98, 103,
    212, 231, 247, 259 f., 284, 290 ff.
– Hormone 290
– Symptome 79
Sulforaphane 309
Suma (Pfaffia paniculata) 162, 235
– als Tonikum 162
– und chronisches Müdigkeits-
    syndrom 162
– und Epstein-Barr-Krankheit 162
– und Erschöpfungszustände 162
– und Virusinfektionen 162
Superkeime, antibiotisch-resistente
    220
Süßholz (Glycyrrhiza globra)
    21, 160 f.
– als Tee 176
– als Abführmittel 176
– und Arthritis 160 f.
– und arthritische Steifigkeit 16, 30,
    266
– und Blasenbeschwerden 160
– und Blutdruck 160 f.
– und Erkältungen 161
– und Halsschmerzen 161
– und Heiserkeit 161
– und Hepatitis B 161
– und Kaliumentzug 161
– und Krebs 160 f.
– und Magengeschwüre 160 f.
– und Magenschmerzen 161
– und Menopause-Beschwerden
    160 f.
– und Menstruationsstörungen 160
– und Nierenbeschwerden 160
– und Ödeme 161

– und PMS 161
– und Schwangerschaft 161
– und Sodbrennen 161
Süßholzwurzel 211, 235, 237
Syneprin 227
Syphilis 99, 152, 307
–, sekundäre 152

T

Taba emul 237
Tabakkonsum 313
T-Abwehrzellen 306
Talgproduktion, übermäßige 319
Tang Kuei 226
Tannine (s. a. Beinwell) 21, 154
Taxin 12
Taxol 276
Tee, grüner (Camellia sinensis)
    82 f., 165, 250, 257, 285, 292, 294,
    303, 309, 314
– als Extrakt 285, 292, 294, 303
– und Alterungsprozess 82
– und Antioxidantien 82
– und Bauchspeicheldrüsenkrebs
    83
– und Brustkrebs 83
– und Darmkrebs 83
– und Flavonoide 82
– und freie Radikale 82 f.
– und Herzerkrankungen 82 f.
– und Krebs 82 f.
– und Krebs des Magens 83
– und Krebshäufigkeit 83
– und Krebsrisiko 83
– und LDL 83
– und Lungenkrebsrisiko 83
– und Speiseröhrenkrebs 83
Tee, schwarzer 320
Teebaumöl (Melaleuca alternifolia)
    162 f., 260, 283
– als Hautpflegemittel 162

Teebaumöl und Akne 162
- und allergische Reaktionen
  163
- und Hautinfektionen 163
- und Hefepilzinfektionen, vaginale
  163
- und Herpesbläschen 163
- und Insektenstiche 162
- und Nagelpilz 162
- und Schwangerschaft 163
- und Soor 162 f.
Testosteron 141, 214, 235, 280
- Produktion 280
- Spiegel 214
Teufelskralle (Harpagophytum
  procumbens) 163 f., 211
- als Schmerzmittel 163
- und Arthritis 163
- und entzündungshemmende
  Wirkung 163
- und Gelenkebeweglichkeit
  163
- und Rheuma 163
- und Schwangerschaft 164
Thymian (Tymus vulgaris) 29, 176,
  201, 327
- als Desinfektionsmittel 201
- als Schleimlöser 201
- als Tee 176
- und Blähungen 201
- und Erkältungen 176
- und Fußpilz 201
- und Gurgeln 201
- und Halsschmerzen 176
- und Krätzmilben 201
- und Läuse 201
- und Lunge 201
- und Magenstörungen 201
- und Pilzinfektionen 201
Tibet 17
Tinitus (Ohrengeräusche) 72
Tocopherol 265

Tofu 155 f., 222, 266, 267, 296,
  311
Tollwut-Kraut (s. a. Helmkraut)
Tonika für Frauen 275
Tonikum 20, 15, 43, 46, 62, 69, 84,
  152, 162, 175 f., 184, 212, 214 f., 217,
  227 f., 234 f., 275, 284
- für Frauen 215
-, sexuelles 275
Toya bawana (s. a. Pferdeminze)
  237
Toza 237
Training, körperliches 306
Tranquilizer 10, 95, 104, 134, 259
-, natürlicher 134
-, synthetische 259
Transplantationen 148
Traubenkernextrakt 164 f., 292 f.,
  303, 314
- als Antioxidans 164 f.
- und Arteriosklerose 165
- und Arthritis 164
- und Aufbau von Kollagen 164 f.
- und entzündliche Erkrankungen
  165
- und freie Radikale 164
- und Krebs 164 f.
- und LDL 164
- und Vitamin C 164 f.
Traubensilberkerze (Cimifuga
  racemosa) 165 f., 264 f., 272
- als Östrogen-Ersatztherapie
- und Asthma 166
- und Bronchitis 166
- und Depressionen 165
- und Gelenkrheumatismus
  166
- und Herzkrankheiten 166
- und Hitzewallungen 165
- und Keuchhusten 166
- und Lutein 165
- und Menopause 165 f.

- und Menstruationsstörungen
  165 f.
- und Muskelverkrampfungen 166
- und Osteoporose 166
- und PMS 165 f.
- und Schlaflosigkeit 165
- und Schwangerschaft 166
Tribulus Terrestris 214, 280
- als Aphrodisiakum 214
- als Tonikum 214
- und Libido 214
- und Muskelaufbau 214
- und Prostatakrebs 214
- und Testosteronspiegel 214
Trichomonaden 100
Triglyzeride (s. a. Blutfettwerte) 42,
  56, 60, 70, 85, 116, 147 f., 213, 232,
  293, 295
- Spiegel 85, 295
- Werte 56, 116, 147 f., 213, 232
Trinker, starke 148
Triphala-Puder 215
- als Tonikum 215
- und Gewichtsabnahme 215
- und Nährstoffaufnahme 215
- und Stoffwechsel 215
- und Verdauung 215
Triterpenoide 160
Tuberkulose 106, 190, 198
Tumore 44, 65, 212
- Wachstum 65
Typhus 106

U

Übelkeit 50, 78, 127, 138, 176, 181,
  193, 223, 225, 247, 255, 259, 295
- bei Migräne 127
Übergewicht 285, 297
Überlebensrate bei Herzinfarkt 107
Ulmenrinde (Ulmus fulva) 167,
  243

- als Tee 176
- und Erbrechen 167
- und Halsbeschwerden 167
- und Herzschwäche 213
- und Magengeschwüre 167
- und Mundschleimhaut 167
- und Schmerzen 176
- und Speiseröhre 167
Umweltverschmutzung 321
Unreife Bitterorange (s. a. Zhi Shi)
  227
Unruhe 47, 77, 142, 206, 212, 214, 225,
  228, 324
-, ängstliche 212, 225, 324
-, innere 77, 228
-, nervöse 47, 142, 206, 214
Unterschenkelgeschwüre 221
Urinfluss 81
Uva Ursi (Arctostaphylos uva ursi)
  167, 183
- als Aphrodisiakum 215
- als Diuretikum 167
- und Blasenerkrankungen 167
- und Harnwegsinfektionen 167
- und Nierenerkrankungen 167
- und Ödeme 167

V

Vagotonikum 146
Valium 15, 47
- Missbrauch 47
Vanille 327
Vasodilator 168
»Vater der Medizin«
  (s. a. Hippokrates) 32
Venenentzündung (s. a. Plebitis)
  72
Veneninsuffizienz 146
Verbena 327
Verbrennungen 37, 90, 96, 142, 221,
  252

Verdauung   36, 40, 50, 59 f., 68, 87,
     92, 100 f., 107, 113 f., 122, 136, 138,
     153, 168, 172 f., 175, 178, 180 f.,
     185, 189, 190 f., 193, 196, 198 f.,
     202, 212, 215, 221, 224 f., 227, 246,
     248
– Anregung   191
– Beschwerden   178, 185, 189, 190 f.,
     224, 246
– Probleme   18
– Störungen   36, 50, 59, 92, 100 f.,
     168, 180 f., 193, 227
Vergesslichkeit   290
Vergiftungssymptome   58
Verjüngungsmittel   68
Verjüngungstonikum   152
Verstärkungsreaktionen   14
Verstauchungen   108, 254
Verstopfung   37, 40, 100, 115, 139, 178,
     184 f., 188, 199, 204, 224, 247 f.
Viagra   72, 170, 284 f., 305
Viemp (s. a. Yucca)   238
»Vier-Säfte-Theorie« (s. a. Hippo-
     krates)   32
Vinblastin   12, 240
Vincristin   12, 240
Viren   14, 90, 242
Virusinfektionen   64 f., 96, 130 f., 133,
     162
–, chronische   130 f.
Vitamin A   63, 90, 113, 234
Vitamin-B-Komplex   63, 90, 234
Vitamin B$_6$ 306
Vitamin B$_8$ 148
Vitamin C   21, 53, 77, 90, 104,
     164 f., 168, 198, 225, 232, 234, 242,
     261, 275, 293 f., 301 f., 306 f., 309,
     314
Vitamin D   302 f.
Vitamin E   15 f., 21, 23, 63, 159, 265,
     268, 290, 292, 294, 298, 301, 306,
     309, 314

Vitamine   15 f., 21, 23, 26, 53, 63, 74,
     90, 104, 113, 148, 159, 164 f., 168, 171,
     198, 225, 232, 234, 242, 261, 275,
     293 f., 301 f., 306 f., 313 f.
–, fettlösliche, Aufnahme von   171
Vitex (s. a. Mönchspfeffer)   267 f.
Vogelmiere (Stella media)   201
– als Schleimlöser   201
– und Ekzeme   201
– und Hautreizungen   201
– und Krämpfe   201
– und Lähmungen   201
– und Magensäure   201
– und Prellungen   201
– und Zuckungen   201

W

Wacholder (Juniperus communis)
     202, 238, 249, 327
– als Diuretikum   202
– als Tee   176
– und Bauchkrämpfe   202
– und Blähungen   202
– und Blasenentzündungen   176
– und Gicht   202
– und Harnwegserkrankungen   202
– und Schwangerschaft   202
– und Verdauung   202
Wachsmyrte (Myrica certifera)   46,
     202 f.
– als Brechmittel   203
– als Schleimlöser   203
– und Erkältungen   203
– und Grippe   203
– und Husten   203
– und Krampfaderbeschwerden
     203
– und Kreislauf   203
– und Mundspülungen   203
Walhanane   238
Wapi (s. a. Wacholderbeere)   238

Warzen 129, 132, 199, 216
Wasserdost (Eupatorium perfoliatum)
203 f.
– und Atemwegsinfekte 204
– und Grippe 204
– und Husten 204
– und Verstopfung 204
Wasserlassen, erschwertes 150
Wasserlilie 327
Wechseljahre 235, 265 f.
Wehen 89, 273
Weihrauch 30, 327
Weißdorn (Crataegus oxyacantha)
168 f., 292
– als Herztonikum 169
– als Tee 176
– als Vasodilator 168
– und ältere Menschen 176
– und Angina Pectoris 168 f.
– und Ausdauer bei Herzpatienten
168
– und Bioflavonide 168
– und Blutdruck 168
– und Durchblutung 168 f.
– und Herzmuskel 168
– und Herzschwäche 169
– und Schlaflosigkeit 168
– und Verdauungsstörungen 168
– und Vitamin C 168
Wermut 238
Withering, William 45
Wundbrand 106
Wunddesinfektion 124, 106
Wundheilung 41, 59, 222, 224
Wungobe (s. a. Balsamtanne) 237
Wu Shi Er Bing Fang
(Verordnungen gegen 52 Krankheiten) 30, 216

X

Xanax 47

Y

Yams, wilder mexikanischer
(Dioscorea mexicana,
Dioscorea composita) 236
– und Empfängnisverhütung
236
– und Geburtenkontrolle 236
Yano 238
Ya-Tombe (s. a. Kresotbusch)
237
Ye Ju (Chrysanthemum) 222
– und Bindehautentzündung
222
– und Blutdruck 222
– und Hauterkrankungen 222
Yerba Santa (Eriodictyon
californicum) 169 f.
– und Asthma 169
– und Bronchien 169 f.
– und Heuschnupfen 169
– und Hustenreiz 170
– und Schleimhautschwellungen
170
Yin und Yang 218
Ylang-Ylang 327
Yohimbe (Pausinystalia yohimbe)
170 f., 284
– und Angstattacken 170
– und Blutdruckabfall 170
– und Erektionsprobleme 170
Ysop (Hyssopus officinalis)
204 f.
– und Blähungen 204
– und Halsschmerzen 205
– und Husten 204 f.
– und Lippenherpes 204 f.
– und Schnupfen 204
– und Verdauung 204
Yucca (Yucca liliaceae) 171, 238
– als Schmerzmittel 171
– und Arthritis 171

Yucca und Entzündungen 171
- und Gelenkschmerzen 171
- und Rheuma 171
- und Vitamine, fettlösliche, Aufnahme von 171

Z

Zahnfäule 250
Zahnfleischentzündung 53, 69, 100, 130, 197 f., 250, 257
Zahnschmerzen 65, 98, 188, 238, 250
Zaubernuss (Hamamelis virginiana) 205, 252, 272, 317
- und Entzündungen 205
- und Hämorrhoiden 205
- und Hautreizungen 205
- und Krampfadern 205
- und Prellungen 205
- und Schmerzen 205
- und Schnittwunden 205
Zeaxantin 143
Zedernholz 327
Zhi Shi (Citrus auranticum) 227 f.
- und Allergien 227
- und Erkältungen 227
- und innere Unruhe 228
- und Schlankheitsmittel 227
- und Stoffwechsel 227
- und Verdauungsstörungen 227
Zimt 176, 207, 247 f., 327
- als Öl 247
- als Tee 176
- und geistige Klarheit 176
Zimu (s. a. Muxu und Alfalfa) 219
Zink 53, 56, 58, 141, 281, 306
- Betasistosterol-Sojaisoflavo-komplex 58
- Komplex 56
Zinnkraut (s. a. Ackerschachtelhalm) 319

Zithromax 17
Zitrone 319, 327
Zitronenmelisse (Melissa officinalis) 22, 206
- und Blähungen 206
- und Koliken 206
- und Lippenherpes 206
- und Schlaflosigkeit 206
- und Unruhe, nervöse 206
Zitronenminze 327
Zuckeranteil, hoher 48
»Zuckerkiller« (s. a. Gymnema Sylvestre)
Zuckungen 201
Zwiebel (Allium cepa) 19, 30, 107, 137, 172 f., 207, 245, 327
- als Schleimlöser 172 f.
- und Blutdruck 172
- und Blutgerinnsel 172
- und Brustkrebs 172
- und Fußpilz 173
- und Gesamtcholesterinspiegel 172
- und Haarausfall 172
- und Hautwunden 173
- und HDL 172
- und Herzkrankheiten 173
- und Husten 172
- und Krebs 172 f.
- und Leberflecke 173
- und Lungenkrebs 172
- und Magenkrebs 172
- und Ohrenschmerzen 172
- und Potenz, männliche 173
- und Prostatakrebs 172
- und Säuglingskoliken 173
- und Schlaganfälle 172
- und Verdauung 172 f.
- und Warzen 173
Zypresse 327
Zystitis 276